总主编简介

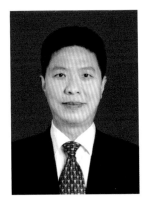

　　吴绪平，男，三级教授、主任医师，硕士研究生导师。现任中国针灸学会微创针刀专业委员会主任委员、中国针灸学会针刀产学研创新联合体理事长、世界中医药学会联合会针刀专业委员会学术顾问、湖北省针灸学会针刀专业委员会主任委员、湖北中医药大学针刀医学重点学科带头人、国家自然科学基金评审专家，已被收入《针刀医学传承家谱》，为中华针刀传承脉络第一代传承人。先后指导海内外硕士研究生 60 余名，2002年 12 月赴韩国讲学，分别于 2003 年 3 月和 2011 年 5 月赴香港讲学。2013 年 11 月赴澳大利亚参加第八届世界针灸学术大会，并做学术报告。

　　40 年来，一直在湖北中医药大学从事针灸与针刀教学、临床及科研工作。主讲《经络腧穴学》《针刀医学》及《针刀医学临床研究》。研究方向：①针刀治疗脊柱相关疾病的临床研究；②针灸治疗心、脑血管疾病的临床与实验研究。先后发表学术论文 80 余篇，主编针灸、针刀专著 60 余部。获省级以上科研成果奖 6 项。主持的教学课题"针灸专业大学生最佳能力培养的探讨"，于 1993 年获湖北省人民政府颁发优秀教学成果三等奖。参加国家自然科学基金项目"电针对家兔缺血心肌细胞动作电位的影响及其机理探讨"，其成果达到国际先进水平，于 1998 年荣获湖北省人民政府颁发科学技术进步三等奖。参加的国家自然科学基金课题"电针对家兔缺血心肌细胞动作电位影响的中枢通路研究"达到国际先进水平，2007 年获湖北省科学技术进步三等奖。2005 年 10 月荣获湖北中医药大学"教书育人，十佳教师"的光荣称号。先后主编新世纪全国高等中医药院校规划教材《针刀治疗学》和《针刀医学护理学》，全国中医药行业高等教育"十二五"规划教材《针刀医学》《针刀影像诊断学》和《针刀治疗学》，新世纪全国高等中医药院校研究生教材《针刀医学临床研究》，全国高等中医药院校"十三五"规划教材《针刀医学》；主编《针刀临床治疗学》《分部疾病针刀治疗丛书》（1 套 9 部）及《专科专病针刀治疗与康复丛书》（1 套 16 部）、《针刀医学临床诊疗与操作规范》《中华内热针临床诊断与治疗》《中华内热针大型系列临床教学视听教材（12 集）》；总主编《分部疾病针刀临床诊断与治疗丛书》（1 套 10 部）；编著大型系列视听教材《中国针刀医学（20 集）》；独著出版《中国针刀治疗学》；主持研制的行业标准《针刀基本技术操作规范》于 2014年 5 月 31 日由中国针灸学会发布，2014 年 12 月 31 日实施；主持研制的中国针灸学会针灸团体标准项目《循证针灸临床实践指南：针刀疗法》于 2019 年 11 月由中国针灸学会发布，2019 年 12 月 31 日实施。

　　主要临床专长：擅长运用针刀整体松解术治疗各种类型颈椎病、肩周炎、肱骨外上髁炎、腰椎间盘突出症、腰椎管狭窄症、强直性脊柱炎、类风湿关节炎、膝关节骨性关节炎、神经卡压综合征、腱鞘炎、跟骨骨刺及各种软组织损伤疼痛等症。

作 者 简 介

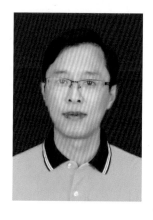

唐宏图，湖北中医药大学医学博士，香港科技大学博士后，副教授，副主任医师，硕士研究生导师，全国第六批老中医药专家学术经验继承人。曾在美国 UCLA、韩国又松大学访学交流，在泰国清莱学院短期讲学。现任湖北中医药大学针刀医学教研室主任，中国针灸学会微创针刀专业委员会副主任委员兼秘书长，中国针灸学会针刀产学研创新联合体秘书长，湖北中医药大学欧美同学会秘书长。担任"十三五"规划教材《针刀医学》副主编，发表 SCI、中文核心期刊论文 50 余篇，主持参与国家自然科学基金等科研项目 10 余项，获湖北省优秀博士学位论文奖、湖北省科技进步奖、湖北省自然科学学术论文奖、中国针灸学会科学技术奖等奖励多项。

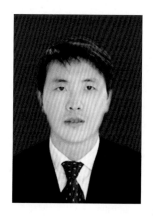

吴松，湖北中医药大学副教授、副主任医师、硕士研究生导师，第六批全国老中医药专家学术经验继承人，世界针灸学会联合会标准化工作委员会委员，国际数字医学会数字中医药分会青年委员，中国针灸学会针灸器材专业委员会常务委员，中国针灸学会针灸治未病专业委员会委员兼副秘书长，中国针灸学会青年委员会委员。从事针灸推拿教学、科研与临床，主持国家自然科学基金 1 项、厅局级课题 2 项，获湖北省科技进步二等奖 1 项，中华中医药学会科技进步三等奖 1 项，中国针灸学会科学技术进步二等奖 1 项、三等奖 1 项，湖北省中医药科学技术一等奖 1 项、三等奖 1 项。近几年发表论文 100 余篇，其中作为第一作者和通讯作者 60 余篇，副主编教材 3 部。

专科专病针刀整体松解治疗与康复丛书

总主编　吴绪平

股骨头坏死针刀整体松解治疗与康复

主编　唐宏图　吴　松

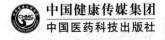

中国健康传媒集团
中国医药科技出版社

内 容 提 要

本书共分十三章,第一章介绍髋部的临床应用解剖;第二章介绍髋关节的生物力学;第三章介绍骨与软组织的力学系统——人体弓弦力学系统;第四章介绍慢性软组织损伤的病因病理机制;第五章介绍针刀操作技术;第六章介绍股骨头坏死的体格检查方法;第七章介绍股骨头坏死针刀影像诊断;第八章介绍股骨头坏死的病因病理及诊断;第九章介绍股骨头坏死的针刀整体松解治疗;第十章介绍股骨头坏死针刀术后康复治疗与护理;第十一章介绍股骨头坏死临证医案精选;第十二章介绍股骨头坏死针刀临床研究进展;第十三章介绍股骨头坏死针刀术后康复保健操。

全书内容丰富,资料翔实,图文并茂,言简意赅,实用性强。适用于广大针刀临床医师,全国高等中医药院校针灸骨伤、针刀及中医专业大学生、研究生阅读参考。

图书在版编目(CIP)数据

股骨头坏死针刀整体松解治疗与康复 / 唐宏图,吴松主编. —北京:中国医药科技出版社,2020.3

(专科专病针刀整体松解治疗与康复丛书)

ISBN 978-7-5214-1554-4

Ⅰ. ①股… Ⅱ. ①唐… ②吴… Ⅲ. ①股骨颈–坏死–针刀疗法 Ⅳ. ①R274.918

中国版本图书馆 CIP 数据核字(2020)第 020609 号

美术编辑　陈君杞
版式设计　张　璐

出版　**中国健康传媒集团** | 中国医药科技出版社
地址　北京市海淀区文慧园北路甲 22 号
邮编　100082
电话　发行:010-62227427　邮购:010-62236938
网址　www.cmstp.com
规格　787×1092mm　¹/₁₆
印张　13
字数　287 千字
版次　2020 年 3 月第 1 版
印次　2020 年 3 月第 1 次印刷
印刷　北京市密东印刷有限公司
经销　全国各地新华书店
书号　ISBN 978-7-5214-1554-4
定价　**49.80 元**

获取新书信息、投稿、为图书纠错,请扫码联系我们。

序

　　针刀医学发展至今，已具备较完整的理论体系，治疗范围也已由慢性软组织损伤和骨质增生类疾病扩展到内、妇、儿、五官、皮肤、美容与整形等临床各科疾病。针刀医学事业要不断发展壮大，需确立个人的研究方向，做到专科、专家、专病、专技。把针刀治疗的优势病种分化为多个专病或专科。从事针刀医学的各位中青年人才，应该走先"专而精"，后"博而广"的道路，这样才能为针刀医学的繁荣发展打下坚实的基础，才能为针刀医学走出国门、面向世界，"让针刀医学为全世界珍爱健康的人民服务"成为现实。

　　得阅由湖北中医药大学吴绪平教授总主编的《专科专病针刀整体松解治疗与康复丛书》，甚感欣慰。该套丛书提出了人体弓弦力学系统和慢性软组织损伤病理构架——网眼理论的新概念，进一步阐明了慢性软组织损伤和骨质增生类疾病的病因病理过程及针刀治疗的作用机理，将针刀的诊疗思路发展到综合运用立体解剖学、人体生物力学等知识来指导操作的高度上来，将针刀治疗从"以痛为腧"的病变点松解提升到对疾病病理构架进行整体松解的高度上来，发展和完善了针刀医学的基础理论，从不同的角度诠释了针刀医学的创新，这将极大地提高针刀治疗的愈显率，让简、便、廉、验的针刀医学更加深入人心。

　　该套丛书按专病和专科分为 16 个分册，每分册详细地介绍了相关疾病的病因、临床表现以及针刀整体松解治疗的全过程，将每一种疾病每一支针刀的具体操作方法淋漓尽致地展现给读者，做到理论与实践紧密结合，提高临床医师学习效率。该丛书是一套不可多得的针刀临床与教学专著，将对针刀医学的推广应用起到重要作用。故乐为之序。

中 国 工 程 院 院 士
天津中医药大学教授
国 医 大 师

2017 年 3 月 10 日

前　言

　　《专科专病针刀治疗与康复丛书》（一套16本）由中国医药科技出版社于2010年出版以来，深受广大针刀临床医师和全国高等中医药院校本专科大学生的青睐，该套丛书发行量大，社会反响强烈。在7年多的临床实践中，针刀治疗的理念不断更新、诊断技术不断完善、治疗方法不断改进，有必要将上述优秀成果吸收到本套丛书中来。应广大读者的要求，我们组织全国针刀临床专家编写了《专科专病针刀整体松解治疗与康复丛书》。本套丛书是在《专科专病针刀治疗与康复丛书》的基础上，对针刀基础理论、针刀治疗方法进行了修改与补充，增加了针刀影像诊断、针刀术后康复及针刀临床研究进展的内容，以适应针刀医学的快速发展和广大读者的需求。

　　《专科专病针刀整体松解治疗与康复丛书》包括《颈椎病针刀整体松解治疗与康复》《腰椎间盘突出症针刀整体松解治疗与康复》《强直性脊柱炎针刀整体松解治疗与康复》《脊柱侧弯针刀整体松解治疗与康复》《痉挛性脑瘫针刀整体松解治疗与康复》《股骨头坏死针刀整体松解治疗与康复》《肩关节疾病针刀整体松解治疗与康复》《膝关节疾病针刀整体松解治疗与康复》《类风湿关节炎针刀整体松解治疗与康复》《关节强直针刀整体松解治疗与康复》《常见运动损伤疾病针刀整体松解治疗与康复》《神经卡压综合征针刀整体松解治疗与康复》《常见内科疾病针刀整体松解治疗与康复》《常见妇儿科疾病针刀整体松解治疗与康复》《中风后痉挛性瘫痪针刀整体松解治疗与康复》《常见美容减肥与整形科疾病针刀整体松解治疗与康复》。各分册分别介绍了针刀临床应用解剖、生物力学、骨与软组织的力学系统——人体弓弦力学系统、慢性软组织损伤的病因病理学理论及骨质增生的病理构架、疾病的诊断与分型、针刀操作技术、针刀整体松解治疗、针刀术后康复治疗与护理、针刀临证医案精选、针刀治疗的临床研究进展及针刀术后康复保健操等内容。

　　本套丛书以人体弓弦力学系统和慢性软组织损伤的病理构架理论为基础，从点、线、面的立体病理构架分析疾病的发生发展规律。介绍临床常见病的针刀基础式式，如"T"形针刀整体松解术治疗颈椎病，"C"形针刀整体松解术治疗肩周炎，"回"字形针刀整体松解术治疗腰椎间盘突出症及"五指定位法"治疗膝关节骨性关节炎等。将针刀治疗从"以痛为腧"病变点的治疗提升到对疾病的病理构架进行整体治疗的高度上来，提高了针刀治疗的临床疗效。同时，以人体解剖结构的力学改变为依据，着重介绍了针刀闭合性手术的术式设计、体位、针刀定位、麻醉方法、针刀具体操作方法及其疗程，并按照局部解剖学层次，描述每一支针刀操作的全过程，将针刀医学精细解剖学和立体解剖学的相关知识充分应用到针刀的临床实践中，提出了针刀术后整体康复的重要性和必要性，制定了针刀术后的康复措施及具体操作方法。

　　本套《专科专病针刀整体松解治疗与康复丛书》共计300余万字，插图约3000余幅，图文并茂，可操作性强。成稿后，经丛书编委会及各分册主编多次修改审定后召开编委会定稿，突出了影像诊断在针刀治疗中的指导作用，达到了针刀基础理论与针刀治疗相联系、针刀治疗原理与针刀术式相结合、针刀操作过程与局部解剖相结合的目的，强调了针刀术后护理及康复治疗的重要性，反映了本时期针刀临床研究的成果。由于书中针刀治疗原则、术式设计及操作步骤全过程均来源于作者第一手临床资料，可使读者直接受益。本丛书适用于广大针刀临床医师，全国高等中医药院校的针灸推拿学、针刀、骨伤及中医学专业大学生和研究生阅读参考。

　　丛书编委会非常荣幸地邀请到中国工程院院士、国医大师、天津中医药大学石学敏教授为本套丛书作序，在此表示诚挚的谢意！

　　尽管我们做出了很大努力，力求本套丛书全面、新颖、实用，但由于针刀医学是一门新兴的医学学科，我们的认识和实践水平有限，疏漏之处在所难免，希望广大中西医同仁及针刀界有识之士多提宝贵意见。

丛书编委会

2017 年 6 月

编写说明

《股骨头坏死针刀治疗与康复》于 2010 年出版发行以来，至今已经 10 年。该书指导临床医师应用针刀治疗股骨头坏死，对提高针刀诊疗技术与术后康复起到重要作用，深受广大读者的青睐，社会反响强烈。随着社会的飞速发展，临床诊疗技术日新月异，针刀整体松解治疗疾病的思路不断拓展。经本书编委会反复酝酿、讨论，对该书进行了认真修订，进一步明确了针刀整体松解术治疗股骨头坏死的新理念和具体操作方法，有助于提高临床疗效；强化了现代康复治疗，重视针刀治疗与术后康复相结合。故将书名改为《股骨头坏死针刀整体松解治疗与康复》。

本书共分十三章，第一章介绍髋部的临床应用解剖；第二章介绍髋关节的生物力学；第三章介绍骨与软组织的力学系统——人体弓弦力学系统；第四章介绍慢性软组织损伤的病因病理机制；第五章介绍针刀操作技术；第六章介绍股骨头坏死的体格检查方法；第七章介绍股骨头坏死针刀影像诊断；第八章介绍股骨头坏死的病因病理及诊断；第九章介绍股骨头坏死的针刀整体松解治疗；第十章介绍股骨头坏死针刀术后康复治疗与护理；第十一章介绍股骨头坏死临证医案精选；第十二章介绍股骨头坏死针刀临床研究进展；第十三章介绍股骨头坏死针刀术后康复保健操。

本书的特色在于以骨与软组织的力学系统为主线，详细阐述了股骨头坏死的力学病因、发病机制，论述了股骨头坏死立体网络状病理构架与临床表现之间的联系，并根据骨与软组织的力学系统平衡失调，设计了针刀整体松解术式。本书的另一个特色在于重视针刀术后的整体康复治疗对针刀疗效的影响，设计了多种针刀术后康复方法供针刀医师在临床上使用。

全书内容丰富，资料翔实，图文并茂，言简意赅，实用性强。适用于广大针刀临床医师，全国高等中医药院校针灸骨伤、针刀及中医专业大学生、研究生阅读参考。

本书编委会
2020 年 1 月

目　　录

第一章
髋部的临床应用解剖

　　髋部系指以髋关节为中心的部位，为照顾下肢的神经、血管、肌肉和骨骼等结构的衔接，包括了下腹部和股部上端的某些分区。

　　髋关节在人体中是体积最大、关节窝最深的关节，也是最完善、最典型的杵臼关节。该关节系由股骨头与髋臼共同构成，其位于全身的中间部分。

　　髋关节具有独特的形态结构：髋臼周缘有肥厚的髋臼盂唇，增加了髋臼的深度并缩小了其口径，从而紧抱呈半球形的股骨头，股骨颈前面整个部分都被包于关节囊内，股骨颈后面靠外 1/3 的部分则露在关节囊外；关节囊厚实而坚韧，其上方有髋臼唇附着，下后方附着于股骨颈的后方，前面则附着于转子间线。此外，关节囊侧壁有相当数量的韧带以及强大的肌肉覆盖，因此关节囊的侧壁得到了很好的加强。

　　基于上述独特的形态结构，髋关节具有较大的强度与稳固性，从而保证了人体的躯干能够保持直立的姿势，并将躯体上半身的重量向下肢传递。并且，髋关节具有相当大的灵活性，能够在相当大的范围内完成前屈、后伸、内收、外展、内旋、外旋以及环转等运动。当人体处于剧烈运动的状态时，髋关节的结构可以适应由于骨的杠杆作用而产生的巨大力量，因此，髋关节又有吸收、减轻震荡的功能。

第一节　表面解剖

　　由于髋关节周围有较为丰厚的肌肉覆盖，并且肌肉又有一层皮下脂肪覆盖，对触诊造成了一定的难度。因此，了解髋关节的表面解剖对于疾病的诊断、治疗以及康复治疗都有相当重要的指导作用。

一、骨性标志

1. 髂骨上的骨性标志（图 1-1，图 1-2）

　　（1）髂嵴　髂骨位于皮下，其上增粗而肥厚的部分即为髂嵴。因髂嵴上无肌肉或肌腱覆盖，故通常其全长一般易于所系腰带下缘的皮下触及，并且有深筋膜直接附着其上。从侧面观，双侧髂嵴的最高点的连线相当于第四腰椎棘突的水平，而髂嵴的最外侧部又被称为髂嵴结节，一般也可于皮下触及。

　　（2）髂前上棘　位于髂嵴的前端，为下肢长度测量的重要标志。

（3）髂后上棘　位于髂嵴的后端。

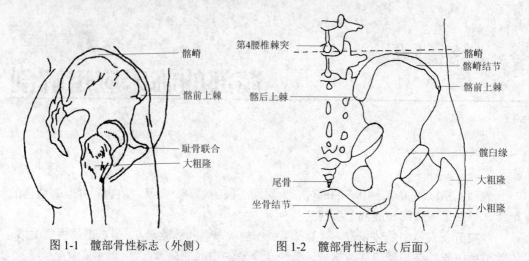

图 1-1　髋部骨性标志（外侧）　　　　图 1-2　髋部骨性标志（后面）

2. 耻骨上的骨性标志

耻骨结节位于腹股沟内侧，并向内移行为耻骨嵴。在正中线处，两侧耻骨嵴之间有纤维软骨使之相互连接，称为耻骨联合。通常，在偏瘦的人体上可以触及耻骨结节（图 1-3）。

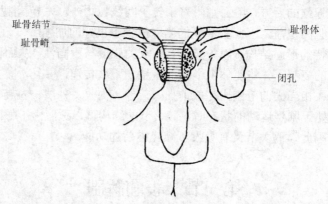

图 1-3　耻骨上的骨性标志

3. 坐骨上的骨性标志

（1）坐骨结节　在坐骨上，位于髂后上棘的下方。当髋关节处于伸直位时，由于被臀部的脂肪层以及臀大肌覆盖，坐骨结节不能被触及；当髋关节处于屈曲位时，臀大肌向外侧滑移，因此，能够清楚地触及坐骨结节。沿坐骨结节向上可以触及坐骨以及耻骨的下肢。

（2）尾骨尖　可于两臀部皱襞间触得该结构，约位于肛门后 1 寸半的地方。该结构位于坐骨结节平面稍上的地方（图 1-2）。

4. 股骨上的骨性标志

用力按压腹股沟韧带的中点下约 2cm 处，同时使下肢做旋转运动时，可于指下感觉到股骨头的滚动。

二、对比关系

利用以上骨性标志可以画出几条有临床意义的线段来。

1. Nelaton 线

从髂前上棘至坐骨结节作一条直线，即为 Nelaton 线。此线可用来确定股骨头的位置是否正常。在正常情况下，当髋关节屈曲 90°～135° 时，股骨大转子的顶端恰位于此线上。而当出现髋关节脱位或股骨颈骨折等异常情况时，股骨大转子的顶端会越过此线（图 1-4）。

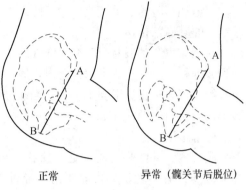

正常　　　　　异常（髋关节后脱位）

图 1-4　Nelaton 线

2. Kaplan 点

当被检查者仰卧，并且两大腿伸直并拢，从而使得两侧的髂前上棘保持在同一水平时，在人体两侧分别沿股骨大转子顶端至同侧髂前上棘作延长线。当髋关节结构正常时，两延长线的交点可位于脐部或脐上某处，该交点即称为 Kaplan 点。当出现髋关节脱位或股骨颈骨折等异常情况时，该交点会移至脐下，并向健侧偏移（图 1-5）。

3. Bryant 三角

当被检查者仰卧时，由髂前上棘至股骨大转子顶端作一条直线；并由髂前上棘作一条垂直于水平面的直线；再经股骨大转子顶端作一条平行于水平面的直线，使三条直线相交，从而构成一直角三角形。在临床上，通常会测量两侧三角形的底边的长度，并进行对比，一般当某侧髋关节结构出现异常时，该侧三角的底边的长度会较健侧缩短（图 1-6）。

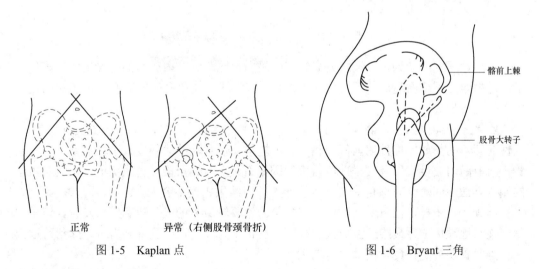

正常　　　　　异常（右侧股骨颈骨折）

图 1-5　Kaplan 点

髂前上棘

股骨大转子

图 1-6　Bryant 三角

4. 颈干角

由股骨颈与股骨干共同形成的一开口向内的钝角，即通常所称的颈干角。在正常人体上，该角角度比较恒定，在成人，此角一般为 127°，其波动范围一般在 110°～140° 之间；一般男性的颈干角要较女性的小，这可能是由于男性股骨颈的负重要较女性大所造成的；此角在儿童时期要较成人的大，一般可达 160° 左右，以后会随着年龄的增长而逐渐减少，最终达到成人的角度。该角度对下肢运动的灵活性有非常重要的意义：该角度可增加下肢的活动范围，并可使躯干上半身的重力由髋关节较窄的负重部向股骨颈较宽广的基底部传递。

在临床上，若股骨颈干角小于 110°，则称其为髋内翻；若股骨颈干角大于 140°，则为髋外翻（图 1-7）。当髋内翻时，股骨颈的长度要较正常的短，而大转子的位置也较正常的高，此时股骨干向上移位。当髋外翻时，股骨颈的长度则较正常的长，而此时大转子也较正常的低。

5. 前倾角

股骨内、外侧髁之间的连线所在平面与经过股骨头、颈的轴线之间所构成的角，即前倾角；有学者认为，前倾角为经过股骨头、颈的轴线，相对于经过股骨髁或膝关节、踝关节的横轴线向前扭转所形成的角度，故此角又称为扭转角。此角一般朝向前方（图 1-8）。

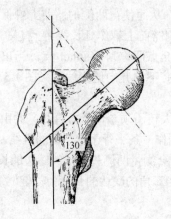 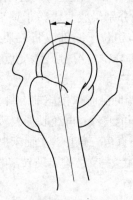

图 1-7　股骨颈干角　　　　　图 1-8　股骨颈前倾角

大多数研究者认为，由于髋关节外旋肌的力量比髋关节内旋肌的力量要大，该角的形成是由肌力不均而造成的牵拉所导致的，亦有人认为此角系由妊娠后期子宫对胎儿的压力作用而形成。

股骨颈前倾角的平均值为 13.14° 左右，其中男性约为 12.20°，女性约为 13.22°，女性前倾角的值要比男性的前倾角稍大，可能与女性骨盆的倾斜度几乎接近水平位、股骨干向前的弯曲度大以及腰椎曲度较大等因素有关。前倾角极少会成负值。一般对该角的测量方法不同，会对该角造成一定的误差，但结果相差不会太大。

同颈干角一样，在新生儿时期，前倾角的值要较成人的大，随着生长发育，该角的值会逐渐地减少，并最终达到成人的范围。在正常人体上，当股骨旋内时，此角可以消失；当股骨旋外时，此角则又可以增大。

对 X 线片的测定结果进行研究发现，前倾角特别大的人，其股骨可有明显的内旋趋势，行走时可能呈现人们通常所指的内"八"字形步态；股骨颈后倾特别明显的人，其行走时可能呈现人们通常所指的外"八"字形步态。

了解颈干角及前倾角的大小对治疗髋部的疾患有很大帮助。作为针刀工作者应当对此有一定的了解，以适应临床的需要。

6. 耻骨联合横线

经耻骨联合的最高点作一条水平线。当髋关节结构正常时，该线恰经过两侧股骨大转子的顶端。而当发生一侧或双侧髋关节脱位或股骨颈骨折等异常情况时，患侧股骨大转子的顶端可向此线上方移位，高于此线。

7. 股骨大转子线

经过两侧股骨大转子顶端的连线与经过两侧髂前上棘的连线相平行。当一侧或双侧髋关节结构异常时，患侧的股骨大转子会上移，两连线将不再平行。

三、体表投影

1. 臀上动脉、静脉及神经

臀中肌与梨状肌位于臀大肌的深面，而在臀中肌后缘与梨状肌之间有臀上动脉穿行，而该动脉又与同名静脉及相关的神经由梨状肌上孔穿出骨盆。从髂后上棘至股骨大转子作一条连线，该连线的上、中 1/3 交界处，即为臀上动脉、静脉及相关的神经出骨盆处的体表投影（图1-9）。

2. 臀下动脉、静脉及神经

于梨状肌下缘，臀下动脉及神经由梨状肌下孔穿出，其内侧有阴部内动脉、静脉及神经，而后方又有坐骨神经（图1-10）及股后皮神经穿行。从髂后上棘至坐骨结节作一条连线，该连线的中点即为臀下动脉、静脉及相关的神经出骨盆处的体表投影。

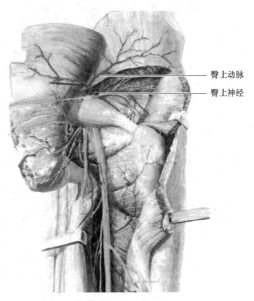

图 1-9　臀上动脉、静脉及神经

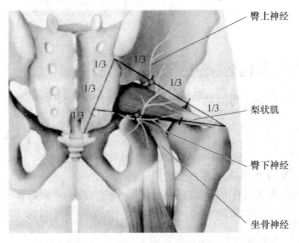

图 1-10　臀下神经、坐骨神经

3. 坐骨神经

从髂后上棘至坐骨结节作一条连线；并从股骨大转子至坐骨结节作一条连线；再作股骨内外侧髁的连线；三条连线中点的连线即为坐骨神经在臀区及股后区的体表投影（图1-11）。

4. 股动脉

当髋关节屈曲并稍向外侧旋转时，从髂前上棘至耻骨联合的连线的中点，作一条直线至股骨内收肌结节，该直线的上2/3部分，即为股动脉的体表投影（图1-12）。

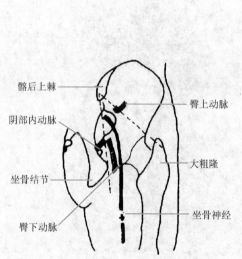

图1-11　坐骨神经与臀上、下动脉的体表投影

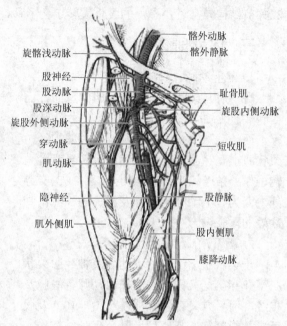

图1-12　股动脉走行示意图

第二节　髋部的软组织结构

一、髋前区与腹股沟区

腹股沟区为位于下腹部两侧的一三角形的区域，其内侧界为腹直肌的外侧缘，上界为髂前上棘至腹直肌的外侧缘的水平连线，下界为腹股沟韧带。

（一）浅层结构

1. 髋前区与腹股沟区的浅筋膜

浅筋膜主要由脂肪与疏松的结缔组织组成，内有皮神经、血管和浅淋巴结。与人体的其他部位相比，此处的脂肪相对较厚。在脐平面以下，浅筋膜又分为浅、深两层。

（1）腹股沟区的浅筋膜

①浅层：又称为Camper筋膜，其含有较为丰富的脂肪组织，并向下移行与髋前区

的浅筋膜相互延续。

②深层：又称为 Scarpa 筋膜，其为一层富有弹性纤维的膜性层，在中线处其紧紧附着于白线上，其向下移行，并在腹股沟韧带的下方约一横指处，紧附于股部的深筋膜（阔筋膜）。

（2）髋前区的浅筋膜

①浅层：含有脂肪，与上方的腹股沟区的 Camper 筋膜相延续。

②深层：为膜性结构，与上方的腹股沟区的 Scarpa 筋膜相延续，并与大腿处的阔筋膜相融合，其内侧附着于耻骨弓以及耻骨结节处，最终此层筋膜与会阴筋膜，以及阴茎筋膜和阴囊肉膜相延续。

2. 髋前区与腹股沟区浅表处的血管

分布于此区的血管主要有：旋髂浅动脉、腹壁浅动脉、阴部外动脉以及大隐静脉及其属支（图 1-14）。

在腹股沟韧带下方一横指处，即 Scarpa 筋膜与股部的深筋膜紧紧相连接处，为大隐静脉与其 5 条属支的所在处。在此处，阴部外静脉向会阴部方向走行；而腹壁浅静脉则向脐部方向走行；旋髂浅静脉则向髂前上棘方向走行。在腹股沟韧带的下方，股内侧静脉与股外侧静脉，分别位于大隐静脉的内、外侧。旋髂浅动脉、腹壁浅动脉以及阴部外动脉会与它们的同名静脉走行方向相同，但并不与之伴行（图 1-13）。

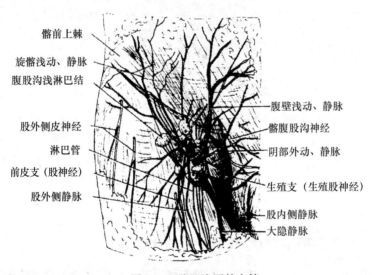

图 1-13　腹股沟区的血管

（1）旋髂浅动脉　旋髂浅动脉主要起自股动脉，约占 75%，约 12% 起自旋髂深动脉，起于股深动脉、旋股外侧动脉以及旋股内侧动脉占 13% 左右。

该动脉发出后，沿腹股沟韧带的下方向外上方走行，并很快分出浅、深支。浅支走行于深筋膜浅面，深支则走行于深筋膜深面。

（2）腹壁浅动脉　腹壁浅动脉主要起自股动脉的内前壁或内侧壁。腹壁浅动脉的起点位于腹股沟韧带的下方约 30mm 处。其主干跨越腹股沟韧带的浅面，并走向上方而进入腹前壁。

　　腹壁浅动脉一般分为内侧支与外侧支，最高分布平面约位于脐部平面。内侧支通常经筛筋膜进入浅层，在位于其起点内侧约 1cm 处跨越腹股沟韧带并入腹部，而后上行，其主要分布于腹股沟中间区处的皮肤；外侧支则多经阔筋膜进入浅层，在位于其起点外侧约 1cm 处跨越腹股沟韧带进入腹部，而后上行，其主要分布于股动脉垂直线外侧区域内的皮肤。

　　（3）阴部外动脉　阴部外浅动脉主要起自股动脉上的腹内侧段。阴部外动脉经筛筋膜走行于大隐静脉的后内方而进入浅层，其穿出点位于大隐静脉的末段附近。

　　阴部外动脉穿出后发出上、下两支，分别跨越大隐静脉的前、后方。上支在耻骨结节的外侧跨越腹股沟韧带而后向上内方移行，或在耻骨结节的内侧跨越耻骨嵴而后向上方移行，该动脉主要分布于耻骨上段以及股上部的区域内；其下支以水平方向进入股内侧部，其终末支则进入外阴部，并分布于阴唇（女性）或阴囊（男性）的皮区。该动脉干或其上、下支常发出股皮支，分布于股内侧部的区域内。

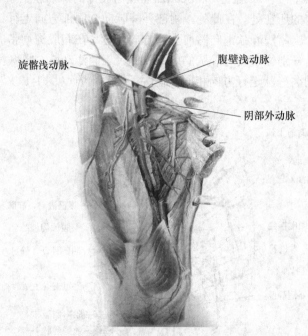

图 1-14　旋髂浅动脉、腹壁浅动脉、阴部外动脉

　　（4）大隐静脉　大隐静脉沿着股前内侧面而上升，在位于耻骨结节的外下方处，穿经隐静脉裂孔，汇入股静脉内，该汇入点又被称为隐股点。该点约在腹股沟韧带内、外 1/3 交界处的下方 3～4cm 处，距股动脉内缘 1～2cm 处；在耻骨结节的垂直线外侧 3～4cm 处，耻骨结节的水平线下方约 2cm 处。

　　在隐静脉裂孔附近，大隐静脉行于阴部外动脉的前方或后方，并与之交叉，沿途收纳股外侧静脉、股内侧静脉、旋髂浅静脉、腹壁浅静脉以及阴部外静脉等 5 条属支。上述 5 条属支在汇入大隐静脉时存在着很大的变异，有多种类型（图 1-15）。

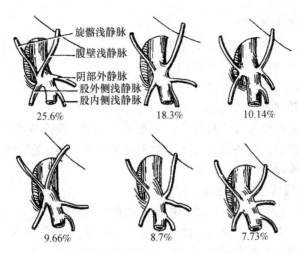

旋髂浅静脉
腹壁浅静脉
阴部外静脉
股外侧浅静脉
股内侧浅静脉

25.6%　18.3%　10.14%

9.66%　8.7%　7.73%

图 1-15 大隐静脉上段属支的类型

3. 髋前区与腹股沟区的皮神经

髋前区与腹股沟区的皮神经有股神经前皮支、生殖股神经股支、髂腹股沟神经以及股外侧皮神经等（图 1-16，图 1-17）。

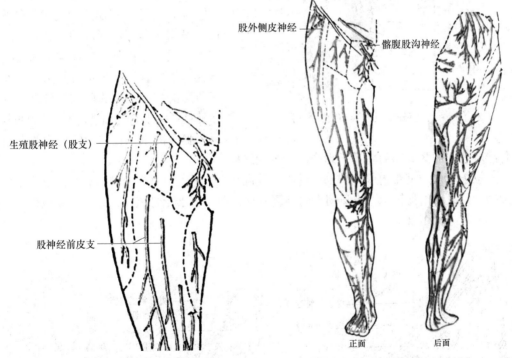

股外侧皮神经
髂腹股沟神经
生殖股神经（股支）
股神经前皮支
正面　后面

图 1-16 股神经前皮支、生殖股神经股支　　图 1-17 髂腹股沟神经、股外侧皮神经

（1）股神经前皮支　其可分为两部分，即股内侧皮神经以及股中间皮神经两部分。

股内侧皮神经则分为前、后两支：前支在股中 1/3 处穿出阔筋膜，并沿大隐静脉的外侧向下移行，而达到膝关节的前方，并且，该神经还参与了髌神经丛的构成；股内侧皮神经的后支则沿缝匠肌的后缘而向下移行至膝关节的内侧，后由阔筋膜穿出，并分出数条分支到达小腿的中部。

股中间皮神经,于腹股沟韧带下方7～10cm处,沿股中线处穿出阔筋膜,分为两支下降,其主要分布于股前面中、下部的皮肤。

(2)生殖股神经股支　该神经在位于腹股沟韧带中点下方约2.5cm的地方由阔筋膜穿出,分布于股三角区域处的皮肤。

(3)髂腹股沟神经　由皮下环穿出,分布于股上部内侧区域的皮肤。

(4)股外侧皮神经　该神经在位于髂前上棘下方3～5cm处穿出阔筋膜,在皮下组织中下降,分布于股前外侧皮肤。

4. 髋前区与腹股沟区的淋巴结

腹股沟区浅筋膜内的淋巴结主要集中于髋前区内,统称为腹股沟浅淋巴结。此区域内的淋巴结一般分为上、下两群:上群分布有2～6个,呈斜行排列于腹股沟韧带下方,并又分为内、外两组;下群分布有2～7个,其沿大隐静脉的走行排列,并以大隐静脉为界,分为内、外两组。

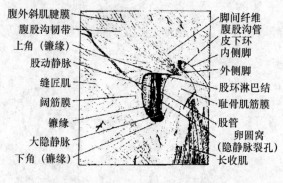

图1-18　腹外斜肌腱膜与腹股沟韧带

(二)深层结构

1. 深筋膜

(1)腹外斜肌腱膜与腹股沟韧带(图1-18)　腹外斜肌腱膜为腹外斜肌在腹股沟区移行所形成的腱膜,其纤维方向主要为由外上方朝向内下方,该腱膜于耻骨结节外上方形成了一个三角形的裂隙,即腹股沟管浅环,又名外环(图1-19),腹股沟韧带为腹外斜肌腱膜的下缘在位于髂前上棘与耻骨结节之间的区域向后上反折形成的韧带状结构。

位于腹股沟韧带内侧端的部分纤维继续向后下方移行,并向外侧方转折,形成了腔隙韧带,又名陷窝韧带;腔隙韧带向外侧方移行而附着于耻骨梳上,该部分又被称为耻骨梳韧带(图1-20)。

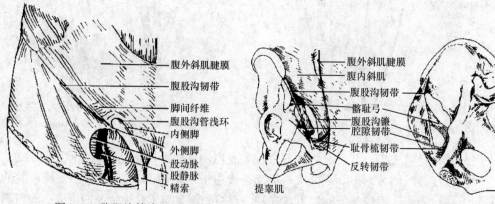

图1-19　腹股沟管浅环　　　　　　　图1-20　耻骨梳韧带

（2）阔筋膜与筛筋膜

①阔筋膜：即髋前区的深筋膜。该筋膜的上方附着于腹股沟韧带、髂前上棘、耻骨结节以及耻骨弓等处，并向外移行为臀筋膜，附着于髂嵴外唇处。

②筛筋膜：覆盖于隐静脉裂孔处的阔筋膜浅层较薄，除为大隐静脉所贯通外，还有一些小血管、淋巴管以及相关的神经所贯穿，使得该筋膜呈现疏松的筛状，称为筛筋膜，其参与了股管底的构成。

（3）隐静脉裂孔　隐静脉裂孔一般呈卵圆形，又称为卵圆窝。卵圆窝的外缘较锐利，称为镰缘，该结构与股鞘的前壁相贴连，有筛筋膜附于其上。镰缘向上方移行与卵圆窝的上缘相延续，称为上角，并延至耻骨结节处，与陷窝韧带以及腹股沟韧带相融合。卵圆窝的下缘称为下角，其经隐静脉的后方与耻骨肌筋膜相延续。卵圆窝的内缘不明显，主要由耻骨处的肌筋膜所构成。

2. 髋前区与腹股沟区的肌肉

包括髋部前群的肌肉以及其内侧区的部分肌肉。

（1）腹直肌　位于髋前区处的腹直肌为该肌的下部分。该肌纵列于腹前壁白线的两旁，居于腹直肌鞘内，呈一上宽下窄的多腹带形肌（图 1-21）。

腹直肌以肌腱起自耻骨联合与耻骨嵴处，抵止于胸骨剑突以及第 5～7 肋软骨处。

腹直肌由第 5～12 对肋间神经、髂腹下神经以及髂腹股沟神经的分支来进行支配。

（2）髂腰肌　髂腰肌为髋关节屈曲肌群中起主要作用的肌肉，该肌肉为髂肌与腰大肌的合称（图 1-22）。

髂腰肌位于髋关节的前面，一部分肌纤维起自第 12 胸椎以及全部腰椎的侧面；另一部分肌纤维则起自髂窝处，由髂窝及腹后壁处向下方移行，两处的肌纤维逐渐形成联合腱而抵止于股骨小转子处。位于该肌肌腱与小转子间的区域，存在着一个不恒定的滑膜囊，即髂肌腱下滑囊。髂腰肌的表面覆盖着一层筋膜，称为髂腰筋膜。

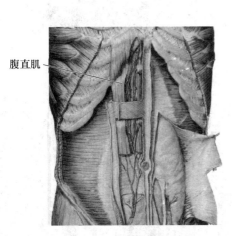

图 1-21　腹直肌

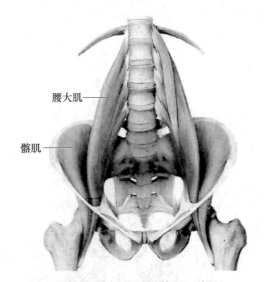

图 1-22　髂腰肌（腰大肌、髂肌）

当髋关节近端固定时，髂腰肌的肌力方向是由后下方斜向前上方，其可使大腿于髋关节处进行屈曲运动并作外旋运动；当髋关节远端固定时，髂腰肌的肌力方向则是由后上方斜向前下方，可使骨盆与躯干保持前屈的状态。此肌收缩时，可以完成抬腿、弯腰以及跑步等运动。由于髂腰肌的定点位置较高，而止点又靠近于髋关节的中心，且其肌肉体积较大而力量相应也较强，所以当该肌收缩时，大腿可充分地抬高，以增大其步幅，故髂腰肌稍收缩，就能使髋关节移动较大的距离。

髂腰肌主要由 T_{12} 至 L_4 的脊神经进行支配。

（3）缝匠肌　在人体中，缝匠肌为最长的肌肉，其平均长度可达 52cm 左右，且其屈曲髋关节的肌力较强。该肌位于大腿的前面以及内侧面的皮下，为一细长形的带状肌，该肌肉在位于腹股沟韧带与阔筋膜张肌之间的区域，以短窄的肌腱起自髂前上棘以及其下方的骨面处，并斜向下方移行而跨越大腿前面的全程，肌腱的下端移行为扁平的薄肌腱，类似鹅足状，并跨越半腱肌与股薄肌的表面，其最终抵止于胫骨上端的前缘内侧以及胫骨粗隆的内侧面（图 1-23）。

该肌收缩时能使小腿及大腿屈曲，并可使已屈曲的髋关节旋外并外展。在该肌的肌力中，约有 1/10 是用于外旋的，故可以认为缝匠肌也是髋关节旋外肌群的一部分。

缝匠肌由股神经（$L_2 \sim L_3$）的分支进行支配。当股神经经腹股沟韧带的深面进入股三角后，于腹股沟韧带的下方分出肌支，支配缝匠肌，肌支在该肌的上部或上、中相交处进入其内，通常为 1~2 支。

缝匠肌血供也比较丰富，其上部的区域主要由旋股外侧动脉的分支以及股深动脉来提供营养。

（4）股四头肌

①股内侧肌：股内侧肌属于股四头肌的一部分。其位于股前内侧部。

股内侧肌起自股骨转子间线的下部、股骨粗线内侧唇以及股内侧肌间隔处，其起点的内外缘分别与内收肌以及股中间肌相结合，其肌纤维向下移行而抵止于胫骨粗隆处（图 1-24）。

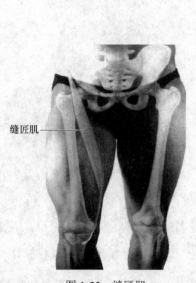

图 1-23　缝匠肌

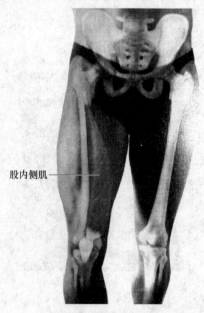

图 1-24　股内侧肌

股内侧肌是由股神经（$L_2 \sim L_4$）所发出的股内侧肌支进行支配的，该肌支经由缝匠肌的深面，并在隐神经的外侧下降，于大收肌腱板浅面又分出数支而进入股内侧肌内面。

股内侧肌主要由旋股内侧动脉的肌支以及股动脉来供血。

②股外侧肌：股外侧肌位于阔筋膜张肌与股直肌的后下方，臀大肌位于其后。股外侧肌同样也属于股四头肌的一部分，为一大而扁平的肌肉。

股外侧肌起自股骨转子间线的上部，以及位于股骨大转子下缘处的臀肌粗隆外侧唇、股外侧肌、股外侧肌间隔及股骨粗线外唇的上部等处，其肌纤维向前下方移行，并覆盖于股骨体的前面以及其外侧面，最终以腱膜的形式与股四头肌腱相延续，并抵止于髌骨的外侧缘处（图 1-25）。

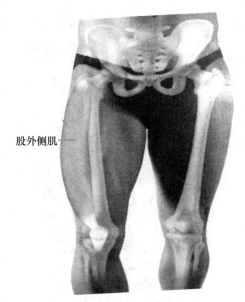

图 1-25　股外侧肌

股外侧肌系由股神经（$L_2 \sim L_4$）的分支进行支配。

③股直肌：股直肌为股四头肌中的一部分，其形态较肥厚而长，呈一纺锤状，是典型的双羽状肌。

该肌肉的起点形成了一短而坚强的肌腱，并分为两头：分叉的一头称为直头，自髂前下棘出，并与肌纤维的走行方向一致；分叉的另一头则称为反折头，起自髋臼的上部，覆盖于髂股韧带的侧方，并与上述的直头形成钝角或直角。股直肌肌腱的下部向下缩成一窄而厚的腱索，并分别与股四头肌的其他各组相互融合，形成坚强的股四头肌肌腱，并止于髌骨底及其两侧处，其继续向下方移行为髌韧带，最终止于胫骨粗隆处（图 1-26）。

股直肌的屈髋作用非常强，特别是当膝关节处于屈曲位时，该肌肉更能充分地发挥其屈髋的作用。股直肌可与腘绳肌相互拮抗，从而协同发挥锁扣髋关节与膝关节的作用。当人体起立时，该肌肉起到了有效的杠杆作用，以使得人体在起立时能更加平稳。

股直肌由股神经（$L_2 \sim L_4$）的分支进行支配。

其主要由旋股外侧动脉的降支来供应营养。

④股中间肌：同上述三块肌肉一样，股中间肌亦为股四头肌中的一部分。该肌为一扁平的羽状肌，其深居股骨表面，位于股直肌的深面，而其前面呈腱性，并呈一稍凹陷性的结构，恰好可以容纳股直肌，其两侧也与股外侧肌以及股内侧肌密不可分。

股中间肌起自股骨前面及其外侧面上 2/3 的区域，其肌纤维由后方向前下方走行；在股直肌、股内侧肌以及外侧肌的覆盖下，该肌紧贴股骨干的前面，并与股内、外侧肌形成部分融合，而后一同向下移行为股四头肌腱（图 1-27）。

股中间肌系由股神经（$L_2 \sim L_4$）进行支配，而股神经的分支又恰好行于股直肌的深面与股中间肌的浅面，并分上、下支进入股中间肌。

股中间肌主要由旋股外侧动脉的降支来提供营养。

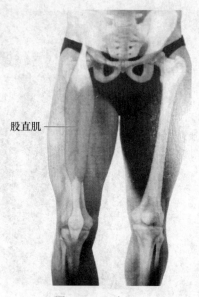

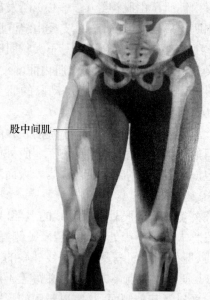

图 1-26　股直肌　　　　　　　　　图 1-27　股中间肌

（5）股薄肌　股薄肌位于缝匠肌与半膜肌间的区域，并与长收肌相邻，存在于长收肌的后内侧，为缝匠肌所覆盖，该肌为髋前内侧肌群中位置最为浅表的扁长的带状肌，成年人的股薄肌呈条索状，该肌起自耻骨弓处，起始处的肌腱较宽但较薄，且其下端细而薄，肌腱尾端的肌纤维呈扇形样继续移行扩散，最终止于胫骨的内侧髁（图 1-28）。

股薄肌具有使大腿内收的作用。

股薄肌主要由闭孔神经（L_2～L_4）的前支进行支配。

股薄肌的血供主要来自股深动脉。

（6）耻骨肌（图 1-29）耻骨肌位于长收肌的上方。该肌为股三角深部区域内的一长

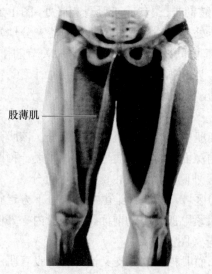

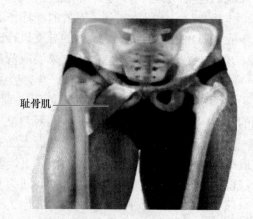

图 1-28　股薄肌　　　　　　　　　图 1-29　耻骨肌

方形的扁肌，其外侧界为髂腰肌，其内侧界为长收肌，而其后界为短收肌、闭孔外肌以及髋关节囊。耻骨肌起自耻骨梳以及耻骨上支处，其肌纤维斜向外下方及后方移行，并移行至股骨颈再向后，最终以扁腱抵止于股骨的耻骨肌线处，该肌的部分纤维则止于髋关节囊。

耻骨肌主要接受来自股神经（$L_2 \sim L_3$）分支的支配，有时也会接受来自闭孔神经分支的支配。

（7）长收肌（图 1-30）　长收肌呈一长三角形的扁平肌，其内缘稍向前倾出，并参与股三角内界的构成。该肌位于耻骨肌的内侧，与其居于同一平面。

长收肌以扁腱起自耻骨体以及耻骨上支的前面上部，肌纤维斜向下外方移行为宽阔的扁腱，抵止于股骨粗线内侧唇的中 1/3 处。当髋关节作强力

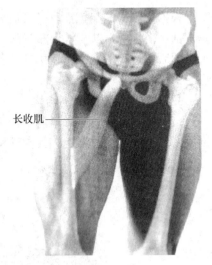

图 1-30　长收肌

外展时，于耻骨结节的下方可触及一较硬的条索状隆起，即长收肌。

长收肌主要参与收肌管的构成，股动脉有相当长的一段走行于其中。

长收肌主要由闭孔神经（$L_2 \sim L_3$）的前支进行支配。

（8）短收肌　短收肌的肌腹比较短，该肌位于大收肌的前方、耻骨肌与长收肌的后方。

短收肌起于耻骨体以及耻骨下支的前面，并抵止于股骨粗线内侧唇的上 1/3 处（图 1-31）。

短收肌的大部分主要由闭孔神经（$L_2 \sim L_4$）的前支进行支配，其少部分则由该神经的后支来支配。

（9）大收肌　大收肌起自耻骨下支、坐骨结节以及坐骨下支的前面，其肌纤维向外移行并扩张，而后抵止于整个股骨粗线上及股骨内侧髁的骨上嵴上部（图 1-32）。

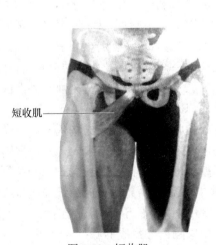

图 1-31　短收肌

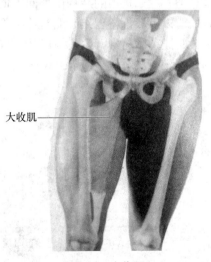

图 1-32　大收肌

根据大收肌的起止点以及其肌纤维的走行方向，可将该肌肉分为 3 个部分：横行部、垂直部（坐骨部）以及斜行部三部分。其中横行部与斜行部又合称为前部，主要由闭孔神经的后支进行支配；而垂直部又称为后部，其主要由坐骨神经的分支（主要是胫神经）进行支配。

3. 髋前区重要的解剖结构

（1）股三角（图 1-33）为一位于股前区的上 1/3 区域处的、呈底向上而尖端向下的倒置三角形的凹陷性结构，其向下移行而与收肌管相延续。

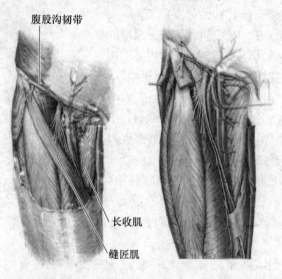

腹股沟韧带

长收肌

缝匠肌

图 1-33　股三角

①境界：其上界为腹股沟韧带；外下界为缝匠肌的内侧缘；内下界为长收肌的内侧缘；前壁为阔筋膜，其后壁凹陷，自外向内依次为髂腰肌、耻骨肌、长收肌以及其筋膜。

②内容：股三角内的结构由外向内依次为股神经、股鞘以及其所包绕的股动脉与股静脉，股管以及股深淋巴结、脂肪等组织。其中，股动脉、股静脉以及股神经三者之间的关系为：股动脉居中，腹股沟韧带中点的深处为髂外动脉移行为股动脉的分界点，股神经即位于该点的外侧，股静脉位于该点的内侧。在进行针刀治疗时，一定要注意上述结构关系，以免伤及此处的血管与神经。

（2）股鞘　由包绕髂外血管外面的腹横筋膜以及髂筋膜向下方移行而形成的漏斗样的囊状结构组成，该结构包绕着股血管上部的区域。股鞘长 3～4cm，其下端则与血管壁的外层部分相融合（图 1-34）。位于股鞘内，存在着两条纵行的纤维隔而将股鞘分成 3 个间隔：位于外侧隔内的为股动脉；位于中间隔内的为股静脉；内侧隔又名股管，该结构被淋巴结以及脂肪组织所填充。

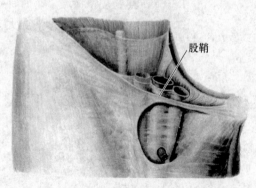

股鞘

图 1-34　股鞘

（3）股管　股管为位于股鞘内侧的一呈漏斗状的筋膜性的间隙结构。其长约1.0～1.5cm，且前曲成角状，其上口为股环，而下口即为隐静脉裂孔上的筛筋膜。该结构的前壁即为阔筋膜浅层，而其后内壁则为耻骨肌的筋膜，其外侧壁为股静脉。

二、髋后区

髋后区包括髋关节后部的区域（臀区）以及股后区的上半部分。

（一）浅层结构

由于股后区上半部分的浅层结构内容较简单，将会在后文进行介绍。此处主要介绍臀区的浅层结构。

1. 皮肤

臀部的皮肤较厚，富含皮脂腺以及汗腺。

2. 浅筋膜

臀部的浅筋膜比较发达，而其厚度个体差异较大，接近髂嵴以及臀下部的区域较厚，形成肥厚的脂肪垫，中部较薄。浅筋膜中有纤维与皮肤以及深筋膜相连。臀部浅筋膜的上方与腰背部的浅筋膜相延续，而其下部及其外侧部则与股部的浅筋膜相延续，其内侧在位于骶骨背面处以及髂后上棘附近的区域内较薄。在臀部浅筋膜中包含着浅表的血管以及神经。

3. 血管

臀部的浅动脉包括皮动脉以及肌皮动脉。皮动脉的上部来源于第4腰动脉，其下部来源于臀下动脉，内侧者则来源于骶外侧动脉的分支；肌皮动脉来自臀上、下动脉，其皮支在浅筋膜内呈放射状而相吻合成网状，以臀中部较多。上述动脉均有浅静脉与之相伴行。

4. 臀区的皮神经（图1-35）

臀区皮神经同动脉一样也位于浅筋膜内，分为臀上皮神经、臀中皮神经以及臀下皮神经3组。

（1）臀上皮神经　臀上皮神经有3支，主要由第1～3腰神经后支的外侧支组成。腰神经后支的外侧支向外下方移行，并发出肌支以支配附近的肌肉，而其皮支则在竖脊肌的外缘与髂嵴交点附近的区域，经胸腰筋膜后层穿出，抵达臀部的皮下区域，有时神经也会经髂嵴外唇后部坚强韧带的下方穿出，到达臀区的皮下。3条神经的走行情况大致如下：①第1腰神经后支的外侧支较细小而浅表，主要分布于臀中肌表面上部的区域内；②第2腰神经后支的外侧支则较粗大，为三条神经中走行最远的，该神经主要分布于臀大肌的浅层以及臀中肌表面的下部，有时最长者可达大转子附近的区域；③第3腰神经后支的外侧支所处的位置最深，其下方可到达臀沟的区域。

（2）臀内侧皮神经　同臀上皮神经一样，臀内侧皮神经也有3支，其主要由第1～3骶神经后支的外侧支组成。臀中皮神经的行程较短，故其分布的区域也较小。骶神经的外侧支在骶骨背面形成吻合支，当移行至骶结节韧带背面分支处时，又形成第二级吻合支，然后由此处又发出2～3支皮支，在髂后上棘与尾骨尖连线的中1/3的区域经臀筋膜穿出，而后分布于臀内侧部的皮下。

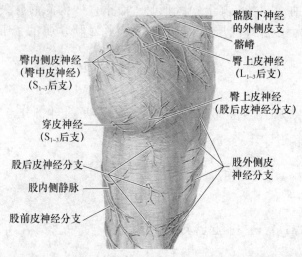

图 1-35　臀区的皮神经

（3）臀下皮神经　臀下皮神经有 2～3 支，为股后皮神经的分支。臀下皮神经于臀大肌的下缘反折向上经臀筋膜浅出，而后分布于臀大肌下部以及其外侧部的皮下。

股后区的浅层结构较简单。此处的皮肤较薄，浅筋膜较股前区的厚。股后皮神经于臀大肌的下缘穿出后，在阔筋膜及股二头肌之间区域，沿着股后区正中线下行至腘窝上角处。在股后皮神经的移行过程中，沿途发出分支分布于股后区、腘窝以及小腿后上区的皮下。

（二）深层结构

1. 臀区深筋膜

臀深筋膜，又称为臀筋膜。该筋膜的上部与髂嵴紧密相连，其筋膜纤维向下方移行为股后区的深筋膜。臀筋膜在臀大肌的上缘分为浅、深两层，以包绕臀大肌以及阔筋膜张肌。臀筋膜覆盖于阔筋膜张肌、臀大肌以及臀中肌之上，于该筋膜的下方，位于前部区域内的为阔筋膜张肌，位于其后的为臀大肌，位于中间区域的为臀中肌，其中阔筋膜张肌以及臀大肌分别掩盖了臀中肌的后、前缘。该筋膜的浅层虽薄但致密，在包裹肌肉的过程中，以纤维小隔的形式伸入肌束中，故该筋膜不易与肌肉分离，臀筋膜的外上方的部分比较坚韧并覆盖于臀中肌之上。该筋膜下方的部分于股骨大转子处的外侧面明显增厚，且与臀大肌以及阔筋膜张肌的腱膜相融合，并继续向下移行，参与髂胫束的构成。臀筋膜的内侧与骶骨的背面相连，其外侧移行为阔筋膜。

2. 臀区及股后区的肌肉

主要包括臀部以及股后区（上部）的肌肉以及外侧区的部分肌肉。

（1）臀区的肌肉

①臀大肌：臀大肌实际上是属于髋外肌，位于臀区肌群的浅层，为人体中最大的肌肉，几乎占据臀部皮下的整个区域（图 1-36）。该肌肉呈一扁平的菱形，丰厚粗壮而强大有力，但覆盖于其上的深筋膜则比较薄弱。

臀大肌的一部分肌腱起自髂骨臀后线处的髂骨臀面，另一部分肌腱以短腱的形式起自骶骨下部、髂后上棘以及尾骨的背面等处，以及骶结节韧带、两骨间的韧带与一部分胸腰筋膜处。该肌的起点比较广泛，在髂嵴的附着部分就占据了髂嵴全长的后 1/4 部分，主要向外下方平行延续。臀大肌的止腱几乎呈腱板状，腱板的上 3/4 部分斜行跨越股骨大转子而移行至髂胫束的深面，并与之相延续，腱板的下 1/4 部分则穿经大收肌与股外侧肌之间的区域而止于股骨臀肌粗隆处。

臀大肌覆盖于股骨大转子处的部分则变为腱膜性结构，在该腱膜与股骨大转子之间，存在着一个很大的囊性结构，即臀大肌转子囊。

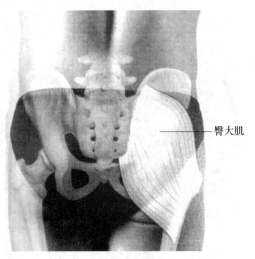

图 1-36　臀大肌

臀大肌的体表投影：上缘相当于经过髂后上棘而平行于臀大肌下缘的线；下缘相当于尾骨尖端与股骨干的上中 1/3 交点处的连线；上述两平行线间的区域即代表臀大肌在体表上的大致投影。

当髋关节近端固定时，臀大肌拉力方向是由前外下方斜向后内上方；当臀大肌收缩时，可使大腿在髋关节处作伸展运动，并可作内收及内旋运动。臀大肌是伸髋肌中最强有力的一块肌肉；当臀大肌外上部的肌纤维收缩时，还可使大腿作外展运动。

当髋关节远端固定时，该肌肉的拉力方向则是由后内上方斜向前外下的。此时，当臀大肌收缩时，其可使骨盆作后仰运动以及可以使躯干由前屈的状态回复到直立位。

臀大肌由起点至止点之间必须保持着一定的距离，以便保持着一定的肌张力，从而更好地发挥其伸髋的作用。

因此，臀大肌在人体起立、登高、步行以及弹跳时所起的作用非常重要。

此外，位于臀大肌与坐骨结节间的区域，存在一滑膜囊，即臀大肌坐骨囊；位于臀大肌与大转子间的区域存在着另一滑膜囊，即臀大肌转子囊。上述两个滑膜囊都具有保护关节并减少摩擦的功能；而当滑膜囊被压迫或受到过分刺激时，则易引起炎性反应。

臀大肌主要由臀下神经（$L_1 \sim S_2$）的分支进行支配。

臀大肌血供则主要来自臀上动脉以及臀下动脉：该肌上 1/3 的部分主要由臀上动脉供应营养；余下的 2/3 部分则主要由臀下动脉供应营养。

臀大肌可由先天性的肌营养不良或多次肌肉注射，而导致肌肉萎缩或内移，其外侧的皮肤也会发生凹陷，患髋的屈曲运动明显受限，只有在外展外旋髋关节时，才能使患髋完全地屈曲，严重者，患者在站立与行走方面均较困难。当臀大肌瘫痪时，身体会发生向后方的倾斜，患者时常用手托住患臀以帮助行走。当要进行臀部的针刀治疗时，操作者必须注意这些异常的变化。

②臀中肌：位于臀区肌群的中层，起自臀前线上方与臀后线前方的髂骨骨面、阔筋膜以及髂嵴外唇处，其肌纤维形成移行为一扇形而扁平肌束，抵止于股骨大转子尖端的上面以及外侧面（图 1-37）。位于臀中肌的止点处的深面，存在着 1～2 个臀中肌转子滑

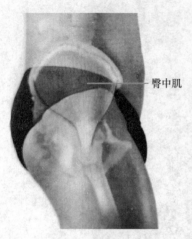

图 1-37　臀中肌

囊，有时该结构可发生钙化。

臀中肌的前部的一部分结构由阔筋膜张肌所覆盖，其后部的一部分结构也为臀大肌所覆盖。而位于阔筋膜张肌与臀大肌之间区域的臀中肌的浅面仅为皮肤以及臀筋膜所覆盖。

臀中肌主要功能是使髋关节外展，其前部纤维可帮助大腿屈曲并做旋内运动，其后部纤维则可帮助大腿伸展并做旋外运动。当大腿被固定时，该肌肉则可使骨盆侧倾；当人体在步行时，在每个步行周期中，臀中肌的止端即可进行固定，牵拉躯干移向着地侧的下肢之上；当人体单足着地站立时，该肌肉对髋关节的固定也起着重要的作用。

臀中肌是由臀上神经（$L_4\sim S_1$）的上支与下支进行支配的。

臀中肌主要由臀上血管的浅支以及深支的上、下支来提供营养。

③梨状肌（图 1-38）：位于臀区肌群的中层。梨状肌的上缘与臀中肌相邻，其下缘与上孖肌相邻。由于坐骨神经穿过梨状肌时，穿出的部位不同，梨状肌的形态可有不同，常呈现出二肌腹二肌腱、二肌腹一肌腱或一肌腹二肌腱等形态。

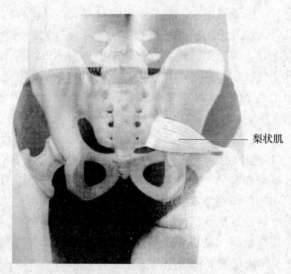

图 1-38　梨状肌

梨状肌大部分肌纤维起自骶骨第 2～4 骶前孔的外侧，当由骨盆移行出来后，另有骶棘韧带、骶结节韧带以及骶髂关节囊的附加纤维参与组成，上述结构几乎占据坐骨大孔的全部；由此出骨盆后其肌纤维移行为肌腱，紧贴髋关节囊的后上方并向外方移行，抵止于股骨大转子上缘的后部。梨状肌腱抵止处的下方即为髋关节囊，该囊与梨状肌间可能存在有大小不等的滑膜囊，当患有滑囊炎时，这些滑膜囊可刺激梨状肌而使其挛缩，从而引起坐骨神经痛。

梨状肌前面的内 1/3 区域内的结构为骶丛神经以及盆腔，其外 2/3 区域内上半部分为臀小肌，下半部分即为坐骨体；梨状肌后面的内 1/3 的区域与骶髂关节的下部紧紧相邻，而其外 2/3 的区域则以丰富的疏松结缔组织与臀大肌相邻。基于上述结构间的关系，梨状肌可被看作是臀部的一个重要标志。

梨状肌的体表投影，相当于由髂后上棘与尾骨尖端连线的中点与股骨大转子尖端的连线，该连线即为梨状肌的体表投影。

当髋关节处于屈曲位时，梨状肌可使髋关节外展；当髋关节处于伸直位时，梨状肌可使髋关节旋外。

梨状肌系由骶丛神经（$S_1 \sim S_3$）的分支支配。

当梨状肌向外经坐骨大孔穿出时，该肌与坐骨大孔的上、下两缘之间各形成一间隙性区域，分别称为梨状肌上孔与梨状肌下孔，有重要的血管与神经穿过。

a. 梨状肌上孔：该结构的上缘为骨性的坐骨大切迹上部，下缘为梨状肌。穿经该孔的结构自外向内依次为：臀上神经、臀上动脉以及臀上静脉。臀上神经分为上、下两支分别支配臀中、小肌以及阔筋膜张肌的后部。臀上动脉分为浅、深两支，浅支主要为臀大肌提供营养，深支主要为臀中、小肌以及髋关节提供营养。

b. 梨状肌下孔：该结构的上缘为梨状肌自身，其下缘则为坐骨棘以及骶棘韧带。穿经该孔的结构自外向内依次为：坐骨神经、股后皮神经、臀下皮神经、臀下动脉、臀下静脉、阴部内动脉、阴部内静脉以及阴部神经。其中，阴部内动脉主要为髂内动脉前干的分支，其经由梨状肌下孔而穿出骨盆，继而绕坐骨棘或骶棘韧带，经坐骨小孔进入坐骨直肠窝中，并向前进入闭孔筋膜而与浅会阴筋膜共同围成阴部管，并在管内分出 2～3 条肛动脉，经筋膜穿出，向内方横过坐骨直肠窝脂体，分布于肛门周围区域的肌肉与皮肤。当阴部内动脉走行至阴部管前端的区域时，即分为会阴动脉与阴茎动脉（女性为阴蒂动脉），两支均进入尿生殖区。阴部内静脉主要为髂内静脉的属支，并与阴部内动脉伴行。阴部神经主要为骶丛的分支，其与阴部内动脉、静脉走行一致，主要分支有肛神经、会阴神经以及阴茎（蒂）神经，其主要分布于会阴部以及外生殖器区域处的肌肉与皮肤。

④股方肌：位于臀区肌群的中层，居于大收肌上缘以及下孖肌之间的区域内。

股方肌起自坐骨结节的外侧面，抵止于股骨大转子后面的股方肌结节处。股方肌的终止部分大多数为肌性组织，有少数可呈半肌半腱性组织，只有极少数完全为腱性组织（图 1-39）。

股方肌的下缘与坐骨结节的下端处在同一平面上，并越过股骨小转子的后面。

股方肌系由臀下神经进行支配，该神经与股方肌的肌支均由 $L_5 \sim S_1$ 的前股所发出，并经梨状肌下孔分布至臀区，再由闭孔内肌腱及下孖肌的深面与坐骨之间的区域下降。上述神经由前面支配股方肌以及下孖肌，并发出小分支

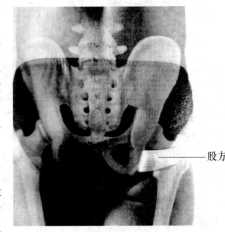

图 1-39　股方肌

股方肌

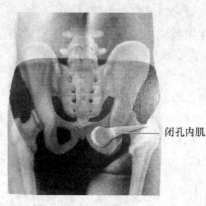

图 1-40　闭孔内肌

至髋关节处。

股方肌主要由股方肌上、下动脉提供营养。

⑤闭孔内肌：位于臀区肌群的中层，并贴于骨盆的侧壁，为三角形的扁肌（图 1-40）。闭孔内肌起自闭孔的内面以及周围的骨面，其肌纤维向坐骨小切迹处移行并集中，肌腱呈直角方向绕过坐骨小切迹的后方，在肌肉跨过坐骨小切迹的地方存在一囊性结构，即为闭孔内肌坐骨囊，而后该肌的肌腱经坐骨小孔进入臀深部，跨越髋关节的后方，最终抵止于转子窝的内侧面。在闭孔内肌腱止点的深面，有一闭孔内肌腱下囊。

闭孔内肌由臀下神经进行支配，该神经所发出的支配闭孔内肌的肌支系由 $L_4 \sim S_2$ 的前股所发出，再经梨状肌的下孔分布至臀区，并发出分支分布至上孖肌处，而后于阴部内动脉的外侧跨过坐骨棘，经坐骨小孔穿出，最终于闭孔内肌的内侧面进入支配该肌。

⑥上孖肌与下孖肌：均位于臀区肌群的中层，分别居于闭孔内肌腱的上、下方的区域内。上孖肌起自坐骨小孔的上缘，即坐骨棘处；下孖肌起自坐骨小孔的下缘，即坐骨结节处，两肌的肌纤维与闭孔内肌的肌腱相合，最终抵止于转子窝处（图 1-41）。

上孖肌和下孖肌由臀下神经（$L_5 \sim S_1$）支配。

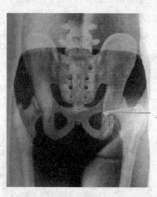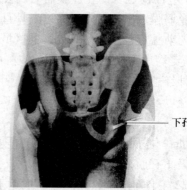

图 1-41　上孖肌与下孖肌

⑦臀小肌：位于臀中肌的深面，起于臀前线及髋臼以上的髂骨的背面，其肌纤维逐渐移行为扁状肌腱，最终抵止于股骨大转子上面及其外侧面（图 1-42）。臀小肌前部的肌纤维比较厚，并覆盖着股直肌的两头。

在人体的运动系统中，臀小肌是与臀中肌协同完成各种运动的。当肢体处于悬空下垂的体位时，臀小肌与臀中肌的肌张力能够防止关节囊被过度拉长以及防止肢体的下落；当两下肢共同处于站立时，臀小肌与臀中肌能够防止股骨头从髋臼中脱出；当下肢以单足站立而骨盆向非负重的一侧倾斜时，外展肌群以及髂胫束会一起紧张而保证躯干在额状面上维持其平衡性，并对髋关节起到稳定的作用。

同臀中肌一样，臀小肌亦由臀上神经（$L_4 \sim S_1$）支配。

臀中、小肌均由臀上动脉的深支来提供营养。

当臀小肌与臀中肌瘫痪时，髋关节囊易发生松弛而扩张，此时股骨头极易从髋臼中脱出；当患侧下肢站立时，骨盆的稳定性非常差，极易摇摆，其行走时会呈臀中肌无力步态，主要表现为摇摆状跛行。患者在上下楼梯时非常困难，甚至难以完成。

⑧闭孔外肌：位于臀区肌群的深层。闭孔外肌起于闭孔膜外面以及其周围的骨面，最终抵止于股骨的转子窝（图1-43）。

当闭孔外肌收缩时，具有使髋关节旋外的作用。

闭孔外肌由闭孔神经以及骶丛神经（$L_5 \sim S_1$）进行支配。

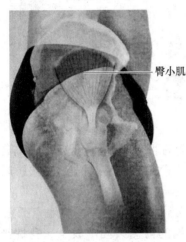
图1-42　臀小肌

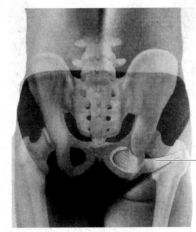
图1-43　闭孔外肌

（2）股后区（上部）的肌肉

①股二头肌：股二头肌的起点分为长短两头：长头起自坐骨结节上部下内方的压迹处；短头起自股骨粗线的外侧唇下方的外侧肌间隔处，二者在下端合并为一条肌腱，并最终抵止于腓骨小头处。该肌为腘窝的外上界（图1-44）。

股二头肌收缩时，除能使髋关节伸展及使膝关节屈曲外，尚可使膝关节做轻微的旋外运动。

②半膜肌：起自坐骨结节上外方的压迹处，止于胫骨内侧髁后方的横沟与腘肌筋膜处（图1-45）。并且，其肌纤维还向上方移行而扩张，而形成了膝关节囊后方的腘斜韧带。

半膜肌的腱膜总体上呈上窄下宽的形态，其外缘则呈索状，其肌腹的内侧面则略朝向后方，并与浅筋膜及皮肤相连。

③半腱肌：同股二头肌起点的长头一样，半腱肌起自坐骨结节的上部，其在股薄肌肌腱与缝匠肌的深面穿行并向下方移行，最终抵止于胫骨粗隆的内侧面（图1-46）。

半腱肌主要位于由半膜肌所构成的凹槽内，与半膜肌共同构成了腘窝的内上界。

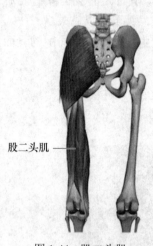

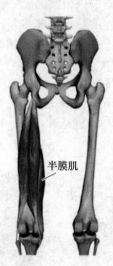

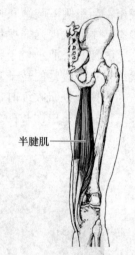

图 1-44　股二头肌　　　　　图 1-45　半膜肌　　　　　图 1-46　半腱肌

股二头肌、半膜肌以及半腱肌都同属于大腿后侧的肌肉，合称为股后肌，又名腘绳肌。三者均起自坐骨结节，其止点均跨越了股骨而止于相应的小腿骨处。三块肌肉均能伸髋屈膝。

④大收肌的坐骨部：起自坐骨结节下部，在位于股骨下 1/3 段的地方抵止于收肌结节处。该部分与大收肌的斜行部以及股骨下端的内侧共同围成了一孔性结构，即收肌裂孔。

大收肌的坐骨部虽抵止于收肌结节处，但由于其与膝关节的胫侧副韧带相延续，故可视其为间接抵止于小腿骨处。大收肌的坐骨部在功能上与上述三块肌肉一样，也能伸髋屈膝，并能分别协同臀大肌与腓肠肌，而完成伸髋运动与屈膝运动。当人体处于直立位时，该肌肉能支持骨盆稳定于股骨的上方，从而防止了躯干向大腿侧的弯曲。

由于上述这些肌肉比较短，所以只有先屈曲膝关节以松弛腘绳肌，才能充分地使髋关节屈曲，否则，这一运动将难以完成；若使膝关节伸直，由于腘绳肌的紧张，成人髋关节屈曲只能达到 80° 左右，而儿童也只能达到 90° 左右。腘绳肌为骨盆后部的稳定装置，当其瘫痪时，可由于肌力的失衡，将会造成骨盆的前倾，腰部的前凸增加，以及腹肌无力，并伴有膝关节的反张，从而造成行走困难。

股后区（上部）的肌群主要由坐骨神经 $L_4 \sim L_5$、$S_1 \sim L_2$ 的分支的支配。

股后区（上部）的肌群主要由穿动脉来提供营养，尤其以第 1 穿动脉为主。

三、髋外侧区

（一）浅层结构

髋外侧区的浅筋膜要比臀区的稍微薄一些，位于浅筋膜较深层的区域内，由前向后依次存在着如下皮神经：①股外侧皮神经：该神经通常会发出 3～4 束，分布于大腿前外侧区域内皮肤处；②肋下神经：第 12 胸神经的外侧皮支，该神经通常会发出 2～3 束，分布于髂嵴以及该处肌肉上部区域内的皮肤处；③髂腹下神经的外侧皮支；④臀上皮神经。

（二）深层结构

1. 筋膜

（1）髋外侧区的深筋膜　髋外侧区的深筋膜主要为臀筋膜的一部分，臀筋膜的内侧附着于骶骨背面的区域上，其上方附着于髂嵴的外唇处，并向下前方移行为阔筋膜。覆盖臀大肌的筋膜较薄，向深面发出许多小隔，分隔各个肌束，因而筋膜与肌肉结合牢固；覆盖臀中肌的筋膜坚厚致密，臀中肌肌束起自其上，实为髂胫束的一部分。

（2）髂胫束　髂胫束为位于大腿外侧的阔筋膜所增厚的部分，在位于髂嵴外唇前部以及胫骨外侧髁之间的区域内，该结构显得非常紧张（图 1-47）。

位于股骨大转子所在的平面，阔筋膜张肌以及臀大肌的肌腱移行进入髂胫束中，而阔筋膜张肌恰位于髂胫束上 1/3 部分的前后两层之间。

臀大肌向后上方牵引髂胫束，阔筋膜张肌向上方牵引髂胫束，二者共同收缩，从而能沿大腿的纵轴向上反复牵引胫骨并使得膝关节伸直。

髂胫束主要穿经髋关节横轴前外侧以及膝关节横轴后外侧的区域，因此，该结构对人体直立的维持起着甚为重要的作用。

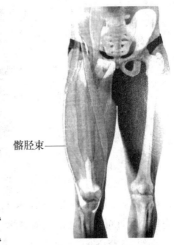

髂胫束 ————

图 1-47　髂胫束

2. 髋外侧区的肌肉

（1）阔筋膜张肌　阔筋膜张肌实际上亦属于髋外肌群，该肌位于大腿外侧以及髋部处，居于臀中肌与缝匠肌之间的区域内。

阔筋膜张肌以腱膜组织起自髂前上棘、髂嵴外唇前 2.5cm 以及阔筋膜处，并被阔筋膜覆盖。该肌肉被全部包裹于两层阔筋膜之间，其肌腹呈扁带状，上厚下薄，其肌纤维向下后方移行，在股上、中 1/3 分界处移行为髂胫束，并继续向下方移行，最终抵止于胫骨外侧髁。

臀大肌、阔筋膜张肌以及髂胫束在臀部形成浅部的肌层。臀大肌向后上牵引髂胫束，而阔筋膜张肌则向上方牵引髂胫束。阔筋膜张肌的主要作用就是使阔筋膜维持紧张的状态，并具有一定的屈曲髋关节的作用。阔筋膜的肌张力具有帮助骨盆以及躯干在冠状面上维持平衡的作用，并具有减少股骨在弯曲时所受应力的作用，从而维持髋关节的稳定性。

阔筋膜张肌系由臀上神经（$L_4 \sim L_5$）的阔筋膜张肌支进行支配。该支略显扁薄，于后方经由臀中肌以及臀小肌之间的区域，并在阔筋膜张肌后缘的深面逐渐向下方弯行，于耻骨结节水平线的上方以及阔筋膜张肌的深面接近相关血管的入肌点而进入该肌。

阔筋膜张肌主要由旋股外侧动脉升支和横支、臀上动脉深上支或旋髂深动脉的分支来提供营养。

（2）髋三角肌 阔筋膜张肌由髂前上棘处向下方移行，而臀大肌则由髂嵴后 1/3 的区域以及骶尾骨的背面向前下方斜行，两肌分别抵止于髂胫束的前、后缘，而形成一广阔的扇形结构，其尖端指向下，并覆盖着髋区的外面，犹如位于肩部外侧的三角肌。因此，此二肌又合称为髋三角肌（图 1-48）。

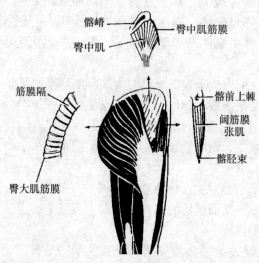

图 1-48　髋三角肌

当大腿处于前屈位时，阔筋膜张肌会牵拉髂胫束而使其向前移行；当大腿处于后伸位时，臀大肌会牵拉髂胫束而使其向后移行。因此，无论人体是处于站立还是行走的状态时，阔筋膜张肌以及臀大肌都会收缩，都会使髂胫束保持紧张，从而在任何运动状态下都维持着下肢的稳定性，这是髋三角肌的主要功能。

四、髋部肌肉与运动的关系

髋关节的运动与围绕其周围肌肉的收缩与舒张分不开，正是由于这些肌肉的正常工作，才保证了髋关节的运动能够正常的运行。

根据这些肌肉的功能，将其分为髋关节伸展与屈曲肌群、髋关节内收与外展肌群以及髋关节旋内与旋外肌群三大组。

（一）髋关节伸展与屈曲肌群

1. 髋关节伸展肌群

在日常生活中，有许多运动，如登高上楼、后蹬、踢腿、由坐位到站立以及在跳跃中挺髋等，这些运动无一不是在髋关节伸展肌群的帮助下才得以完成，而髋关节的伸展肌群则主要包括：臀大肌、股二头肌、半膜肌、半腱肌以及大收肌坐骨部等肌肉（图 1-49）。

2. 髋关节屈曲肌群

在日常生活中，髋关节的前屈运动，如仰卧起坐、向前踢腿等，无一不是在髋关节的屈曲肌群的参与下才得以完成。髋关节屈曲肌群包括：髂腰肌、股直肌、缝匠肌、阔筋膜张肌、耻骨肌以及臀中、小肌前部的部分肌纤维。髋关节的屈曲运动主要是依靠髂腰肌、股直肌以及缝匠肌这三块肌肉来完成的。

（二）髋关节内收与外展肌群

1. 髋关节内收肌群

髋关节内收肌群主要包括：大收肌，长、短收肌，耻骨肌以及股薄肌等（图1-50）。髋关节内收肌群的主要功能是使大腿在髋关节处内收。在额状面上，髋关节内收肌群与外展肌群进行对抗，从而起到了平衡的作用。而且，髋关节内收诸肌还具有对骨盆进行稳定的作用。大收肌，耻骨肌以及长、短收肌还具有一部分屈髋的作用，以及使髋关节旋外的作用；而且，股薄肌还可使膝关节屈曲并能使之旋内。当髋关节近端固定时，内收大肌还可使髋关节作内旋运动。

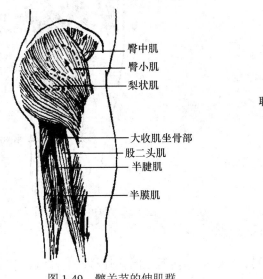

图1-49　髋关节的伸肌群

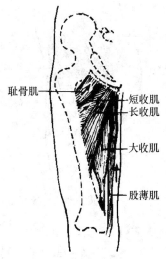

图1-50　髋关节的内收肌群

髋关节内收肌群中除大收肌坐骨部由坐骨神经分支、耻骨肌由股神经支配外，其余诸肌均由闭孔神经进行支配。

2. 髋关节外展肌群

在人体的维持平衡方面，髋关节外展肌群起到了十分重要的作用。当人体以单足着地时，该组肌群在额状面上可保持身体的平衡；当人体在步行时，该肌同样也可保持身体的平衡，同时，还对人体的骨盆起到了稳定的作用；在这些方面，臀中肌与臀小肌所起的作用最为重要。

髋关节外展肌群主要包括：臀大肌的一部分、臀中肌、臀小肌、缝匠肌以及阔筋膜张肌等（图1-51）。

（三）髋关节旋内与旋外肌群

1. 髋关节旋内肌群

髋关节依靠臀中、小肌前部的肌纤维以及阔筋膜张肌的收缩，才得以起到使髋关节旋内的作用。因为上述这部分的肌肉位于髋关节垂直轴的前方，所以这部分肌肉收缩时，可以使大腿旋内，而大收肌以及长收肌亦对之起增强作用。当人体髋关节屈曲时，髋关节的旋内运动受到了坐股韧带以及关节囊本身的限制。当人体髋关节伸直时，髋关节的旋内运动又受到了髂股韧带的限制，故旋内运动较弱，肌力也较弱，仅为外旋肌力的 1/3（图 1-52）。

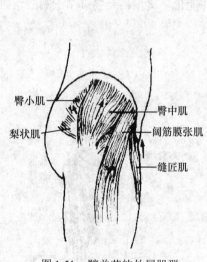

图 1-51　髋关节的外展肌群

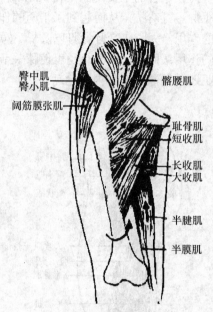

图 1-52　髋关节的旋内肌群

2. 髋关节旋外肌群

髋关节的外旋肌群主要包括：梨状肌、闭孔内肌、闭孔外肌、上孖肌、下孖肌以及股方肌等 6 块旋外肌；除此之外，起外旋作用的肌肉还有：臀大肌后部、内收肌上部以及缝匠肌；当人体屈髋时，髂腰肌亦起着旋外的作用。

所以，旋外肌较旋内肌的数量多、力量强，而且活动范围也大，这主要由人类是以直立行走为主要运动状态所决定的。人体为了使躯干保持稳定，在直立以及行走过程中，常采取"八"字状的步态，以保证髋关节旋外时躯体的稳定性（图 1-53）。

髋关节依靠髋部、臀部以及大腿部的肌肉收缩，可以完成额状面上的屈、伸运动；矢状面上的内收、外展运动以及沿垂直轴上的旋内、旋外运动。

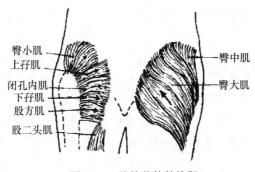

图 1-53　髋关节的外旋肌

第三节　髋部的骨骼

一、髋部骨骼的正常形态

（一）髋骨

髋骨为一个不规则的扁板状骨（图 1-54）。其主要由上方的髂骨、前下方的耻骨以及后下方的坐骨等 3 块不同形态的骨骼组合而成，上述 3 块骨骼于前外下方相汇聚形成髋臼。

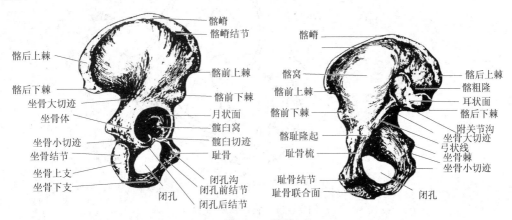

图 1-54　髋骨

两侧髋骨于躯体前下方，借助耻骨联合而相互连接。髋骨位于躯干和下肢之间，担负着类似桥梁的责任，从而能够将躯干的重力传达至下肢。该骨的内侧面与骶骨以及尾骨共同构成骨盆，对盆腔内的脏器起着保护的功能。

在髋臼的前下方，耻骨下支与坐骨下支的缩窄部分相互连接而形成一近似椭圆形的孔，即闭孔，活体上闭孔的大部分则由闭孔膜所覆盖。闭孔切迹上部留有一小缺口，闭孔神经与相关血管即由此穿过。髂骨体与耻骨上支在前面结合处的上面有一明显的突出结构，即为髂耻隆起。相对而言，坐骨与髂骨连接的部分不是十分显著。

现将 3 块骨骼的形态结构的特点分述如下：

1. 髂骨

髂骨为髋骨的后上方部分，一般将其分为体与翼两部分。该骨形态略显不规则，类似一把展开的扇子，该"扇子"的"扇柄"朝下与坐骨及耻骨相互连接，其"扇面"向上。"扇子"的"扇柄"即为髂骨体；而"扇子"的"扇面"即为髂骨翼。

（1）髂骨体　髂骨体较肥厚，参与髋臼的上 2/5 的部分的构成。

（2）髂骨翼　髂骨翼向上展开而扁阔，其上缘增厚而形成呈"S"形的髂嵴。

①髂骨翼的两面

a. 髂骨翼的外侧面：髂骨翼的外侧面分为前后两部（图 1-55）。

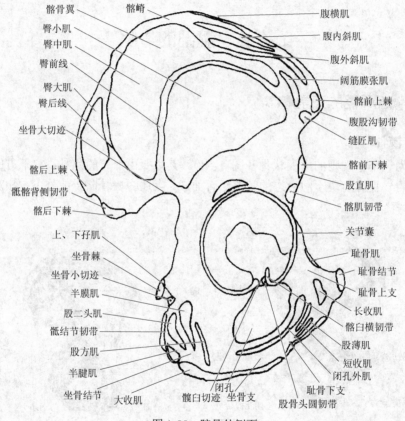

图 1-55　髋骨外侧面

髂骨翼外侧面的前部向外突出，此面有 3 个条状隆起，分别为臀前线、臀后线及臀下线。这 3 条臀线将髂骨外区的臀面分为 4 个区域：位于臀后线之后的狭窄区域，为臀大肌肌腱与骶结节韧带的起点；位于臀前线与臀后线之间的区域，为臀中肌肌腱的起点；位于臀前线之下与髋臼之间的区域，为臀小肌肌腱的起点；位于臀小肌附着处与髋臼缘之间的狭长区域，为股直肌反折头肌腱以及髂股韧带的起点。髂骨翼外侧面的后部向内凹陷，参与骶髂关节的构成。在一部分骨标本上，其后外侧可出现圆锥形的骨性突起，称为髂骨角，通常两侧髂骨呈对称性出现，亦可单独出现。

b. 髂骨翼的内侧面：髂骨翼的内侧面同其外侧面一样，也被分为前后两部。

髂骨翼内侧面的前部，即髂窝，光滑而凹陷，构成大骨盆的后外侧壁。该部的上界为髂嵴内侧唇，下界为弓状线，后界为耳状面与髂粗隆前缘，此处有髂肌附着。

髂骨翼内侧面的后部，即粗糙不平的耳状关节面，其恰与骶骨的耳状关节面构成骶髂关节。髂骨耳状面的周围有关节囊与骶髂前韧带附着，位于其后上方的粗糙面为髂粗隆，为竖脊肌与多裂肌肌腱以及骶髂骨间韧带与骶髂背侧短韧带的附着处。髂骨内侧面的下方有弓状线，该线可作为髂骨翼与髂骨体的分界线。

②髂骨翼的髂嵴

a. 髂嵴的内外缘比较锐利，又分为内、外唇。内唇的前部为腹横肌及腰方肌的肌腱附着处。外唇为背阔肌、阔筋膜张肌、腹外斜肌以及臀中肌肌腱的附着处。内、外唇间的中间线为腹内斜肌腱的附着处。在上述肌肉附着处，存在着许多滋养孔，营养上述肌肉的血管由滋养孔进入骨内，参与对骨组织的血供。

b. 髂嵴的前后两端均有一个比较明显的隆起部分，一般易于皮下触及。

髂嵴前端隆起的部分，称为髂前上棘。此棘隆起非常显著，为缝匠肌与阔筋膜张肌一部分肌腱的起点，亦为腹股沟韧带的止点。在此棘下约 5cm 处，有股外侧皮神经的后支越过。

髂前上棘下方，适对髂骨前缘的中点处存在另一个隆起，即髂前下棘，为股直肌直头肌腱的起点。髂嵴的最高点处，其外唇向外隆起形成髂结节，该结节在髂前上棘的后上方 5~7cm 处。股骨大转子在髂结节的下方约 10cm 处。

髂嵴后端隆起的部分，为髂后上棘。此棘位于臀后部的一个小凹陷内，髂后下棘位于此棘的下方。此棘相当于骶髂关节的最后部分。在髂后下棘的上面，距离后正中线不到一手掌宽的地方，有一恒定的微小凹陷性结构，该结构对应骶髂关节的中点，相当于第二骶椎以及脊髓蛛网膜下腔隙底部的平面。髂后上棘亦为部分骶结节韧带的起点。

髂骨的后缘在髂后下棘以下移行为坐骨大切迹，参与坐骨大孔的构成。

2. 坐骨

坐骨为髋骨的后下方的部分，类似舀勺的形状，分为坐骨体与坐骨支两部分（图 1-56）。

（1）坐骨体　位于坐骨的上部，主要参与髋臼后下部约 2/5 部分的构成，为坐位时支持人体上半身体重的主要部分。其近似三棱柱状，分为内、外两面以及前、后二缘。

①坐骨体的内、外两面：坐骨体的外侧面为闭孔外肌的附着处；其内侧面壁光滑，参与了一部分小骨盆侧壁的构成，为闭孔内肌的附着处。坐骨体的后面为髋关节囊的附着处，其下方为闭孔切迹。

②坐骨体的前、后二缘：前缘较锐利，形成闭孔的后界；后缘则较肥厚，并向上方移行为髂骨的后缘，参与坐骨大切迹下部的构成。坐骨大切迹下有一个向后内方突出的三角形突起结构，称为坐骨棘，为肛提肌、尾骨肌、上孖肌肌腱及骶棘韧带的附着点，并作为坐骨大孔与坐骨小孔的分界点。该棘的下方形成坐骨小切迹，并向下移行为坐骨结节。

③坐骨结节：为坐骨体与坐骨支会合处的肥厚而粗糙的隆起，其外观呈卵圆形，横截面呈三角形。横嵴又将该结节分为上、下二部，上部为半膜肌的附着点；下部为半腱肌、股二头肌长头以及大收肌坐骨部的附着点。坐骨结节的下端与股骨小转子处于同一平面，该平面同时又是股方肌与内收大肌在坐骨上的分界线。此外，该结节的外侧缘为股方肌肌腱的起点；内侧缘的下部则为骶结节韧带的附着点；上缘为下孖肌肌腱的起点。

当人体处于坐位时，坐骨结节为支撑人体上半身体重的重要结构。

（2）坐骨支

①坐骨上支：呈三棱柱形，向下后方移行并终于坐骨结节处，坐骨上支的前缘形成闭孔的后界，而其后缘与坐骨棘下之间的部分形成坐骨小切迹。

②坐骨下支：起于坐骨上支的下端，向前上内方移行而弯曲并连接于耻骨的下支。

3. 耻骨

耻骨为髋骨的前下方部分，分为耻骨体与耻骨支两部分（图 1-56）。当人体处于坐位或站立时，耻骨有固定与支撑的作用。

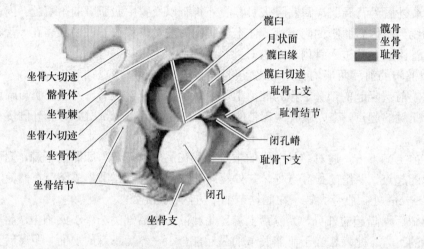

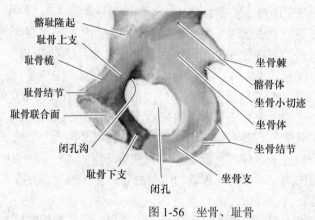

图 1-56　坐骨、耻骨

（1）耻骨体　参与髋臼的前下 1/5 部分的构成。其与髂骨连接处所形成的粗糙隆起，称为髂耻隆起。

（2）耻骨支　髂耻隆起向前内方伸出移行为耻骨上支，其内侧端则急转向下方移行为耻骨下支。

①耻骨上支：自耻骨体移向前内下方，其内侧端则以锐角的形式进行转折，并移行为耻骨下支。依据耻骨上支的形态，可将其分为三缘与三面。

a. 三缘：上缘形态比较锐薄，为耻骨梳，并向前方移行为耻骨结节。耻骨梳为腹股沟镰、反转韧带以及腔隙韧带的附着处，耻骨梳向后方移行于弓状线处，并向前方移行而止于耻骨结节处。该结节为腹股沟韧带内侧端的起点，该缘的内侧为腹直肌以及锥状肌肌腱的附着处。前缘为闭孔嵴，其前方止于耻骨结节处，后方止于髋臼切迹处，此处为耻股韧带的附着处。下缘主要参与闭孔的构成。

　　b. 三面：前面呈三角形，为长收肌及闭孔外肌肌腱的附着处；后面表面光滑，主要参与小骨盆前壁的构成，并为肛提肌等肌肉的附着处；下面其结构不完整，其上有由后外向前内方通行的闭孔沟，沟的两侧即为闭孔前结节与闭孔后结节。闭孔血管及相关的神经在此沟内通行。

　　②耻骨下支：其形态略显扁薄，可分为前、后两面与内、外二缘。其前面为长收肌、短收肌、股薄肌以及闭孔外肌肌腱的附着处；其后面为闭孔内肌肌腱的附着点；内侧缘与对侧相合而构成耻骨弓，外侧缘则参与闭孔的构成。

　　在耻骨上、下支移行处的内侧面，有一长圆形的关节面，即为耻骨联合面，其与对侧耻骨的相同结构共同构成耻骨联合。

　　耻骨体和耻骨支为 5 块股内收肌肌腱的起始处，这 5 块肌肉的肌纤维向下放射，并最终止于股骨嵴等处。

4. 髋臼

　　髋臼位于髋骨外侧面的中部，并居于髂前上棘与坐骨结节连线之间的区域内（图 1-57）。髋臼为一半球形的深窝状结构，呈倒置的杯形，占球面的 170°～175°，直径平均为 3.5cm。由髋臼的周缘与其开口所形成的平面和躯干的矢状面形成了一个开口向后的 40° 夹角；此平面又与躯干的水平面形成一个开口向外的 60° 夹角。因此，髋臼的开口是向前、向外以及向下倾斜的。

　　髋臼边缘呈堤状，其前部下方及后部均有隆起，且非常坚实。其下部有一深且宽的缺口，称髋臼切迹。该切迹向上移行并与髋臼窝底部一粗糙部分相连，该粗糙面即为股骨头圆韧带的附着处。在髋臼切迹的缺损部，有一髋臼横韧带横过，该韧带恰好将髋臼的边缘围成一个完整的圆杯。同时，其周边还附着一圈由软骨构成的盂缘。

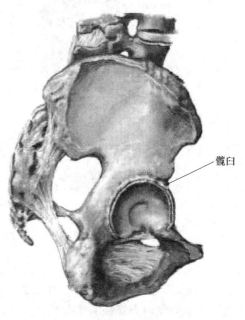

髋臼

图 1-57　髋臼

上述结构加深了髋臼的深度，而使得髋臼面积超过了股骨头球面面积的一半，从而使股骨头被深深地包裹在髋臼之中。

　　髋臼顶部肥厚而坚实。人体负重时的受力线，由骶髂关节向下传递至坐骨大切迹之前，再传至髋臼的顶部，髋臼顶部为一个强劲的负重点。当人体直立或行走时，髋臼顶部又将体重向股骨头传递。髋臼后下部至坐骨结节的部分为人体的另一负重点，其主要负责坐位时的体重传递。

　　髋关节面呈蹄铁形，其形状类似月牙形，故又称为月状面。该关节面位于髋臼的周围，为透明软骨所覆盖，因承受巨大的应力，其上部与后部肥厚而宽大，其前后部略窄。

髋臼底部的凹陷略显粗糙，移行至髋臼切迹处，称为髋臼窝，其上无关节软骨覆盖，主要由股骨头韧带所占据。因该部不与股骨头相接触，故又称为非关节部分。髋臼窝位于"Y"形软骨的下方，正对股骨头的中心。直立时，股骨头的上部关节面突出于髋臼边缘之外。髋臼窝底部的壁非常薄弱，在标本上其骨板几乎透亮。

在髋关节生长发育中，当髋关节髋臼软化时，作用于髋臼的压力，尤其是来自股骨头的压力超过了髋臼的承受能力时，股骨头深入髋臼，髋臼呈弧形突入骨盆腔，形成Otto 骨盆，为一种先天性发育异常性疾病。

5. 闭孔

闭孔为坐骨与耻骨共同围成的大孔，多数呈三角形，少数为卵圆形（图 1-58）。闭孔的上界为耻骨上支的下缘；其下界为坐骨下支的上缘；外界为坐骨上支与坐骨体的前缘以及髋臼切迹的边缘；其内界为耻骨下支的外侧缘。闭孔边缘比较锐利，在活体上有闭孔膜附着其上将其封闭。

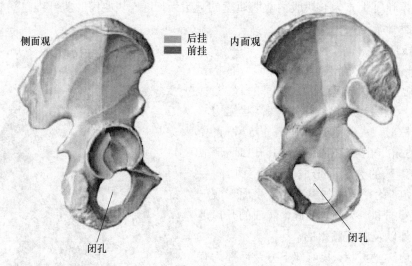

图 1-58　闭孔

闭孔由骨盆前壁斜向前、下、内方延伸，形成了一纤维性的管道，其最终止于耻骨肌的深面，该管即为闭孔管，其长 2～3cm。该管的上界即为耻骨上支下缘的闭孔沟；其下界即为硬而无弹性的闭孔膜。其中，闭孔动、静脉及闭孔神经均在此管内穿行。

当闭孔神经通过闭孔管之后，又分为前、后两支，主要负责对股内侧肌群的支配；其另有关节支，主要负责髋关节、膝关节的支配；并有感觉支，以负责对大腿与小腿内侧及膝关节内侧的感觉的支配。

（二）股骨上端

1. 股骨头

股骨头除顶部有特殊结构而使之略扁平外，其整体上还呈现为一球形。该球体的直径为 4～5cm，体积约占一相同大小球体体积的 2/3。股骨头的几何学中心为髋关节的垂直轴、水平轴以及前后轴所贯穿。位于股骨头顶部稍后方有一小的凹陷性结构，即为股骨头凹。此凹为股骨头韧带的附着处，于其内有少量的细小血管穿行，股骨头可由此获取少量的血供。股骨头的上半部除股骨头凹外，其余大部分完全为关节软骨所覆盖。所覆盖的关节软骨的厚度并非全部一致，因为股骨头的中央部几乎承载了上半身的最大负荷，故该处的软骨较其他地方肥厚；而股骨头周边所承担的重力较小，故此处的软骨较薄。

相对而言，股骨头的关节面要比髋臼的大一些，因而其可以增加髋关节的活动范围。并且，覆盖髋臼的软骨也相对较少，多呈倒置的马蹄形，两臂间为髋臼窝。其内又包含有脂肪垫并覆以滑膜，因此在任何位置上，股骨头上总有一部分表面与髋臼窝内的软组织相接触，而并不与髋臼窝上的关节软骨相接触。因此，当髋关节传递关节应力时，股骨头的下内面因不与关节软骨相接触而不参与关节应力的传递。

股骨头一直为髋臼所包罩，主要在股骨头的赤道线以外，但位于股骨头前部、上部以及后部边缘上的一小部分关节软骨则显露于髋臼唇的外方。这种情况主要是由髋臼轴指向前外下方，而股骨颈轴却指向前内上方而造成。只有在髋关节屈曲90°或外展或外旋时，位于股骨头周围的软骨才会完全与髋臼上的软骨相接触。髋臼与股骨头两关节面能否精确地对合，对于关节黏附的牢固性起着至关重要的作用。

2. 股骨颈

股骨颈为股骨头下方一处较细的部分，该结构位于股骨头的外下方。其略向前方凸出，而中部较细。股骨颈的上下两缘呈圆形，其上缘几乎呈水平，微向上突出，并向外移行为大转子；其前上缘在靠近股骨头处有时会形成股骨颈窝，其下缘则向后下外方移行，并与股骨干相续于股骨小转子附近（图1-59）。

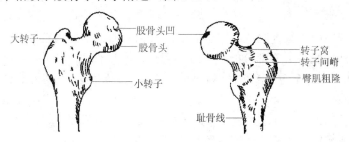

图 1-59 股骨上段

在股骨颈的下方有两个明显隆起，即位于外侧的股骨大转子以及位于内侧的股骨小转子，上述两个隆起的结构为许多肌肉附着处（图1-60）。

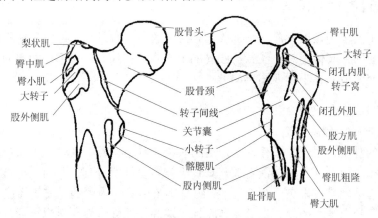

图 1-60 股骨上端肌肉附着点

3. 股骨转子

（1）大转子　为一长方形的隆起，位于股骨颈、体相连接处的后上部，大转子的位置比较表浅，易于皮下触得，故为临床上常用的骨性标志。

大转子的上缘游离、肥厚，该缘的后面为梨状肌的附着处；该缘与髋关节的中心几乎处于同一水平面；上缘的后部向内上方突出，明显地高耸于股骨颈的后方。大转子内侧面的前方为闭孔内肌以及上、下孖肌肌腱的抵止处。大转子的下缘呈嵴状隆起，即股外侧肌嵴，为股外侧肌肌腱的附着处。

大转子的上部存在一粗糙的深窝状结构，即转子窝，为闭孔外肌肌腱的附着处，其内下部主要以松质骨的结构与股骨颈及股骨干相连；其外侧面比较粗糙，该处有一自后上向前下方移行的嵴状隆起，为臀中肌以及臀小肌肌腱的附着处。

（2）小转子　为一呈圆锥状突起的结构，其位于大转子的平面以下股骨干后上方的内侧，由股骨颈后下缘与股骨体的连接处向内后上方突出。小转子尖及其前面比较粗糙，为腰大肌的附着处；小转子的后面比较平滑，为大收肌所覆盖，有时会有一滑液囊附着于其上；小转子的底面与其宽阔的内侧面以及前面为髂肌附着处。

在大转子后下方，相当于小转子的平面，有时会见一骨性的突起，即第三转子。为人体的正常变异。

4. 转子间线

在股骨颈的前面，位于股骨颈、体间的相连接处有一略隆起的粗线状结构，即转子间线。转子间线比较平滑，起自股骨大转子前缘的上内部并向下内方移行至股骨小转子的下缘，向下方移行为耻骨肌线。转子间线处有相应的关节囊前壁附着于其上；转子间线的上端为股外侧肌最上方部分的肌纤维的起点，而转子间线的下端为股内侧肌最上方部分的肌纤维的起点；转子间线的外侧部与内侧部则分别为髂股韧带上、下束的抵止处。

5. 转子间嵴

在股骨颈的后面，位于股骨颈、体间的连接处有一圆形的嵴状结构，即转子间嵴，该嵴较转子间线粗糙。转子间嵴起自股骨大转子的后上角，并向下内方移行而最终抵止于股骨小转子。位于转子间嵴的中部处有一结节，为股方肌肌腱的抵止处；该结节的上部、下部以及股方肌本身，皆由臀大肌所覆盖。

二、髋部的骨骼构造

身体躯干的重力是由骶髂关节向髋臼，再由髋臼向股骨头，再由股骨头向股骨颈这样一个顺序而向下肢传递的。髋骨与股骨的上端内的松质骨，随着负重与行走的增多，而逐渐出现交叉型的骨小梁（图 1-61）。

（一）股骨近端

1. 股骨近端的骨骼构造

股骨头的骨小梁系统，仅有直立行走的人类才具有。成年人股骨头以及股骨颈处的骨小梁的排列主要与其负重功能有关，其骨小梁多呈柱状排列，并向上部进行分散。在股骨上端骺处的软骨板未完全愈合前，此组骨小梁由股骨内侧的骨皮质经股骨颈的下部向上移行至股骨上端骺的软骨板处。当股骨上端骺处的软骨板完全愈合后，骨小梁则向上方一直移行，并抵止于股骨头的关节面。此组骨小梁主要接受由躯干向下肢，或由下肢向躯干传递的压应力。并且，此组骨小梁可跨越髋关节，向上经过髂骨，并一直移行而抵止于骶髂关节（图 1-62）。

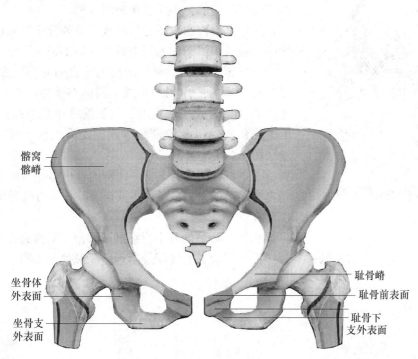

图 1-61　髋部的骨骼构造

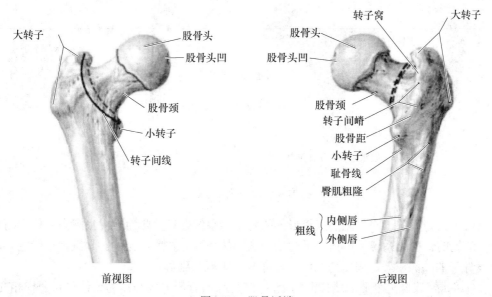

前视图　　　　　　　　　　　　　　后视图

图 1-62　股骨近端

有学者发现，在新生儿出生至发育 10 个月后这一过程中，股骨内存在着良好的骨板，但横行骨板不是很明显。之后随着行走以及负重的增加，松质骨内会出现交叉的骨

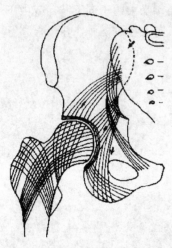

图 1-63　髋骨和股骨上端的构造

小梁，从而适应这种股骨头、颈处所承载的压应力与张应力的增加。由于直立行走和运动、负重活动的需要，重力由斜行转向纵行能引起发育上的改变：股骨颈轻度向前微凸，股骨近端的骨小梁呈螺旋形排列。

股骨上端内的松质骨板形成了两种骨小梁系统，一种为压力系统，另一种为张力系统（图1-63）。

（1）压力系统　即内侧较为垂直的骨小梁系统，主要为适应压力的作用而形成，其形态是由作用于此处的压力的排列方式所决定的。此组的骨小梁系统起自股骨干的内侧皮质以及股骨颈下方的皮质，并分为主群与副群（图1-64）。

①主群：又称为上群。此群的骨小梁坚固而厚实，呈垂直方向而向上方放散，并抵止于股骨颈与股骨头上面的皮质上。

②副群：又称为下群。与主群相比，此群的骨小梁纤细而稀薄，其排列亦较疏松，呈弓形样而向外上方扩散，并最终抵止于股骨大转子及附近股骨颈处的皮质上。

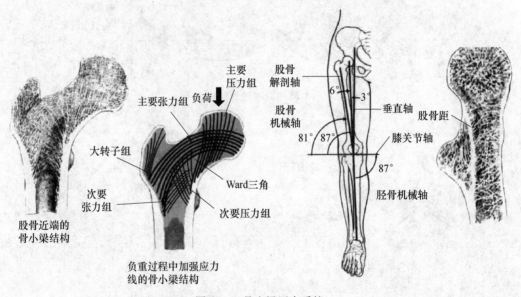

图 1-64　骨小梁压力系统

（2）张力系统　即外侧的呈弓形样的骨小梁系统，其主要为适应张应力的作用而形成，此处的骨小梁系统是由作用于此处的张力的排列方式所决定的。此组骨小梁主要起自股骨干的外侧皮质，同压力系统一样亦分为主群与副群。

①主群：该群呈弓形曲线样而向上内方弯行，其行经方向与压力系统呈直角样相交，并抵止于股骨头下面以及股骨颈下面的皮质上。

②副群：其主要位于大转子内，并平行于大转子的表面。

在 X 线正位片上，当髋关节外翻时，骨小梁的压力系统变得紧密，而骨小梁张力系统则变得疏松，甚至消失；但当髋关节内翻时，骨小梁压力系统处的骨小梁减少，而骨小梁张力系统处的骨小梁则增加。不过，上述改变可能受到 X 线摄片的位置以及条件的影响，因此，其并不真正表示骨小梁板层实际的减少数量，而部分变化可能为股骨颈的内、外翻后所引起的骨小梁改变而产生的错觉。

压力与张力两个系统内的骨小梁形成了两组交叉结构：①一组交叉位于股骨头、颈部。主要是由压力系统上群的骨小梁与张力系统的弓状束相交叉而形成的。此处的骨板致密而坚固，并且其骨小梁系统还得到了来自股骨颈下方较厚的皮质以及股骨距对其的支持。②另一组交叉位于股骨大转子与转子间线所在的平面。主要是由压力系统下群的骨小梁与张力系统的弓状束相交叉形成。该处的骨板亦较致密而坚固，其内侧柱的重力负荷系统会在老年时因骨质疏松而变得薄弱、稀疏。上述两组交叉，在位于股骨颈前后壁间的区域内，即股骨大、小转子与转子间嵴之间的狭小区域内，骨小梁角缺乏，这个骨小梁角薄弱的区域被称为 Ward 三角，或称为股内三角（图 1-65）。

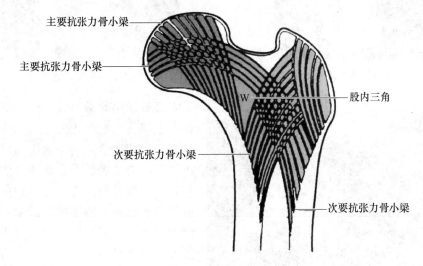

图 1-65　股内三角

根据股骨上端内的骨小梁的走行方式亦可将其分为 3 组：①股骨头处的骨小梁是向关节面方向放射的；②股骨颈处的骨小梁则起自骨周围的皮质，并在颈内形成一系列的弓状结构，与分布于股骨头处的骨小梁融合并对其起到了支持的作用；③股骨大转子处的骨小梁，其走行略之。在这三组骨小梁中，前两组是股骨所特有的，其还与股骨颈的形状以及某些肌肉的附着处有关。

股骨上端的冠状面上可见压力骨小梁曲线，向上经由股骨颈处而移行至股骨头关节面的边缘，而呈现扇形；股骨头处的骨小梁是与髋骨处的骨小梁的压力线的排列方式相一致的；股骨小转子以上区域处的骨髓腔内骨小梁较少且弱，但此区域处的股骨干有厚且坚强的骨皮质，所以虽然此处的骨皮质较薄，但该处的骨小梁却形成了坚强的内负重系统。

2. 股骨近端的骨性结构

（1）股骨距　股骨距系指位于股骨颈、干结合处内侧的内后方以及股骨小转子深面处的，由多层致密的骨质所构成的纵行骨板。股骨距是股骨近端内侧负重系统的重要的组成部分，是股骨颈的基石（图 1-66～图 1-68）。

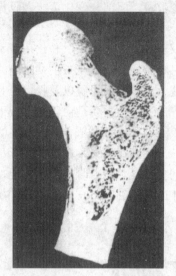

图 1-66　股骨距模式图

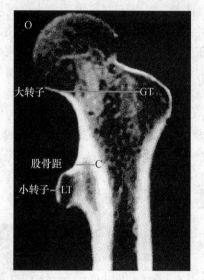

图 1-67　股骨距冠状面

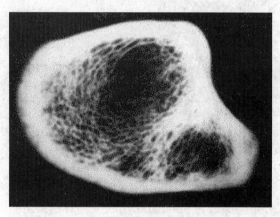

图 1-68　股骨距横切面

股骨距沿股骨小转子前外侧呈垂直样向上移行。股骨距的上极与股骨颈后方骨皮质相融合；其下极则与位于股骨小转子下方处的股骨干后内方的骨皮质相融合。股骨距的走行方向的前缘与耻股韧带于股骨小转子前方的附着处的骨嵴相一致，而其后缘则与臀肌粗隆的走行方向相一致。

股骨距板状面的轴线与股骨内、外髁所在的平面的轴线的投影所形成的交角，称为距髁角，该角的大小与股骨颈前倾角的大小呈明显的正比关系。距髁角的平均值的范围为 16.7°±41.5°。

位于股骨上端后侧骨皮质处的股骨距则突向股骨干骺端处的骨板，为一处具有连续性螺旋状的板层状结构，其厚度几乎与骨皮质相等。当股骨旋外 30°以上时，于髋关节的正位 X 线片上可见到股骨距的板层结构。

股骨的负重呈偏心性受载，且应力分布并不均匀，在应力较大的地方，必然需要加固骨组织与之对抗。股骨距为股骨近端的偏心性受载着力点，作用非常重要。股骨距增强了股骨颈、干连接处对应力的承受能力，因此股骨距承受着人体于直立位负重时所产生的巨大的压应力，同时也与扭矩以及弯矩所产生的作用力相抵抗。上述这种于局部所增强的结构，大大地减轻了股骨上端骨的重量，符合以最少骨组织承受最大应力的构造原则。

在横断面上，股骨距受力方向与髋旋外肌的作用方向是基本一致的；在冠状面上，股骨距受力方向与臀大肌及髂腰肌的合力方向也是大致相同，从而对这些肌肉收缩时在髋关节处所产生的压应力起到了抵抗的作用。因此，大部分学者认为，股骨距与压力以及张力骨小梁系统构成了一个完整而合理的符合髋关节生物力学要求，并能适应髋关节生理功能需要的内负重系统，对抵抗最大张力以及最大压力处的结构的连接以及支撑起到了加强的作用。

（2）骨骺下区　骨骺下区系指股骨上端的内负重系统的内、外骨小梁板层系统相交处的结构。上述两个结构彼此相会合，呈弓状样排列。整个骨干内侧处的环行板层结构亦以类似的形式进行终结，凭借骨小梁的联系，与对侧骨皮质处的骨板所形成的弓状样板层相会合（图 1-69）。

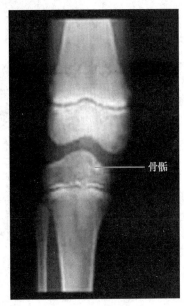

骨骺

图 1-69　骨骺

（3）骺瘢　骺瘢系指骨骺软骨板在骨化愈合后所遗留下来的结构。该结构在成人比较明显，但并不终生存在，随着年龄的增加而逐渐不明显；当人体步入老年时，该结构少见。在 X 线片上，有时会将由外侧的骨骺动脉在穿过骨骺旁板层时所形成的骨隧道误认为骨骺。

（二）髋骨的骨骼构造（图 1-70）

由骨盆构成了一个闭锁的环状结构，躯干的重力通过骶髂关节传递至髋臼，再传递至坐骨结节。根据这种传递方式，髋骨也相应地形成了两个主要的骨小梁系统，即由骶髂关节与髋臼共同构成的系统以及由骶髂关节与坐骨共同构成的系统。

（1）由骶髂关节与髋臼共同构成的系统有两组骨小梁，其中一组骨小梁起始于骶髂关节面的上部，其向下方聚集于坐骨大切迹的后缘处，而后反折转向外方，并呈扇形样向髋臼的下部放散；在此处，股骨颈的张力系统与之相延续。另一组骨小梁起始于骶髂关节面的下部，在位于臀下线半面会聚处，形成髂骨弓状线这一骨性隆起，并由此反折而向外方移行，呈放散状移行至髋臼的上部；在此处，股骨颈的压力系统与之相延续。

（2）由骶髂关节与坐骨共同构成的骨小梁亦起始于骶髂关节面，而向下移行至坐骨处；并且，其与起自髋臼缘的骨小梁相交叉，此组小梁主要负责承担人体在坐位时的上半身躯干的重量。

此外，起始于坐骨大切迹与髂骨弓状线处的骨小梁，可前行而进入耻骨上支，从而参与了骨盆环的构成。

覆盖于股骨头表面的关节软骨根据受力的不同而被分为 3 个部分：覆盖于压力负重区的骨小梁处的关节软骨，称为压力负重区，其主要与髋臼处的关节软骨面相关节；覆盖于压力负重区外侧边缘部的骨小梁处的关节软骨面，称为周围非压力负重区；覆盖于压力负重区内侧部的骨小梁处的关节软骨，称为内侧非压力负重区，压力决定了骨松质的结构。而压力的作用又包括了负重力的大小、方向以及作用时间的长久等要素。

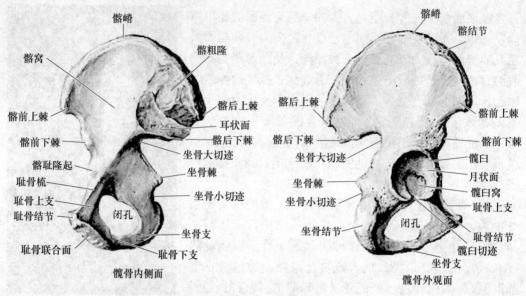

图 1-70　髋骨

（三）髋部肌肉对股骨上端形态的影响

髋关节周围肌肉的肌力的协同作用，可使股骨头被牢牢地固定于髋臼之内，而这种作用力必然会被股骨头、颈部相等的相反的作用力所对抗。当肌力失去平衡时，二者间的作用也会不相同。所以髋关节周围一些肌肉对股骨上端的形态的影响非常大。

股骨上端正常的形态的维持是与髋外展肌、腰大肌以及内收肌这三块肌肉肌力的共同作用所维持的平衡密切相关。如婴儿痉挛性瘫痪可使髋外翻加重，引起脱位；若外展肌麻痹，则可致髋关节内收畸形；如腰大肌丧失对抗功能，髋关节呈外展性脱位；内收肌的持续性单独作用，可引起髋关节内翻、股骨颈扭曲及股骨干弓形曲度加大。

第四节　髋关节的稳定装置

一、髋关节的韧带装置

1. 髂股韧带

髂股韧带位于髋关节囊之前，并紧贴于股直肌深面，呈一倒置的"Y"形。该韧带与髋关节囊的前壁紧密地相接触，其长度较长而较坚韧（图 1-71）。该韧带为全身最大的韧带。

髂股韧带起自髂前下棘及其后方 2cm 处的髋臼缘，该韧带的纤维方向是朝向外下方移行的，并呈扇形。在向下方移行时分为二歧：外歧则抵止于转子间线的上段；内歧抵止于转子间线的下段（图 1-25）。髂股韧带的外歧可以限制大腿的外展与外旋；内歧可以限制大腿的外展。髂股韧带的内侧部与外侧部均较肥厚而甚为坚强，有时即使是髂前下棘发生撕脱性骨折时，该韧带都可能不被撕裂。但位于该韧带的二歧之间的部分却甚为薄弱，有时该处会形成一个孔样结构。

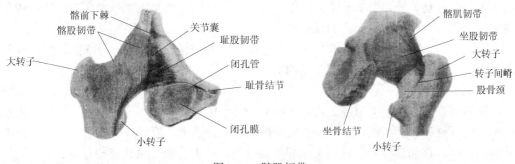

图 1-71　髂股韧带

当人体处于直立位时，躯干的重心移向髋关节后方，此时，髂股韧带对髋关节的后伸有限制作用。当人体站起时，髂股韧带能保证人体躯干于髋关节上保持一定的稳定性；当体重落于股骨头上时，髂股韧带能与臀大肌协同作用，而使得髋关节伸直，并以此将躯干拉直，从而使得躯干保持直立的姿势。除屈曲之外，在髋关节的所有运动中，髂股韧带均能保持一定的紧张度；特别是在髋关节伸直与外展、外旋时，该韧带显得尤其紧张。

2. 耻骨囊韧带

耻骨囊韧带位于髋关节囊的前下方，呈三角形。

耻骨囊韧带起自耻骨上支、耻骨体、髂耻隆起、闭孔嵴以及闭孔膜上，而斜向下外方移行，并通过股骨头的前方而向外下方至股骨颈处，其行于髋关节囊的内侧部而与髋关节囊以及髂股韧带内歧的深面相合并，该韧带最终抵止于转子间线的下部。

该韧带与上述由髂股韧带分出的二歧形成一"N"字形的结构，该结构能够限制髋关节的外展运动。

3. 轮匝带

该韧带为髋关节囊位于股骨颈处深层纤维的呈环形增厚的部分。

该韧带环绕股骨颈的中部，能够约束股骨头，并防止其向外方脱出。该韧带的纤维在股骨颈后部较表浅，但尚具有一定的扶持力。

4. 坐骨囊韧带

坐骨囊韧带包括三角形的纤维囊，其位于髋关节囊后面，略呈螺旋样而较薄弱。

坐骨囊韧带起自髋臼的后下部，其纤维向外上方经股骨颈的后面移行于髋关节囊的轮匝带，最终抵止于大转子的根部。该韧带的纤维与髋关节深层处的关节囊的环状纤维相合并，其上部的纤维则呈水平样跨越髋关节而与髂股韧带相合。该韧带能够防止髋关节的过度内旋与内收。

5. 股骨头韧带

为髋关节囊内的纤维带。该韧带呈三角形而略显扁平，起于髋臼横韧带与髋臼切迹处，最终抵止于股骨头凹处，在移行过程中一直为滑膜所包裹。

股骨头韧带虽位于髋关节囊内，但并不被包裹在滑膜之内，主要为一个滑膜管所包绕，并向下移行，在髋臼切迹处才开放。其主要与覆盖于髋臼横韧带的滑膜以及覆盖于髋臼窝内的脂肪的滑膜相延续。位于髋关节下方的脂肪垫在髋关节屈曲时，可被吸入髋臼窝内；当在髋关节处于半屈曲位或作内收、外旋运动时股骨头韧带会变得紧张，从而能够对股骨头稳定性具有一定的保持作用。

一般认为，股骨头韧带为人类在退化时所残留的结构。也有一部分学者认为，该韧带是由髋关节囊或耻骨肌的一部分结构衍化而来。

6. 髋臼横韧带

髋臼横韧带位于髋关节腔之内，实际上是属于髋臼缘的一部分。该韧带系由强有力的扁平的纤维韧带所组成，并呈桥状横跨髋臼切迹的两侧，而形成一孔道，其内有血管及神经通过，该韧带与关节囊以及股骨头韧带的基底部的两个束状带相互融合。

从髋骨关节周围韧带的分布情况来看，髋关节囊的内下方与后下方的区域比较薄弱，尤其当髋关节处于内收、屈曲或轻度内旋位时，最为松弛。

二、髋关节囊

髋关节囊的附着处有远近的不同：髋关节囊的远侧，其前面止于小转子间线处，后面止于转子间嵴的内侧约 1.25cm 的地方，此处相当于股骨颈的中、外 1/3 交界处；而髋关节囊近侧则附着于髋臼盂缘、髋臼边缘以及髋臼横韧带等处。股骨颈前面全部被包裹在髋关节囊内；股骨颈后面有 1/3 的部分没有被包裹在髋关节囊内；股骨头、颈之间的横行骨骺板亦被包裹在髋关节囊内（图 1-72）。

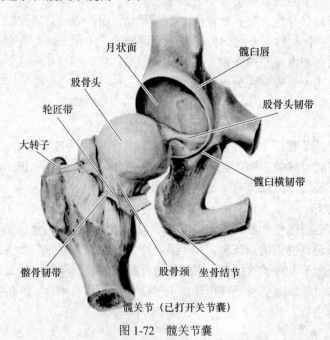

髋关节（已打开关节囊）

图 1-72 髋关节囊

髋关节囊纤维主要由深层的横行以及浅层的纵行两种纤维所构成，其中横行纤维主要参与轮匝带的构成，并环绕于股骨颈处。由于人类最终进化为直立行走的状态，所以部分髋关节囊的纤维也逐渐进化而呈现出螺旋形以及斜行以加强对髋关节囊的固定，从而适应这种进化的需要。

在髋关节囊的前后均有相关韧带对其加强。位于髋关节囊前侧的髂股韧带最为强劲，即使在其两歧间的薄弱处，也有髂腰肌腱对其覆盖以补充。在该肌肌腱浅面内侧有股动脉经过，而股静脉位于股动脉的内侧，并附于耻骨肌上；在髂腰肌腱的外侧则有股神经经过，并沿髂肌的前面向下移行，被髂筋膜所覆盖，其与髂肌同样位于肌间隙之中。上述三者均与髋关节囊相贴连。

髋关节囊后部纤维的走行方向朝向外，并由股骨颈的后面横过，而闭孔外肌的肌腱则由股骨颈的下方越过。髋关节囊所有部分的厚度并非一致，譬如，在髂股韧带的后面，髋关节囊显得特别坚厚，而在髂腰肌腱下方则显得较薄弱，甚至存在部分缺如的现象，但有髂腰肌的肌腱对其加强。

三、髋关节周围的肌肉（图1-73，图1-74）

髋关节周围的肌肉是维持髋关节稳定性的另一个重要因素。

直接覆盖于髋关节囊与相关关节韧带上的肌肉分为以下几部分：覆盖于髋关节囊前面的肌肉由内向外依次为耻骨肌、腰大肌、髂肌以及股直肌，而股直肌的直头与反折头肌腱则覆盖于髂股韧带上，阔筋膜张肌则位于股直肌的外面；覆盖于髋关节囊后面的为许

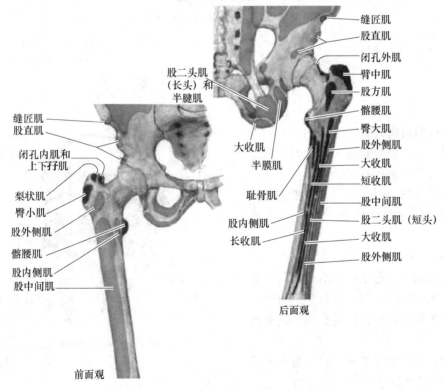

图 1-73 髋关节周围肌肉

多小的外旋肌，如上孖肌、下孖肌、梨状肌、股方肌以及闭孔内肌等；覆盖于髋关节囊上面的肌肉为臀小肌；覆盖于髋关节囊下面的肌肉为髂腰肌及其肌腱以及闭孔外肌。

在髋关节外侧，阔筋膜张肌以及臀中、小肌均为有力的外展肌，同时还参与髋关节

的外旋运动。

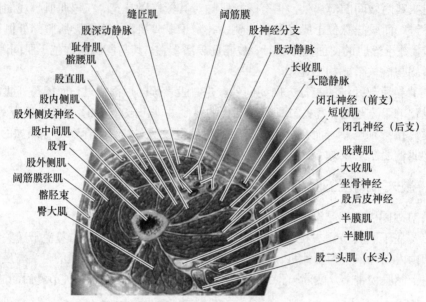

缝匠肌
股深动静脉
耻骨肌
髂腰肌
股直肌
股内侧肌
股外侧皮神经
股中间肌
股骨
股外侧肌
阔筋膜张肌
髂胫束
臀大肌

阔筋膜
股神经分支
股动静脉
长收肌
大隐静脉
闭孔神经（前支）
短收肌
闭孔神经（后支）
股薄肌
大收肌
坐骨神经
股后皮神经
半膜肌
半腱肌
股二头肌（长头）

图 1-74　髋关节周围肌肉横断面

第五节　臀区滑膜囊

臀区滑膜囊共 12 个（图 1-75）：

（1）臀大肌坐骨囊　位于臀大肌下面与坐骨结节之间的区域内。

（2）臀肌间囊　为臀大肌抵止于股骨臀肌粗隆深面时所形成的 2～3 个滑液囊。

（3）臀中肌转子囊　通常有 2 个：位于前方的一个居于臀中肌止腱与股骨大转子之间的区域内，而位于后方的一个则居于臀中肌的止腱与梨状肌之间的区域内。

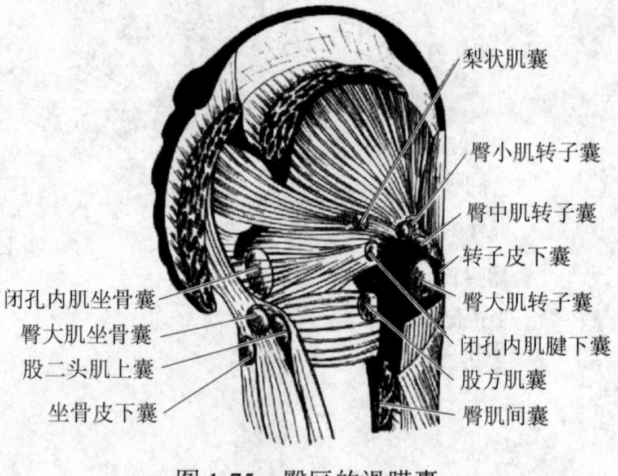

（4）臀小肌转子囊　位于臀小肌的止腱与股骨大转子之间的区域内。

梨状肌囊
臀小肌转子囊
臀中肌转子囊
转子皮下囊
臀大肌转子囊
闭孔内肌腱下囊
股方肌囊
臀肌间囊

闭孔内肌坐骨囊
臀大肌坐骨囊
股二头肌上囊
坐骨皮下囊

图 1-75　臀区的滑膜囊

（5）梨状肌囊　位于梨状肌的止腱与股骨大转子之间的区域内。

（6）闭孔内肌腱下囊　位于闭孔内肌抵止处的深面。

（7）闭孔内肌坐骨囊　位于闭孔内肌腱与坐骨小切迹的软骨面之间的区域内。

（8）转子皮下囊　位于股骨大转子与皮肤之间。

（9）臀大肌转子囊　位于臀大肌肌腱与股骨大转子之间的区域内。

（10）坐骨皮下囊 位于臀大肌坐骨囊下方，当人体处于坐位时，该囊则居于坐骨结节与皮肤之间。

（11）股方肌囊 位于股方肌的深面与股骨之间。

（12）股二头肌上囊 位于股二头肌长头的起始部与半膜肌的起始部之间的区域内。

第六节　髋部的血液供应

在髋关节的血液供应系统中，股骨头的血管系统变异较多，随着人体发育成长，血液供应的变化，个体差异也颇大。因此，髋关节的血液循环情况，对髋关节疾患的病理研究极为重要。

一、髋关节的血供系统

人体髋关节主要由臀上、下动脉，闭孔动脉，股深动脉的第1穿支，以及旋股内、外侧动脉等6条动脉及其分支来提供血供（图1-76）。

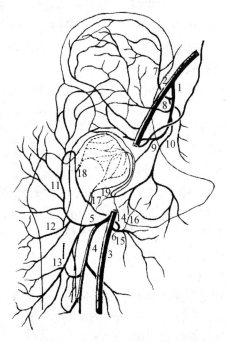

图1-76　髋关节血供的主要来源

1. 髂内动脉；2. 髂外动脉；3. 股动脉；4. 股深动脉；5. 旋股外侧动脉；6. 旋股内侧动脉；
7. 髂腰动脉；8. 臀上动脉；9. 臀下动脉；10. 闭孔动脉；11. 旋股外侧动脉升支；12. 旋股外侧动脉横支；
13. 旋股内侧动脉降支；14. 旋股内侧动脉深支；15. 旋股内侧动脉横支；16. 旋股内侧动脉升支；
17. 旋股内侧动脉后下支持带动脉；18. 旋股内侧动脉后上支持带动脉；19. 闭孔动脉髋臼支

1. 臀上动脉

臀上动脉系由髂内动脉直接延续而成（图1-77），经由腰骶干与第1骶神经之间的区域处，再经由梨状肌上孔而由骨盆穿出。

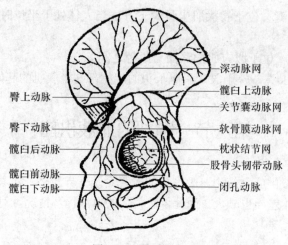

图 1-77　髋臼的血供

该动脉及其分支主要参与髋臼的上部、髋关节囊的上部以及股骨大转子的一部分的血液供应。

当臀上动脉经由坐骨大切迹处穿出时，分出两条分支：一支向下方移行，参与髋臼后缘以及髋关节囊后部的血液供应；另一分支则沿着髂骨于臀小肌下缘横行，该分支主要参与臀小肌的血液供应，并发出数条分支至髋臼的上部以参与该部的血液供应，其分支下降而终于近侧的髋关节囊处。

臀上动脉在臀中肌的分支经该肌穿出之后又发出一条终支抵达股骨处。

臀上动脉的降支分布至股骨大转子的上面及其外侧面，并与旋股内、外侧动脉以及臀下动脉相吻合，共同发出分支分布于该区域内。

当臀上动脉由骨盆穿出后便立即分为浅、深两支：

①浅支：该分支束腰走行，于臀大肌的深层区域内，分为 3～5 支，主要参与臀大肌上份起始部的供应，并发支参与臀中肌、髂后上棘附近的髂骨以及髂嵴后部邻近区域的皮肤血液的供应。浅支下部分支的终支由梨状肌的浅面下行而与臀下动脉的分支相吻合。

②深支：该分支走行于臀中肌深面与臀小肌之间的区域，在距起始部前方约 1.3cm 处，分出 1～3 分支，按所分的支数，可将其分为 3 型：其中，一支型约占 2.0%，二支型约占 93.4%，三支型约占 4.6%。

二支型所发出的 2 个分支分别称为臀上动脉深上支与臀上动脉深下支，其分别与臀上神经所发出的上、下两支相伴行。一般，臀上动脉深上支于臀中肌深面与臀小肌始部上缘之间的筋膜鞘中与髂骨臀面骨膜紧紧相贴而前行，并呈一凸向前上方的弓形，除其起始段外，该分支的全程几乎都走在髂后上棘与髂前上棘连线上方的区域，终于髂前上棘外缘区域的臀中肌或阔筋膜张肌处，终束支也常与臀上动脉的深下支、旋股外侧动脉的升支以及旋髂深动脉等相吻合。臀上动脉深下支于臀中、小肌之间伴行，主要参与臀中肌的供应，并发出分支参与臀小肌及髂骨后部区域的供应，当移行至转子窝的分支时则与臀下动脉以及旋股内侧动脉的深支相吻合。

臀上动脉经梨状肌上孔穿出位置的体表投影约位于髂后上棘与股骨大转子尖端连线的中、内 1/3 的交界处。

2. 臀下动脉

臀下动脉（图1-77）也是由髂内动脉所发出的分支，系髂内动脉的前干直接延续而成。该动脉沿阴部内动脉的后方下降，并经由第 2、3 骶神经之间的区域穿行，再经梨状肌下孔而由骨盆腔穿出，分布至臀大肌的深面。

臀下动脉及其分支主要分布于臀大肌、髋关节囊、坐骨神经、股后部以及臀部处的皮肤，并发出交通支，向下与旋股内、外侧动脉以及股深动脉的第 1 穿支相吻合，从而形成了"十字吻合"。

除了臀下动脉所发出的众多供应臀大肌的大分支之外，该动脉还向后方发出两条主支以参与髋关节深部结构的血液供应。该动脉的横支越过坐骨神经，与其分支分布于坐骨神经后，再分出一支向下，即髋臼后动脉，以参与髋臼缘的下部、后部以及邻近的纤维性关节囊的血液供应。该动脉的本干在闭孔内肌、上孖肌、下孖肌以及梨状肌之间的区域内继续向外移行，并发出众多小分支分布于上述这些肌肉的附着点、臀中肌以及股骨大转子的后上缘。

经坐骨神经的内侧，该动脉又发出一分支于深处向下方行走在该神经与髋臼后部之间的区域内，并向前绕过坐骨，分布至髋臼的下部以及坐骨结节的切迹部；其在闭孔外等处与闭孔动脉相吻合，参与髋臼下部的血液供应。臀下动脉在股骨处无分支。

3. 闭孔动脉

闭孔动脉（图1-78）系由髂内动脉的前干处起始，在盆腔腹膜壁层的深面，沿骨盆的侧壁向前下方移行，闭孔神经以及闭孔静脉则分别于该动脉的上、下方与之伴行。经闭孔管由骨盆穿出处，该动脉分为前、后两终支：前支沿闭孔的前缘走行，分布于闭孔外肌等处，并与其后支所发出的分支以及旋股内侧动脉所发出的分支相吻合；后支沿闭孔的后缘走行，其分支主要分布于邻近的肌肉之处，并还发出一髋臼支，而髋臼支又分为髋臼前支、下支，分别分布于髋臼的前、下部，二者又一起由髋

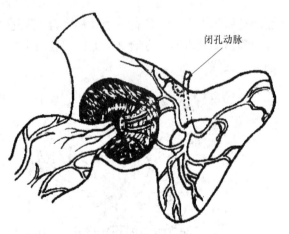

闭孔动脉

图 1-78　闭孔动脉

臼切迹处进入髋臼内，以分布于髋臼内的软组织。其中一支通过股骨头韧带而移行至股骨头凹处进入股骨头，而分布于股骨头内下方小范围的区域内，此动脉又称为股骨头韧带动脉。股骨头韧带动脉仅为髋臼动脉的一条终支。

在骨盆处，闭孔动脉还发出耻骨支，并经耻骨的后面上行，而与腹壁下动脉的闭孔支相吻合。于闭孔外肌的附着处，闭孔动脉形成了一血管环。在髋臼富有丰富的分支分布于脂肪、滑膜及髋臼。在髋臼的后部，由臀下动脉发出一分支而与闭孔动脉环相吻合。

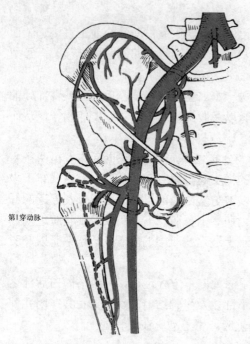

第1穿动脉

图 1-79　股深动脉第 1 穿支

4. 股深动脉第 1 穿支（图 1-79）

在大收肌止点平面，股动脉发出股深动脉第 1 穿支，该动脉经由大收肌的上部穿出，在位于臀大肌附着点的下方，发出一些分支以参与臀大肌以及大收肌之处的血液供应。在臀大肌附着点的下方，该动脉的一分支沿股骨干向上升，并于股方肌的下缘处分出一小支走行至股骨小转子后下行，而另一支走行至股骨大转子的后下方而与旋股内、外侧动脉以及臀下动脉相吻合，共同分布于该区域内。

5. 旋股内侧动脉

旋股内侧动脉系由股动脉或股深动脉直接发出（图 1-80），有时旋股内侧动脉会与旋股外侧动脉共干。

旋股内侧动脉于耻骨肌与髂腰肌之间的区域穿过，走行至闭孔外肌的下缘附近，发出分支至邻近肌肉，而与旋股外侧动脉、股深动脉第 1 穿支以及臀下动脉相吻合。另发出一髋臼支，与闭孔动脉的关节支相伴随，并于髋臼横韧带的下方通过，走行到髋臼窝处，该分支分布于髋关节处，且与闭孔动脉的关节支相吻合。

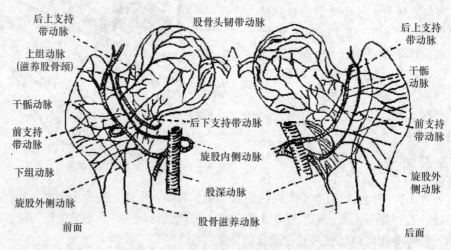

图 1-80　成人股骨近端的血液供应

在髋关节囊内侧，旋股内侧动脉与闭孔外肌之间发出内侧颈升动脉的分支，即后下支持带动脉，并发出闭孔肌支的分支。该动脉走行至关节囊的外后方，于股骨转子间嵴处发出后支持带动脉，并发出分支与臀上动脉相吻合。旋股内侧动脉继续向外走行，其终末支延续为后上支持带动脉。后上支持带动脉所发出的分支主要供应股骨头、颈和股骨大转子处的营养，为一条非常重要的动脉。

旋股内侧动脉与旋股外侧动脉于髋关节囊外侧相吻合而形成了一动脉环。

6. 旋股外侧动脉

旋股外侧动脉于股三角处由股深动脉所发出，或由股动脉直接发出。一般旋股外侧动脉要较旋股内侧动脉稍微粗大些，二者与股骨颈的根部围绕而相互吻合，从而共同形成了囊外动脉环；其中旋股外侧动脉参与该动脉环的前部的构成，而旋股内侧动脉则参与该动脉环的内、后以及外侧部的组成，但在大多数人体上，此动脉环并不完整。旋股外侧动脉为供应股骨近端营养的一级血管。

当旋股外侧动脉走行至缝匠肌与股直肌的深面时，分为升支、降支以及横支：升支主要分布于阔筋膜张肌以及缝匠肌等处；降支则分布至股四头肌的下部以及膝关节处；横支则穿过股外侧肌而分布至股骨的后面，并于股骨大转子的下方与旋股内侧动脉和股深动脉第 1 穿支动脉以及臀下动脉相吻合。

由旋股外侧动脉所发出的分布至股骨颈前部处的分支，由髂腰肌的前面经由其外缘向深部走行，该分支主要沿转子间线供应该处的股骨颈基底部、髋关节囊部以及囊内的股骨颈部。进入髋关节囊内颈部的动脉较粗大，在位于关节滑膜的下方沿股骨颈向上走行，而血管逐渐变细，并发出小分支进入股骨颈，有时会有小的关节支穿过髂股韧带，在滑膜下上升。靠近旋股内侧动脉处的支持动脉发出上头动脉，终于股骨颈的上部。

在股骨转子部，会有 2～3 支血管向外延续供应股骨大转子的上面以及外侧面。最上支可抵达臀小肌的附着处。有时在此处可与旋股内侧动脉所发出的分支相吻合；最下支则穿过股中间肌而向外方移行，在股外侧肌的上部肌的下方走行，并环绕于股骨下方的外侧面，分布于股骨大转子的外侧面，而与臀上动脉相吻合。分支继续向后分布而与股深动脉第 1 穿支动脉供应于相同的区域内。

二、成人股骨头、颈区的血供系统

股骨头、颈处的血供主要来自闭孔动脉、旋股内侧动脉以及旋股外侧动脉这三个动脉系，由这三个动脉所发出的向股骨头供血的主要分支为：股骨头韧带动脉、前支持带动脉、后支持带动脉、后上支持带动脉、后下支持带动脉等 5 组血管丛。

（一）股骨头处的血供系统

1. 股骨头韧带动脉

股骨头韧带动脉，又名股骨头圆韧带动脉。股骨头韧带动脉多数系由闭孔动脉所发出的分支所构成，极少数是由旋股内侧动脉的闭孔支所构成的。通常，由股骨头韧带动脉向股骨头发出的血供分支会因个体以及年龄等因素的不同而差异显著。

2. 支持带动脉（图 1-81）

支持带动脉又称为滑膜下动脉、关节囊动脉、干骺动脉等。

在靠近骨骺板的地方，支持带动脉进入股骨颈内，作为股骨头血供的主要来源。旋股外侧以及内侧动脉在关节囊位于转子间的附着处的外方，股骨颈的基底部处，形成一动脉环。由该动脉环沿股骨颈部向内上方走行，并发出前、后、后上以及后下 4 组血管，即前支持带动脉、后支持带动脉、后上支持带动脉以及后下支持带动脉。一般这 4 组血

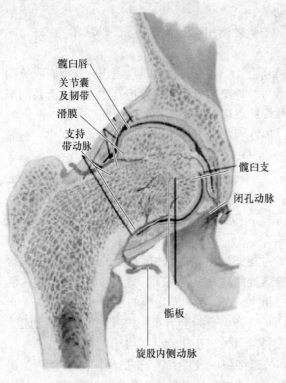

髋臼唇
关节囊
及韧带
滑膜
支持
带动脉

髋臼支

闭孔动脉

骺板

旋股内侧动脉

图 1-81　支持带动脉

管多呈组样排列，极少呈分散样分布。各支持带动脉均分为关节囊壁段以及股骨颈段 2 部分：壁段会于股骨颈的基底部各处经关节囊附着处穿过，股骨颈段则在股骨颈处的滑膜下行进，并发出分支以参与骨骺以及干骺端的血液供应，最后抵达股骨头处。

这些血管穿过关节囊位于股骨颈的附着处，走行于股骨颈滑膜皱襞的深部及滑膜下，与支持带相贴近。其中一部分由股骨颈的滋养孔进入股骨颈，与股骨颈内的滋养动脉相吻合；多数则由股骨头处的软骨缘滋养孔进入到股骨头内。

后上与后下支持带动脉系由旋股内侧动脉所发出的分支，一般沿股骨颈后侧下缘走行，偶尔也走行到前面。这两组动脉的大小都比较恒定。有时后上组血管会比较粗大，并因此而成为骨骺或股骨头的唯一血供来源。

前支持带动脉系由旋股外侧动脉所发出的分支，管径较细小，位置并不恒定。其进入股骨头的分支也少且小。

后上支持带动脉所发出的分支特别多。在位于股骨颈中部区域处，该动脉分支的活动性很大；在接近位于股骨头软骨缘的区域处，该动脉分支比较固定。该动脉所发出的分支不会穿过骺软骨，但会穿过骺板的周边而向股骨头中心处走行。当进入股骨头后，各动脉会相互吻合，并包括与滋养动脉以及头凹动脉的相吻合。

多数学者认为，由旋股内侧动脉所发出的后上、后下支持带动脉为股骨头血供的主要来源。后上、后下支持带动脉经关节软骨的边缘进入股骨头内。

当人体处于儿童时期时，上述这些动脉所发出的分支会在骺板的周边上向内侧走行，之后会急骤成角，而抵达于股骨头的骨化中心。

有部分学者发现，后上支持带动脉会发出 2～5 个分支以进入股骨头内，而参与股骨头上 2/3 区域处的血液供应；后下支持带动脉则仅发出 1～2 个分支以进入股骨头内，参与股骨头下 1/3 区域处的血液供应。相对而言，后上组支持动脉一般要比后下组支持动脉大一些。由旋股外侧动脉所发出的前支持带动脉会发出分支以参与股骨颈的前侧区域内的血液供应，该动脉也会发出 1 小支进入股骨头，但其所提供的血供并不占重要的地位。

旋股内侧动脉在转子窝处上行时，会发出许多小分支以进入骨孔，从而参与股骨颈基底部的血液供应。同时，此处会发出 3～4 条大的分支，并穿过外侧关节囊的附着处，于股骨颈处增厚的滑膜下走行，抵达股骨头、颈的交界处，并从位于关节软骨边缘处的

4～5 个大的血管孔进入股骨头内，数目一般比较恒定。

（二）股骨颈处的血供系统

股骨颈处的供血血管可分为 4 组，即上组动脉、下组动脉、颈前组动脉与颈后组动脉。

1. 上组动脉

上组动脉起自旋股内侧动脉或位于关节囊外的动脉环，经由股骨颈的上缘而进入关节囊附着处，发出 3～4 个动脉分支而直接向内走行于覆盖股骨颈上缘的关节滑膜的深面，并沿股骨颈的内侧走行而抵达附于股骨头处的软骨的边缘处，进入股骨头内，参与股骨头 2/3 或 3/4 区域处的血液供应。该动脉为股骨头颈处所有血管中最为重要的动脉。

在接近起始处，上组动脉之间位于关节内的外吻合支多呈规则性。当进入股骨颈处的骨质内后，会发出分支，向下外方抵达股骨干；其走向内侧的分支则于股骨颈的中部向各个方向发出分支，其终支最远可抵达股骨颈下缘的骨皮质处。

2. 下组动脉

同上组动脉一样，下组动脉亦起自旋股内侧动脉。下组动脉沿着关节囊的附着处走行，发出 2～4 条分支而走向内侧以进入关节囊，并走行于关节滑膜皱襞与骨之间的区域内。

此组动脉又可分为外下与内下两群：外下群系由 2～3 条小分支构成，其由关节囊皱襞的起始处而进入位于股骨颈下部处的极厚实且极坚强的骨皮质内，以参与该部的营养，并与上组动脉的终支相吻合；内下群在进入关节囊后，则行于筋膜下，并直达附于股骨头处的关节软骨缘处而进入股骨头、颈的交界处，立即发出许多终支：一分支走向内上方，以参与股骨头下 1/3 或 1/4 区域处的血液供应；另一分支走向内侧，以参与股骨颈内下部处的血液供应，并与其他动脉的分支相吻合。

3. 颈前组动脉与颈后组动脉

前者起自旋股外侧动脉，而后者则起自旋股内侧动脉。

二者的共同特点是：行程不规则，且不参与位于股骨颈处的松质骨的血液供应，仅仅抵达皮质处，而形成其周围的动脉网。所发出的分支由股骨颈基底部内行，并朝向股骨头处。这些动脉所发出的分支在股骨颈的后下半的区域内比较规则，而其前面则仅有一向内上的细小分支存在。

位于股骨颈处的各组动脉之间会存在许多吻合支，而每组动脉又与邻近的系统相吻合。上组以及下组所发出的内下群会与股骨头韧带动脉发生吻合；在股骨干内，会与滋养动脉发生吻合；在关节囊外，沿关节囊的附着处有着吻合。

有学者研究认为：股骨颈处的松质骨几乎均由上组动脉供应营养，骨皮质则由 3 组动脉同时供应营养。在位于股骨颈处，不同的血管组之间，于骨内骨外都存在着丰富的吻合。除股骨转子部以及头、颈部的骺软骨板残留的区域外，动脉对骨质的供应都不受骨小梁排列形式的影响。

（三）股骨的滋养动脉

股骨的滋养动脉系由股骨干的中部进入其内，在髓腔内，向近侧走行，并经股骨颈到达股骨头处，其发出分支与支持带动脉颈支发生吻合。髓腔的上端存在许多小的分支，

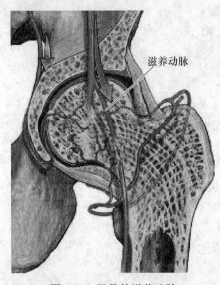

图 1-82　股骨的滋养动脉

滋养动脉

这些分支从不分布至髓腔的外侧。在 13 岁以下，滋养动脉不会跨越骺软骨板，故其不可能抵达股骨头处。因此，滋养动脉对股骨大转子以及股骨头、颈部的血液供应并不占主要的地位（图 1-82）。

位于骨髓内的小血管有其自身的特点。骨髓小动脉及其所发出的分支的口径基本上是一致的，且主要为直行。位于骨骺处的动脉的分布则呈现弓状。其动脉经过多级分支后，最后分为红、黄骨髓，形成黄骨髓的血管则构成毛细血管网；形成红骨髓的血管则构成血管窦，而红骨髓区血供则较黄骨髓区的血供更丰富。当发生贫血时，由于人体对红细胞的需要量不断地增加，骨骺处的骨髓可由黄骨髓转化为红骨髓，此时，骨骺处的动脉弓不变，而毛细血管则为血管窦所替代，血液也由细的输入血管进入到宽大的血管窦内。大多数人股骨颈的中央区均会含有红骨髓，并与股骨干髓区的相延续。

（四）股骨头的血供

股骨头的血供存在着一系列重要变化，胎儿和新生儿期股骨头的血供主要来源于骺外侧动脉；在骺板形成之前即 3～4 岁之前，由于干骺端下动脉的充分发育，其成为股骨头的主要血供血管；至 4 岁左右，由于骺板的屏障作用，使股骨头来源于骺端下动脉的血供减少直至停止，此期开始骺外侧动脉又成为股骨头的主要血供来源。圆韧带动脉供应股骨头的血供亦存在着变化，在胎儿和新生儿期，圆韧带动脉供应股骨头凹附近的一小部分区域，随着年龄的增长，其血供逐渐减少。至 4～7 岁，圆韧带动脉已基本不再进入股骨头骺软骨，直到 8 岁左右圆韧带动脉又重新恢复对股骨头的血供。成年人股骨头的血液供应来自囊外动脉环发出的颈升动脉和圆韧带动脉。

（五）髋部疾病与血供的关系

1. 儿童时期血供与髋部疾患的关系

儿童时期，股骨头骨化中心几乎全为支持带动脉所供应，仅少数人有头凹动脉参与。故儿童对支持动脉更具有依赖性。4～7 岁时，因头凹动脉缺如、干骺动脉不参与头骺血供，此时，若支持带动脉因发生损伤、炎症而阻塞，可发生 Legg-Perthes 病。

（1）股骨头骨骺缺血性坏死　股骨头骨骺的血液供应来源越多越安全。当仅有支持带动脉的外侧骨骺动脉供应时，危险性增大。支持带动脉之后上组的骨骺动脉，在髋关节强力外展外旋时可遭受髋臼及盂缘的压迫，造成动脉壁的损伤或炎症。这样的儿童易发生股骨头骨骺缺血性坏死。

（2）先天性髋关节脱位　当对先天性髋关节脱位进行复位时，强力外展、外旋或完全固定于外展、外旋肢体位时，可以损伤后上组支持带头骺动脉，引起股骨头骺缺血坏死乃至碎裂。因为股骨头骨化中心和血管均位于软骨性股骨头内，很不容易伤及，故股骨头骨骺碎裂不是直接损伤所致。位于后上组的支持带头骺动脉受压的程度，视髋关节外展的角度、髋臼后盂缘突出的程度及内收肌紧张的程度而定。手法复位时行 45° 外展，对支持带动脉是安全的。

（3）股骨头骨骺滑脱　　常见于 11～15 岁的少年，骨骺板愈合之前。骨骺滑脱之后由于影响股骨头的血液供应，严重时可引起股骨头无菌性坏死。骨骺滑脱之后，头凹动脉成为股骨头唯一供血来源，而其供血有限，故在支持带动脉尚未修复之前可发生坏死。急性迅速的骨骺滑脱、强力手法快速复位均易造成血管损伤，引起股骨头坏死。

（4）儿童外伤性髋关节脱位　　由于儿童外伤后髋关节多向后脱位，往往损伤头凹动脉和外侧骨骺动脉，引起股骨头缺血甚至坏死。一般在损伤之后 5 个月内股骨头骨骺的密度恢复正常。不引起塌陷或碎裂。

2. 成人股骨头血供与髋部疾患的关系（图 1-83）

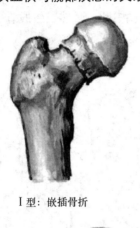
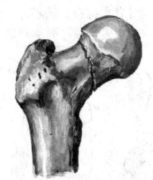

Ⅰ型：嵌插骨折　　　　　　　　Ⅱ型：无移位骨折

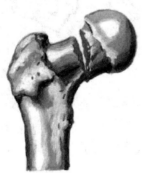
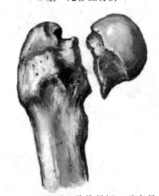

Ⅲ型：部分移位骨折　　　　　　Ⅳ型：移位骨折。垂直骨
折线提示预后大多不佳

图 1-83　股骨颈骨折

（1）股骨颈骨折与股骨头坏死　　股骨颈骨折后移位程度决定血管损伤严重程度。血供受损害后残留的血供多少，又决定股骨头能否存活。骨折后股骨颈内滋养血管均断裂。移位严重时，后上支持带动脉最容易损伤断裂，而其供应全股骨头大约 2/3 的血液。严重者向后上移位，再伴有下肢外旋，又可损伤到后下支持带动脉。故血管损伤程度与骨折端移位程度成正比。无移位，或轻度移位的股骨颈骨折，骨折容易愈合，股骨头坏死率也低。而股骨颈骨折移位程度愈严重，股骨头坏死率愈高。故骨折早期不宜采用大重量牵引快速复位。早期负重并不是促进股骨头坏死的主要原因，但早期负重是使尚未能

完成爬行替代过程的已坏死之股骨头产生塌陷的直接原因。

股骨颈骨折之后，股骨头韧带动脉可以代偿性增大，部分坏死的股骨头可从头凹动脉重新获得部分血供。骨折明显移位时，近骨折端失去大部分血供，往往骨组织难以维持其存活。除非接受远折端股骨颈来的血供方能愈合。若复位不正确、固定不完善、负重过早，均可造成骨折不愈合或颈部吸收。正确复位、牢靠持久的固定才能恢复骨折后股骨头、颈部的有效血液供应，使骨折能够愈合，并通过爬行替代过程使缺血坏死的股骨头骨组织获得新生。股骨头坏死的体积的大小，取决于供血动脉损伤的程度、范围。

（2）外伤性髋关节脱位　当因外伤引起髋关节脱位时，绝大多数股骨头韧带动脉均断裂，头凹动脉血供中断。而股骨头坏死发生率首先应取决于支持带动脉损伤的程度；另外与其与滋养动脉的吻合情况有关。儿童因为滋养动脉尚未同支持带动脉吻合，若发生外伤性脱位又同时有支持带动脉断裂，则血供中断，必然发生股骨头坏死。故外伤性髋关节脱位，儿童发生股骨头坏死率较成人高（图 1-84）。

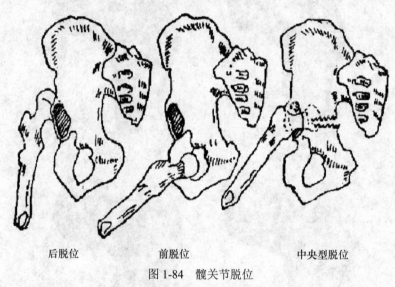

后脱位　　　　前脱位　　　　中央型脱位

图 1-84　髋关节脱位

第七节　髋部的神经分布

髋关节在人体中，是体积最大、关节窝最深的关节，也是最完善、最典型的杵臼关节。维持这样一个关节稳定性的神经系统也是相当复杂的，下面分区介绍髋关节的神经分布。

一、髋前区与腹股沟区的神经分布

（一）浅层

1. 腹股沟区和髋前区的皮神经（图 1-85）

分布于髋前区以及腹股沟区的皮神经有股神经前皮支、髂腹股沟神经、生殖股神经股支和股外侧皮神经等。

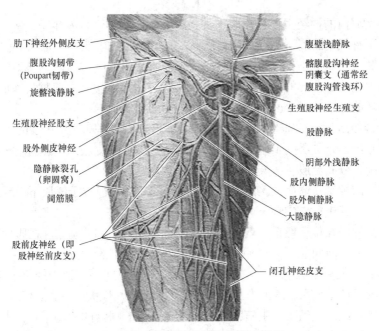

图 1-85 腹股沟区和髋前区的皮神经

2. 腹股沟区深层的神经（图 1-86）

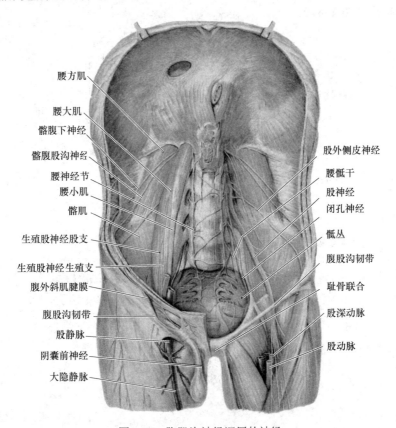

图 1-86 腹股沟神经深层的神经

位于该区域内的神经主要为髂腹下神经、髂腹股沟神经以及生殖股神经的生殖支。

①髂腹下神经：髂腹下神经多起自腰丛（T_{12}～S_1）的前支，该神经在位于腰方肌远侧的区域由腹内斜肌穿出，于腹内斜肌以及腹横肌之间的区域内斜向前下方走行，并于髂前上棘的内侧约 2.5cm 的地方经由腹内斜肌穿过而抵达腹外斜肌腱膜深面的区域，于腹股沟管浅环的上方约 2.5cm 的地方经过腹外斜肌腱膜而穿出。

髂腹下神经所发出的前皮支常经由腹股沟管浅环内侧脚的上方 2cm 的地方经由腹外斜肌腱膜穿出，分布至位于耻骨上方区域处的下腹部的皮肤；其外侧皮支则在髂结节后方跨越髂嵴，分布至股骨大转子附近区域的皮肤。

②髂腹股沟神经：髂腹股沟神经多起自 L_1 的前支，在位于髂腹下神经下方约一横指的区域处，与其平行走向前下方。

髂腹股沟神经在位于髂前上棘后约 2.2cm 处经腹内斜肌穿出，并在腹内斜肌以及腹横肌之间的区域内斜向前下方移行；该神经于腹股沟韧带的上方约 2.2cm 处经由腹内斜肌穿出，并沿腹外斜肌的深面行向前下方移行；在腹股沟管内，该神经位于精索的外侧；当由腹股沟管浅环穿出后，该神经则分布于男性阴囊（女性大阴唇）前部区域的皮肤处。

③生殖股神经的生殖支：生殖股神经的生殖支沿着精索的内侧下行，当由腹股沟管浅环穿出后，该神经主要分布于提睾肌以及阴囊肉膜处的区域内。

（二）深层

1. 股神经（图 1-87）

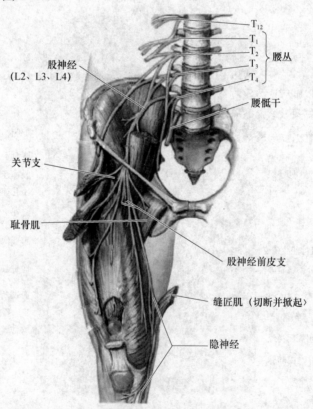

图 1-87 股神经及分支

股神经亦起自腰丛，是腰丛神经中最大的分支，主要由 T_{12}～L_4 前支的后股所组成（少数来自 T_{11} 或 L_5）。该神经于腹股沟韧带下方 3～4cm 处的股动脉的外侧分为前、后两股，旋股外侧动脉恰行于前、后两股之间，而前股与后股又发出若干肌支以及皮支。

（1）股神经的主要分支

①髂肌支和腰大肌支：髂肌支和腰大肌支由股神经于髂窝处所发出。

②耻骨肌支：耻骨肌支系由股神经于腹股沟韧带的深面所发出，并经由股血管鞘的后方而分布于耻骨肌的前面。

③缝匠肌支：缝匠肌支为股神经的前股所发出的分支，于前股处形成后便立即发出。

④股中间皮神经（前皮支）：股中间皮神经（前皮支）亦为股神经的前股所发出的分支，并于股三角的近侧部分为内侧支以及外侧支：内侧支于腹股沟韧带的下方约 8cm 的区域处经由阔筋膜穿出；外侧支先经缝匠肌穿出，并发出分支以支配该肌，而后经由阔筋膜穿出；两支下降而分布于股前面下部 2/3 区域处的皮肤。

⑤股内侧皮神经（前皮支）：股内侧皮神经（前皮支）亦为股神经的前股所发出的分支。该分支沿股动脉的外侧方下降，并发处一小分支经由阔筋膜穿出，分布于大腿上部内面区域处的皮肤上；其主支于股三角的尖部跨越动脉，并分为前、后两支：前支于缝匠肌的前面呈垂直方向向下移行，并约于股中、下 1/3 交界区域处经由阔筋膜穿出而移行至膝前；后支主要沿缝匠肌的后缘下降，移行至膝关节的内侧，并经由阔筋膜穿出而发出数条小分支，以分布于膝关节以及小腿中部内面区域处的皮肤。

⑥隐神经：隐神经为股神经的后股所发出的分支，沿股动脉的外侧进入收肌管，并斜行跨越动脉的前方而走行至其内侧（图 1-88）。

⑦股内侧肌支：股内侧肌支亦为股神经的后股所发出的分支，其伴随隐神经下降，走行于大收肌腱板的浅面，沿途发出 3～7 条分支而进入股内侧肌的内侧面。其中，常会发出一分支沿股内侧肌前面下降至膝关节处。

⑧股直肌支：股直肌支亦为股神经的后股所发出的分支，通常分为 2 支，自股直肌上部的深面进入，并发出一髋关节支，伴随旋股外侧动脉的升支抵达髋关节囊处。

⑨股外侧肌支：股外侧肌支亦为股神经的后股所发出的分支，其伴随旋股外侧动脉的横支以及降支而行，沿股外侧肌的前缘发出 2～4 条分支而进入肌肉内，并发出分支移行至膝关节处。

⑩股中间肌支：股中间肌支亦为后股所发出的分支，通常为 2～3 条，其进入股中间肌上部前面的区域内，并发出分支移行至膝关节附近。

（2）股神经损伤后的表现　当股神经完全损伤时，会出现如下体征：

①肌肉萎缩：主要表现在股四头肌上，以股前

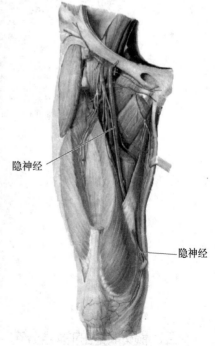

隐神经

隐神经

图 1-88　隐神经

区处的部分表现最为明显。

②运动障碍：若髂腰肌与股四头肌同时瘫痪时，则表现为大腿不能完成屈曲运动，而小腿也不能伸直。因此，不能完成登阶梯以及跳跃等运动；患肢无力，不能全力支持体重而容易跌倒，甚至出现步行困难。若单为股直肌与缝匠肌的麻痹，则对髋关节的屈曲无显著性的影响。

③感觉障碍：该体征主要出现于股前及小腿内侧的区域内，当股神经受刺激时，其感觉区会发生疼痛，以膝关节部较为明显。

2. 闭孔神经

闭孔神经纤维来自于 $L_2 \sim L_4$ 前支的前股，该神经沿腰大肌内缘进入骨盆之内，并沿骨盆的侧壁继续向前下走行，而后，在闭膜管内分为前、后两支（图1-89）。

（1）闭孔神经前支　闭孔神经前支经闭膜管穿出后，走行于耻骨肌与长收肌的深面以及闭孔外肌与短收肌的浅面，该神经干多呈现扁平状。闭孔神经前支中含有分布至股薄肌、长收肌、短收肌以及股内侧皮支等纤维束，有时还会分布至耻骨肌以及股动脉处。该分支所发出的皮支主要支配上述肌肉。

（2）闭孔神经后支　闭孔神经后支经闭孔外肌的上部穿过，下降于长收肌以及短收肌之间的区域内，其所发出的肌支主要支配大收肌。大收肌支多存在1～2条分支。

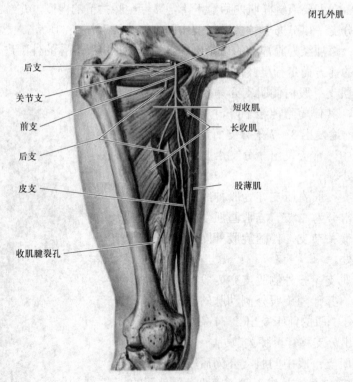

图1-89　闭孔神经及分支

二、髋外侧区的神经分布

由于髋部的主要神经大都分布于髋前以及髋后区域内，此处主要以介绍髋外侧区的皮神经为主。

1. 髋外侧区的皮神经（图 1-35）

髋外侧区的浅筋膜较臀区的稍薄，与浅筋膜较深层内由前向后依次为：股外侧皮神经、肋下神经、髂腹下神经外侧皮支以及臀上皮神经。

2. 股外侧区的皮神经

分布于股外侧区内的皮神经主要为股外侧皮神经。股外侧皮神经主要发自腰丛，于髂前上棘的下方 5～10cm 处经由深筋膜穿出，分为前、后两支，前支较长些，该支比较恒定地分布于大腿外侧面的皮肤处，后支则分布于臀区外侧面的皮肤处（图 1-90）。

股外侧皮神经存在一些变异，而根据股外侧皮神经的走行以及其分支情况，可将其分为 4 种类型：

Ⅰ型：股外侧皮神经经髂前上棘的内侧，在腹股沟韧带的深面通过，并于髂前上棘的下方从阔筋膜穿出，而分为两支，此型约占 71.3%。

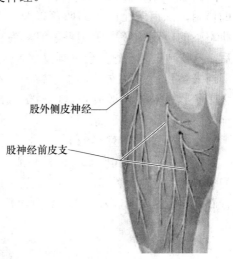

股外侧皮神经

股神经前皮支

图 1-90　股外侧皮神经

Ⅱ型：股外侧皮神经经髂前上棘表面或其外侧面跨越至股部，此型约占 5.33%。

Ⅲ型：股外侧皮神经于盆腔内便分为内、外两支，一般内侧支较小，其往往通过腹股沟韧带中 1/3 部分的深面而移行至股部，此型约占 4.67%。

Ⅳ型：股外侧皮神经于腹股沟韧带中部的深面通过而移行至股部，有时会走行至股神经的前方，此型约占 2.0%。

三、臀区的神经分布

（一）臀区的皮神经

臀区的皮神经有三组。臀上皮神经为 L_1～L_3 神经后支的外侧支，经竖脊肌外缘自胸腰筋膜的骨纤维管穿出，越过髂嵴分布于臀上部的皮肤。急性腰部扭伤时，臀上皮神经易受牵拉而引起腰腿痛。臀中皮神经为 S_1～S_3 神经的后支，在髂后上棘至尾骨尖连线的中 1/3 穿出深筋膜，分布于臀部内侧和骶骨后面的皮肤。臀下皮神经为股后皮神经的分支，经臀大肌下缘返向上行，穿出深筋膜，分布于臀下部皮肤。

（二）臀区深部的神经

1. 臀上神经

臀上神经系骶丛的分支之一，起自 L_4～S_1 的后股，一般于梨状肌上孔处穿出骨盆，但有时也会经梨状肌纤维中穿出骨盆。臀上神经穿出骨盆后，则与同名动静脉相伴行，并分为上、下两支：其上支较小，主要与臀上动脉深处的上支相伴行，而沿臀小肌的上缘分布于臀中肌的区域内；其下支较大，主要与臀上动脉深处的下支相伴行，向前行于臀小肌的中部以及臀中肌之间的区域内，并发出分支走行至臀小肌以及臀中肌处，其终支走行至阔筋膜张肌后内侧附近，对该肌起支配作用（图1-91）。

由于臀上神经主要支配臀中、小肌以及阔筋膜张肌，故当臀上神经受损时，会导致臀中、小肌以及阔筋膜张肌的瘫痪。正常情况下，当双脚站立时，臀中肌、臀小肌具有防止股骨头由髋臼中脱出的作用；当肢体下垂时，臀中肌、臀小肌具有类似悬挂的作用，从而防止肢体的坠落以及关节囊的扩张。当以一侧下肢站立时，处于站立状态下的一侧的臀中肌、臀小肌具有防止骨盆向对侧倾斜的作用。当臀上神经损伤后，患肢站立时，骨盆会呈摇摆状而表现得很不稳定，患侧呈 Trendelenburg 征阳性，即当人体以患肢站立时，由于臀中、小肌不能有效地收缩，从而不能使骨盆与股骨大转子紧紧靠拢，造成骨盆向对侧倾斜，此时站立侧的髂前上棘也不会像正常人那样向下沉，反而会升高。

2. 臀下神经（图1-91）

臀下神经主要起自 $L_5 \sim S_2$ 的后股，于臀下血管内侧缘，该神经经梨状肌的下孔穿出坐骨大孔而走行至臀部，多半会在臀大肌的中、下部区域处与臀下动脉的臀大肌支相伴行而从该肌的深面进入该肌，并发出数条分支分布支配臀大肌。

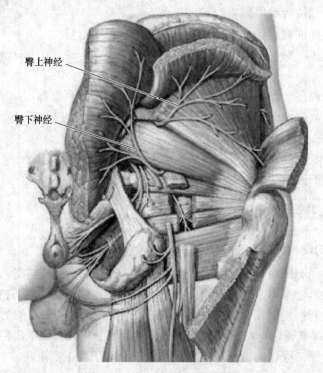

图 1-91　臀上神经和臀下神经

臀下神经的分支一般有 1~3 支，以 2 支者为最多见。臀下神经还可发出分支支配梨状肌、上孖肌、下孖肌、闭孔内肌以及股方肌。上述梨状肌、闭孔内肌、上孖肌、下孖肌及股方肌均为位于股区的旋外肌，而臀大肌除可使大腿旋外外，主要是使髋关节伸直。

臀下神经以及其各分支损伤之后，会出现下肢站立不稳，不能完成旋外运动；而身体则易向后方倾倒，且患肢无力完成登高以及上楼梯等运动。

3. 坐骨神经（图1-92，图1-93）

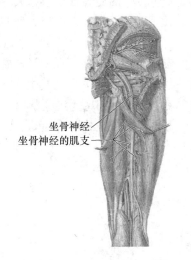
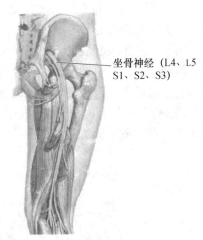

坐骨神经（L4、L5
S1、S2、S3）

坐骨神经
坐骨神经的肌支

图1-92　坐骨神经

坐骨神经系人体中最粗大的一条神经，一般直径约为2cm，主要为骶丛（$L_4 \sim S_3$）上束的延续，由胫神经与腓总神经所组成。

胫神经起自$L_4 \sim S_3$的前股，而腓总神经则起自$L_4 \sim S_2$的后股，两部神经于骶丛尖处相合并而组成了一宽15～20mm的扁束，并被包裹在一个结缔组织鞘中。通常，该扁束是经由梨状肌的下孔从骨盆穿出，臀下动脉以及股后皮神经与其内侧缘相毗邻。出盆后，坐骨神经走行于臀大肌的深面，并于股骨大转子与坐骨结节之间的区域内向下方移行。在由上而下地移行过程中，该神经贴附于坐骨的背面、上孖肌、下孖肌、闭孔内肌以及股方肌的浅面；当移行至股部时，该神经则贴附于大收肌的浅面，并走行于臀大肌下缘与股二头肌的长头外侧缘所成的角内，而后，向下被覆盖于股二头肌长头之下，并与之相交叉，再从股二头肌长头的外侧缘

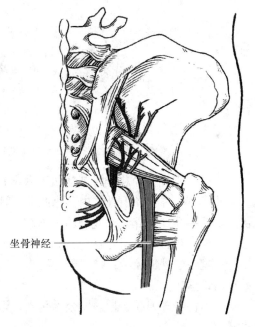

坐骨神经

图1-93　坐骨神经骨盆穿出

逐渐走行至其内侧。一般坐骨神经于腘窝尖端分为两支：内侧为胫神经，外侧则为腓总神经。

臀下动脉会发出一支动脉与坐骨神经相伴行，贴附于坐骨神经的表面向下走行，该动脉分支可参与对坐骨神经的营养。

坐骨神经的分支主要有：关节支、股二头肌长头支、股二头肌短头支、半腱肌、半

膜肌支以及大收肌支等。

由髂后上棘至坐骨结节处做一连线，由其上、中 1/3 的交界处至股骨大转子的尖端引一连线，即相当于梨状肌的下缘的体表投影，此线的内、中 1/3 的交界处即为坐骨神经经由骨盆穿出处的体表投影。

坐骨神经主要是经由梨状肌的下孔处穿出骨盆的。但此处会存在变异，如坐骨神经在骨盆内的高位处即分为腓总神经与胫神经时，其与梨状肌的关系便发生了变化；而腓总神经也会不经梨状肌而直接经其上缘穿出骨盆者；胫神经亦会不经梨状肌的下缘而直接经过该肌穿出；坐骨神经有时也会作为一个总干而直接经梨状肌或经其上缘而穿出骨盆。可分为如下 6 型（图 1-94）。

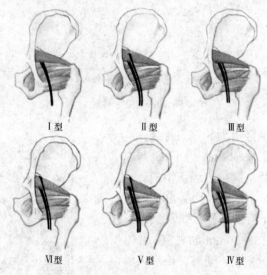

图 1-94　坐骨神经与梨状肌

Ⅰ 型：坐骨神经总干经梨状肌下孔出骨盆，此型约占 65%；

Ⅱ 型：坐骨神经于骨盆内分为两支：腓总神经经由梨状肌穿出骨盆，而胫神经则经由梨状肌下孔穿出骨盆，此型约占 28%；

Ⅲ 型：坐骨神经于骨盆内分为两支，而两支一同经梨状肌下孔穿出骨盆；

Ⅳ 型：坐骨神经于骨盆内分为两支，腓总神经经梨状肌上孔，胫神经则经梨状肌下孔穿出骨盆；

Ⅴ 型：坐骨神经于骨盆内分为两支，腓总神经经梨状肌上孔，胫神经经梨状肌穿出骨盆；

Ⅵ 型：腓总神经分为两支，一支经梨状肌上孔，另一支则与胫神经一同经梨状肌下孔穿出骨盆。

其中，Ⅲ～Ⅵ型出现率为 7%。

坐骨神经损伤后所出现的情况：

（1）若坐骨神经于坐骨大孔处或于坐骨神经的上部完全损伤时，则股后肌群、小腿前、外侧与后群以及足部的肌肉全部会发生瘫痪，从而造成小腿不能完成屈曲运动，而足及足趾的运动会完全丧失，足弓微弱、足呈下垂。此时，因股四头肌尚还健全，故膝关节尚还能保持伸直的状态，躯干重心也可获得支持，故患者尚能步行，不过多呈现跨阈步态。患者还会出现小腿外侧以及足部区域皮肤的感觉丧失。

（2）足底重荷区会因感觉丧失，常会造成损伤与溃疡，引起角质层增厚，从而产生胼胝，而且易受感染。

（3）跟腱与跖反射消失。

（4）坐骨神经所分出的腓总神经部分损伤时，会引起小腿伸肌、足外翻肌以及足背肌的麻痹，故患足不能完成背屈与外翻运动，而足则呈内翻下垂状态，即所谓的马蹄内翻足畸形，患者在步行时常会用力抬高下肢，呈跨阈步态，各足趾会出现下垂屈曲状态，同时，小腿前外侧以及足背区域会出现感觉障碍。

（5）坐骨神经所发出的胫神经部分损伤时，会引起小腿屈肌以及足底肌的麻痹，从而导致小腿部肌肉萎缩，而出现小腿变细，并伴有屈膝无力，足不能完成跖屈与内翻运动，而呈背屈外翻畸形。

（6）由于足内在肌的麻痹，足弓的弹性以及强度会丧失，而不能支持自身体重。各足趾会呈现爪形，而跖趾关节会发生过伸，趾间关节会发生屈曲。

（7）感觉障碍主要以小腿后面、足外侧缘以及足跟外侧部与足底的区域处为主。

四、髋关节的神经支配

髋关节主要接受来自闭孔神经、股神经、臀上神经以及坐骨神经分支的支配。髋关节的前方主要接受闭孔神经以及股神经关节支的支配；而髋关节的后方主要接受来自臀上神经以及坐骨神经关节支的支配（图1-95）。一般分布于髋关节处的神经支比较细，其分布重叠现象不如其他大关节明显，而其分支常常会随相关血管一同进入关节内。

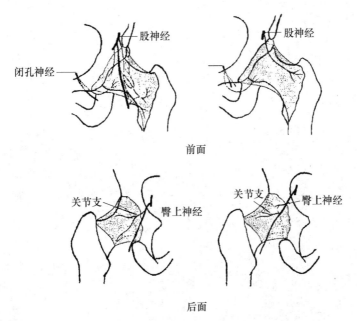

前面

后面

图1-95 髋关节的神经支配

（1）由闭孔神经与副闭孔神经所发出的关节支主要分布于关节囊的内侧以及耻股韧带区域。因其起始处可不同，故变异很多，但90%以上的闭孔神经会参与对髋关节的支配。闭孔神经的关节支一般为一纤细的小分支，主要由本干经闭孔管时所发出，亦有经盆腔穿出者，其多先向下外方走行，继而向外上方弯曲移行，并与旋股内侧动脉的关节支同行，而经髋臼切迹穿过并进入髋关节。

（2）股神经与副股神经的髋关节支主要来自其股骨肌支，其次为股四头肌支，其主要支配髋关节囊前方近侧的内面以及远侧外面的区域处。其主要分布于髂股韧带的下部区域，但也有的会分布支配关节囊的后上部以及耻股韧带的区域。

（3）臀上神经所发出的关节支主要分布于关节囊的后上方上部以及外部的区域。

（4）坐骨神经股方肌支所分出的关节支则呈稀疏样而分布于关节囊后部的区域处。

髋关节处的神经支以闭孔神经为主，但由于其同时对膝关节起着支配所用，故患有髋关节疾病的患者，往往会感到膝关节的疼痛，从而给患者造成一定的错觉。

第二章

髋关节的生物力学

第一节 力的基本知识

一、力的概念

力是物体间相互机械作用产生的，这种机械作用的结果，使物体运动状态发生变化。人们通过长期的生产实践过程和科学时间的积累，才在理论上建立了力的概念。对于人来说，其身体各部分的运动就是由各种肌肉收缩而产生的力使身体的各个环节绕各关节轴旋转而产生的，在日常生活中，人推车的力使车子的运动状态发生变化，在自然界由于地球对月球的引力使月球不断改变运动方向而绕着地球运动，如收缩肱二头肌则可使前臂绕肘关节前屈，由于肱二头肌收缩程度不一，可使前屈这个动作由静到动，由慢到快地运动着；收缩手屈的肌群，则可使手内屈。因此，人体的某一部分的运动实质是一群肌力作用的结果。

二、力的三要素

使物体运动状态发生变化的效应称为力的外效应，而使物体产生变形的效应称为力的内效应。力对物体的效应取决于三个要素：①力的大小；②力的方向；③力的作用点。三者缺一不可。

力的大小法定单位为牛顿（N），压力和应力的单位是帕（Pa）。力是矢量，力对物体的效应不仅决定于它的大小，而且与其作用方向密切相关。力的作用点是指力对物体作用的位置。一般而言，它并不是一个点，而往往是物体的某一部分的体积和面积。在很多情况下，可把这些分布在体积或面积上的分布力简化为作用于一个点上的集中力，例如重力分布在物体的整个体积上；而当研究力的外效应时，就可把重力简化为集中力作用在物体的重心上；肱二头肌的下端附着在桡骨粗隆这一区域上，在计算该肌力时，就可作为一集中力来处理。

三、几种常见的力

由于相互作用的形式是多种多样，力学上一般分为万有引力、弹性力、接触力、摩擦力和肌肉力，前 4 种力在各个领域中都有一定的典型性和普遍性，而最后一种力则是生物力学所特有的。

（1）万有引力 任何两物体之间都有相互吸引的力的作用，称为万有引力。它们之间的作用符合牛顿万有引力定律。在地球上的任何物体不论大的、小的、宏观的或微观的，都受到地球的引力作用，故万有引力是一个表现很普遍而又很重要的力，称为"重力"。重力的大小可用物体的质量（m）与重力加速度（g）的乘积表示，即 $w = mg$。

（2）弹性力 一般利用弹簧形变而产生的力称为弹性力，它是以弹簧的伸长或压缩为前提，在弹性极限内，弹性力 F 的大小与弹簧的变形 χ 成正比关系，即 $F = k \cdot \chi$。其中式中 k 称为弹簧的弹性系数，它是使弹簧发生单位变形所需要的力。

（3）接触力 若物体接触面之间的摩擦力远小于物体所受的其他力，则该摩擦力可以忽略不计，而认为接触面是"光滑"的。假若接触面是光滑的，则物体可以沿光滑桌面滑动，或沿接触面在接触点的公法线方向脱离接触，但不能沿公法线方向压入接触面，所以物体所受的接触力的方向必沿着接触面的公法线上。

（4）摩擦力 当相互接触的物体有相对滑动或相对滑动趋势时，在接触面的切线方向出现了阻止相对滑动的力，称为摩擦力。

（5）肌肉力 对于脊椎动物来说，各种动作的形成，主要是由于肌肉收缩所产生的肌力作用于骨骼的结果。从力学上来看，人体的各种运动是以骨为杠杆、关节为枢纽、肌肉的收缩作为动力而构成的，肌肉是形成运动的主动部分，骨和骨连结是被动部分。运动器官通过肌肉的活动得以调整肌体部分之间的位置关系，得以进行人类特有的各种社会劳动和日常生活。运动器官系统中所指的肌肉都是横纹肌，一般附着于骨，可随人的意志而收缩，又称为骨骼肌。骨骼肌分为中间的肌腹部分和两端的肌腰部分，肌腹部分色红、柔软，在神经支配下进行收缩，其主要成分是肌纤维，其次是结缔组织膜，肌腰部分色白、坚韧无收缩能力，主要部分是腱组织，肌肉借肌腱分别附着于两根骨的骨膜、筋膜和关节囊的表面。分布到肌肉的神经有两种，一种是感觉神经，它向中枢神经传递肌肉紧张状态的感觉；另一种是运动神经，接受中枢神经传导来的脉冲刺激肌肉，引起肌肉的收缩。肌腱只分布有感觉神经，向中枢神经传递被拉长时的感觉。因此，肌肉的主要特性是收缩。从能量观点来看，肌肉是把食物氧化反应最终产生的化学能转换成为作机械功的生物学机器。肌肉所做的工作，基本上可分为动力工作和静力工作两种，动力工作如走路、奔跑或进行劳动等各种运动，静力工作见于保持人体平衡和保持身体各部分之间一定的姿势，这实际上就是骨骼肌运动的两种形式。直接连结是指相邻骨之间充满连接组织，中间不留空隙，又称为无间隙的连结，例如颅骨骨缝和椎间盘等。间接连结是骨和骨之间有间隙，又称为有间隙的连结，因而能做较广泛程度的运动，这种骨连结又称为关节，例如髋关节、膝关节、肩关节等。关节是骨连接的主要形式，关节在运动中如同枢纽一样，作成杠杆装置中的支点，而骨骼就以关节为轴心，在肌肉的牵动下产生运动。

在力学中，衡量每块肌肉的性能主要是肌肉的力量，而影响肌肉力量的因素是复杂的，肌纤维本身的数量、质量、长度、力学方面的因素（肌肉起止点的位置、肌拉力角、收缩速度等）、神经-肌肉及整个机体的状况都对肌力产生影响。

第二节 髋关节的解剖结构与生物力学的关系

生物力学主要研究各种运动、各种作用力和它们之间的内部联系，是在认识人体力学改变时，所应遵守的工程技术学原则。人体在作用力下发生劳损和变形的多少，将取决于人体特殊的力学表现。通过髋关节生物力学的研究，可明确髋关节各种作用力之间的关系，以达到对关节结构力学特点的进一步认识，有利于髋关节疾病临床的诊断和治疗。

一、髋关节的结构

1. 髋关节的组成

髋关节为连接躯干与下肢的一个多轴杵臼关节，由股骨头和髋臼组成，关节面覆以透明软骨。股骨头为一个 2/3 的球状体，其上方略呈扁平，内侧中央部分的关节软骨最厚，在接近边缘处逐渐变薄。髋臼关节面为马蹄形，边缘部分较厚。髋臼周缘上有由纤维软骨形成的关节盂缘，加深了髋臼的深度。

2. 髋臼的位置

髋臼的开口是倾斜向前、向外和向下，由髋臼周缘及其开口形成的平面与身体矢状面形成一个向后开口的 40° 夹角，与身体水平面形成一个开向外侧的 60° 角。

3. 股骨颈

髋关节正常结构的发育与通过此关节的重力和肌肉力量的正常分布有关。股骨颈经过胚胎时期的发育和出生后的改变，在身体冠状面和水平面上与股骨干形成一定的角度。

（1）颈干角 股骨颈与股骨干二者的长轴在冠状面上相交形成的角。新生儿的颈干角为 150°，而到成年时则减少到 125°，颈干角的存在使股骨干离骨盆较远，不致影响髋关节活动的范围。颈干角大于正常，称之为髋外翻。颈干角小于正常称之为髋内翻，在某些先天性及代谢性骨疾患中能见到此种情况，颈干角可减少到 90°，甚至更小。

（2）股骨颈前倾角 股骨颈与股骨干在身体水平面上形成的角称为前倾角。此角度为股骨颈长轴与通过双侧股骨髁的轴线在水平面上相交所形成。成年人的股骨前倾角平均约为 12°，婴儿与幼儿的前倾角平均值在女性为 26°，男性为 23°。一般来说，女性股骨颈前倾角较男性为大。在胎儿发育过程中股骨颈处于髋外翻状，前倾角加大。在幼儿开始走路后，由于体重的作用及行走动作中各种肌肉牵拉力的作用，股骨颈干角及颈前倾角逐渐变小，最后达到成年人的角度。

4. 股骨干

髋关节承受的体重向下传到股骨干上。股骨干上端 2/3 部分在冠状面上形成弯曲，而沿其全长在矢状面上形成弯曲。股骨干的力学轴线为自股骨头旋转中心至股骨内外髁之间的一条直线。上述解剖结构，使股骨干在承受上下压挤应力的同时，还受到弯曲剪式应力的作用。在冠状面和矢状面上，股骨干各不同水平上承受的轴向压力、弯曲应力及剪式应力均较为恒定。股骨上端承受的剪式应力最大，而在股骨干中段则最小。弯曲应力（由牵拉及压挤二部分应力组成）在粗隆下部位最大，而在股骨上下两端最小。在水平面上，股骨上端承受的扭转应力最大。因此，股骨上端发生骨折时，股骨头及颈受到的多为剪式应力，而在粗隆下部位则受到弯曲和旋转外力的作用。

5. 股骨上端内部结构

将股骨沿冠状面剖开后，可明显见到骨小梁的排列方式。内侧骨小梁系统始自股骨干上端内侧皮质，向股骨颈内侧做放射状分布，最后终止在股骨头软骨下方。外侧骨小梁系统始自股骨干外侧皮质，沿股骨颈外侧上行，与内侧骨小梁交叉，止于股骨头内下侧 1/4 处软骨下方。此外，在粗隆间处另有一些次要的骨小梁系统，其中一部分自内侧骨皮质开始，延伸到大粗隆，另一部分由外侧开始，与前一系统交叉成直角，止于粗隆及股骨颈。在矢状面上，骨小梁的排列与股骨头的关节面成直角，在股骨颈的中央部分交叉形成致密的楔状结构，再延伸到股骨颈前方及后方的骨皮质上。股骨距系由致密的骨小梁组成，始自股骨干上的股骨颈，向上延伸，通过股骨颈的松质骨，在内侧止于股骨颈的后壁，在外侧与大粗隆的松质骨汇合。股骨距为股骨干皮质骨向上的延长，通过小粗隆而到达股骨颈的下方。有研究表明，股骨颈所承受的压力并非来自垂直方向者，股骨颈内侧和外侧骨小梁系统均受到压挤应力的作用。在静止负重时，股骨头与颈受到的合力并不沿垂直方向而是向外，与垂直线形成 $10°\sim15°$ 的夹角，这是由于外展肌作用之故。股骨颈内侧骨小梁的排列与上述方向相符，股骨颈外侧骨小梁系统的排列方向也与外展肌和阔筋膜张肌作用的方向基本上一致。

6. 股距

为股骨上段内负重系统一个重要组成部分。它位于股骨颈干连接部的内后方，在小转子深部，为多层致密骨构成的骨板。因此，股距可作为股骨干后内侧骨皮质的延伸部分。股骨是偏心受力，应力不是平均分布，在应力较大部分，必然需要更为坚固的骨组织加以抗衡。股距是股骨上段偏心受力的着力点，为直立负重时最大压应力部位，同时也受到弯矩和扭矩的作用，其存在增加了颈干连接部对应力的承受能力。

二、运动髋关节的肌肉

1. 使髋关节屈的肌群

有髂腰肌、股直肌、缝匠肌等。髂腰肌是位于髋关节前面的大肌肉。起点分两部分：一部分起于第十二胸椎和全部腰椎体的侧面，一部分起于髂窝，两部分肌肉共同止于股骨小转子。近固定时，髂腰肌的拉力方向是从下后向上前，使大腿在髋关节处屈和旋外。远固定时，髂腰肌的拉力方向从后上向前下，使躯干和骨盆前屈。因此，在收腹举腿和跑步一类动作中均要用到此肌。田径运动中很注重训练髂腰肌，因为髂腰肌定点位置较高，它收缩时可充分抬高大腿以增大步幅，其止点靠近关节的中心，肌肉稍微收缩就能使末端环节移动较大的距离，有利于增大步幅。运动锻炼中，经常采用高抬腿跑、仰卧起坐等动作训练髂腰肌。

2. 使髋关节伸的肌群

有臀大肌、臀中肌、大收肌等。臀大肌是位于髋关节后面的大肌肉，由于直立行走的需要，肌纤维粗壮有力。臀大肌起点范围较广，起自髂骨外面后部、骶骨后面等处，止于股骨臀肌粗隆。近固定时，臀大肌的拉力方向是由前外下向后内上，使大腿在髋关节处伸、内收和旋外。臀大肌外上部的纤维还能使大腿外展。远固定时，臀大肌的拉力方向是后内上向前外下，使躯干和骨盆后仰。因此，在后蹬、后手翻、后踢腿，由坐到站起和上楼梯以及跳跃中的"挺髋"等动作中均要用到臀大肌。在田径球类等运动中很注意训练臀大肌，常采用蹬跑、后踢腿和后控腿等练习，因为臀大肌是组成"弹跳力"的重要肌肉。

3. 使髋关节内收的肌群

有大收肌、耻骨肌、短收肌、长收肌和股薄肌等。大收肌位于髋关节内侧面，起自坐骨结节等处，止于股骨粗线内侧全长直到内上髁。近固定时，大收肌拉力方向由前外向后内上，使大腿在髋关节处内收、伸。远固定时，大收肌的拉力方向由后内上向前外下，使骨盆后仰和侧倾。因此，在游泳、骑马、体操的并腿姿势等动作中要用到大收肌，两腿越是处于外展位置再内收，大收肌发挥的作用亦愈大。

4. 使髋关节外展的肌群

有臀中肌、臀小肌、阔筋膜张肌及臀大肌的一部分等。臀中肌位于髋关节外侧面，肌纤维呈扇形，起自髂骨外面，止于股骨大转子。近固定时，臀中肌总拉力方向由外下向内上，使大腿在髋关节处外展。由于臀中肌呈扇形，起点面积大，故前部肌纤维还能使大腿屈并旋内，后部肌纤维使大腿伸并旋外。远固定时使骨盆和躯干侧屈，在有技巧的侧手翻、侧空翻、起跑时单腿支撑等动作中都要用到臀中肌。

5. 使髋关节旋外的肌群

有梨状肌、股方肌、臀大肌、髂腰肌等。梨状肌在臀部深层，起于骶骨前面，穿过坐骨大孔，止于股骨转子。近固定时，梨状肌拉力方向由前向后，使大腿在髋关节处旋外。

6. 使髋关节旋内的肌群

有臀中肌、臀小肌等。大腿旋外肌群远较旋内的肌群数量多、力量强，这是因为在直立行走过程中，需要保持身体较大的稳定，采取"八"字的走法，以求得较大的支撑面的缘故，所以旋外肌群比旋内肌群发达。

第三节　髋关节的运动学

髋关节的运动学是用于观察股骨头机械性能的科学，股骨头像一个球，球的运动是股骨头的旋转中心围绕窝轴于关节面上进行球的滑动。如果因某种原因使股骨头的中心移位，则股骨头运动出现不协调，股骨头在关节面上的滑动，不是在一种摩擦力微小情况下进行，而是球在关节面上产生一种犁样的作用。经测量人工关节的摩擦约与正常关节在起步时相等，在开始走后的头几步摩擦高，是因为静态摩擦较高的原因。在各种髋关节疾病中，应观察研究关节面上产生的运动速度是否存在了不正常的滑动以及异常的力。

一、髋关节的运动范围

髋关节是一个球轴承的运动机构，髋关节主要动作可分解为在矢状面、冠状面及横截面三个互相垂直面上的运动。髋关节在矢状面运动的最大范围能屈曲 0°～140°，伸展 0°～15°；在冠状平面能外展 0°～30°，内收 0°～25°；在横截面内，屈曲时外旋 0°～90°，内旋 0°～70°。

髋关节在日常活动中，其三平面的活动范围有所不同，以走路而言，屈伸动作在+40°～-5°，内收外展动作及内外旋转动作则在+5°～-5°之间。而上楼梯时，活动范围较大，屈伸活动范围为 67°，内收外展动作及内外旋转动作分别约为 28° 及 26°。而在跑步时，矢状面上的屈伸动作范围会增加。

二、髋关节的力

在治疗髋关节疾患时需要对正常作用于髋关节的各种力有所了解，特别当治疗目的是为了减少作用在髋关节的合力或减少髋关节单位面积上所承受的压力时更有必要。

在正常情况下，髋关节承受的力很大，远超过身体的重力，作用在髋关节的外力在静态时和动态也不相同。静止时的外力，指作用在髋关节的各种力处于平衡状态，髋关节没有活动，而运动时的外力则包括产生下肢运动的各种力在内。总的说来，作用在髋关节的合力系由重力和肌肉拉力两部分组成。

由于人在采取各种姿势和动作时需要保持站立体位，需要不断地稳定身体的重心，因此，在分析髋关节力学变化时，应对身体重心与髋关节的关系进行了解。

人体站立时的重心紧处于第 2 骶椎的前方，该处到髋关节中心的水平距离为 8.5～10cm，在垂直方向上，身体重心位于髋关节上 2cm 处。在身体保持正常姿势时，身体重心与双侧髋关节的共同轴线在同一冠状面上。

人的运动最基本的一种是步行状态，它是一种自然周期性的位移运动，此时就要分析不同步相时的受力情况。人在步行时随时处于支撑状态，不是单腿支撑便是双腿支撑。一般步行动作都是由后步、后蹲、足平，前蹬、前步等 5 个动作组成。步行时身体总重心的轨迹，反映了人体与支点相互作用的动力学状态。在平地上正常行走迈步时，体重完全落在负重的髋关节上而且还要保持身体正平衡，为了使步态平稳，不负重的髋关节下降到水平线以下 4° 左右。随着这种姿势的改变，重心移向负重的一侧，使平衡身体的中心接近负重侧脚跟的上方。迈下一步时，体重移到另外一只脚上，重心也移向负重的一侧，下肢离地一侧的骨盆也下降少许。由此可见，走路时身体的全部活动就是重心来回移动的过程，重心移动的距离为 4～4.5cm。在正常走路时，左右髋关节轮流负重的过程进行得极平稳且有节奏，消耗的能量也减到低限度。

我们在做各种动作时，常需要髋部肌肉作用以平衡体重，因此会对髋关节产生相当大的压力。在此过程中，若以髋关节扮演支点的角色，则从支点到身体重心之力臂远大于支点到髋部肌肉的力臂，髋部肌肉的力量远大于人体重量，因此关节受力便会大于体重。髋部肌肉除了可以增加稳定之外，还可调节股骨的受力状态。正常人站立之下，若臀中肌未作用，股骨颈受到一个弯曲力矩，因此会在上方造成张应力，在下方产生压应力。因此，若荷重过大，则容易产生张应力破坏，然而，若肌肉产生收缩作用，则其力量会抵消上方张应力部分，因而可避免股骨颈发生骨折。

第四节 髋关节的静力学

在正常情况下用双脚站立时，身体重心在冠状面上位于双侧髋关节共同轴线的上方，每个髋关节约承受全部体重的 1/3，即髋关节以上体重的 1/2。如只有一侧下肢负重，则该侧髋关节在正常情况下承受的外力要比上面的数值大得多。髋关节为一复杂的关节，具有一个球状的支点，因此外力不只作用在一个平面上，为了便于探讨，可以设定身体重心与负重的髋关节中心在同一冠状面上。根据此点可以推算出在冠状面上作用于髋关节的各种外力。为了平衡一个简单杠杆系统，支点两侧的力矩应该相等。在髋关节上，内侧力矩为体重乘以身体重心到髋关节中心的距离，外侧力矩为外展肌及阔筋膜张肌的牵拉力乘以该肌肉止点到髋关节中心的距离，作用在髋关节的合力为体重与上述肌肉牵拉力之和。在产生作用于髋关节的合力时，两个力臂的比例甚为重要。由身体重心到髋关节中心的水平距离越短，保持平衡所需的外展肌与阔筋膜张肌拉力就越小；反之，重心至髋关节的距离越大，所需的肌肉拉力越强。

在正常情况下用一条腿站立，骨盆保持水平位，重心在中线时，内侧与外侧力臂之比为 1.5:1 及 2:1 之间。重心的位置取决于骨盆的倾斜度以及头部、躯干、上肢及不负重的下肢的位置。如在迈步向侧方倾斜躯干，使其完全位于负重的髋关节，则内侧力臂缩短为零，不需外展肌或阔筋膜张肌的拉力来保持平衡，此种情况可见于特伦德尔伯格步态。另一方面，如身体向不负重的一侧斜，或外展不负重侧的上肢或下肢，则重心至负重髋关节的距离增加，为了保持身体平衡，所需的外展肌力也随之增加，作用在髋关节上的合力有所增加。

测定作用在髋关节的静力时，首先必须推算外展肌的拉力及髂胫束的张力。在已知髋关节转矩（体重 W 乘以髋关节中心到身体重心的距离 a）及髋关节中心至外展肌及髂胫束作用点的距离（大约在股骨大粗隆上外侧，用 I 表示）时，可根据以下公式 $E=Wa/I$ 进行计算。因此，为了稳定髋关节就需要加强外展肌及髂胫束的拉力。

有研究表明，用一条腿站立，骨盆保持水平位时，防止骨盆在髋关节上旋转的力量，不完全由于肌肉的牵拉，有一部分系来自阔筋膜张肌及髂胫束的被动张力。抬高骨盆 $10°\sim15°$ 时，肌腱部分处于松弛状态，主要力量来自外展肌的收缩。当骨盆下降到一定程度（$10°\sim20°$）时，即可由筋膜来完成稳定髋关节的作用，此时不再需要肌肉的收缩。外展肌与髂胫束的拉力为体重的 1.4~1.6 倍，这个力加上体重成为作用在髋关节上的合力。根据理论计算和实验计算的结果，作用在髋关节的静力为体重的 2.4~2.6 倍。

第五节 髋关节的动力学

在正常走路时，髋关节承受的合力远较单腿站立时所承受的作用力为大。由于加速与减速的作用，作用在髋关节的动力较静力要大 50% 或更多。有报道，由于肌肉收缩的结果，作用在髋关节的合力可达到 400kg，根据计算，在平路上行走时，作用在髋关节的最大合力为体重的 5～6 倍。髋关节承受的动力，即髋臼与股骨头之间的压力包括：地面反作用力、重力、加速度及肌肉拉力。地面反冲力为地面对脚踏地时所产生力的反作用加重力，为体重所造成，加速度则为下肢运动所引起。

作用在髋关节上力的主要组成部分来自屈、伸、外展和内收髋关节的肌肉。由于旋转髋关节的肌肉均较小及其位置的关系，因旋转动作而引起的股骨头与髋关节之间的外力很少，计算时可不包括在内。有人对上述各种力及作用在髋关节上的合力作了推算，计算出走路时髋关节承受的外力，最高可达 392kg，约为该人体重的 5.8 倍。

为了准确地测定作用于髋关节的外力，有人设计了一种人工股骨头，在其颈部内安装了一套应力计，使通过髋关节的外力能分解为三个互相垂直的分力，测定的结果通过导线传出体外。结果表明，当被测者用一条腿站立时，髋关节承受的外力为体重的 2.6 倍，此点与计算所得的髋关节静力负荷的数值相同。病人缓慢行走时髋关节承受的最大压力约为体重的 1.6 倍；走路速度加快时，抬腿阶段的压力为体重的 3.3 倍，迈腿阶段的外力为体重的 1.2 倍；奔跑时，抬腿阶段的外力可达体重的 5 倍，迈腿阶段的外力可为体重的 3 倍；用拐走路时，髋关节承受的外力可减少到体重的 0.3 倍。

第六节　髋关节生物力学在临床上的应用

髋关节骨性关节炎时，髋关节组织耐受不了所承受的机械应力，髋关节受到异常强的压力，为了解决这个问题，可以加强关节组织，提高其耐受压力的性能或设法减少作用在髋关节上的压力。前一种方法要通过生物学的途径来实现，后一种方法则要采取机械性措施。为了减少髋关节的压缩应力也有两种方法，一是增加关节的负重面积；二是减少髋关节负荷。手术方法多属于第二种减少髋关节压力的方法。

减少髋关节负荷的一个最简单的方法是减轻体重。体重每减少 1kg，单腿站立时髋关节承受的静力可减少近 3kg。走路时将身体倾向患侧髋关节，这样可以减少由于体重造成的力矩，从而减少为了平衡躯干而产生的肌肉拉力，使髋关节承受较少的合力。减少髋关节负荷的最有效的一种方法是使用拐杖。走路时，在患病髋关节的对侧使用手杖，可以有效地减轻髋关节承受的压力，不致出现跛行。手杖有一个较长的杠杆力臂，手杖抵地产生的推力可以代替患侧外展肌的拉力。在观察中发现，用单腿站立时，负重侧髋关节在正常情况下承受的静力接近 175kg，而使用手杖以 17.5kg 的力向下抵地时，可使作用在髋关节上的静力减少到不足 30kg。

在使用带柄的人工股骨头行置换术时，尽可能保持股骨颈的长度。股骨颈过短时，外展肌的力臂也变短，使得在单腿站立时，外展肌要增加拉力以维持身体的平衡，此外，加深髋臼并将人工股骨头移向内侧可以减少髋关节内侧的力矩，从而减少所需的肌肉拉力。

对髋关节金属杯成形术中金属杯的最佳位置进行分析表明，髋臼的位置越向内、向下越好，而将大粗隆尖端移到越靠外的位置越好。金属杯要尽可能地选用最大尺寸。

对于股骨上端截骨术，有学者主张采用粗隆截骨术增加髋关节负重面积，以减轻髋关节内的压力。为了达到这个目的，可行内翻或外翻截骨术，使股骨头转到一个与髋臼最适合的位置。行内侧截骨时，截去一个以内侧为基底的楔形，可以增加外展肌的张力并少许加长外展肌的力臂。这种手术还可以使髋臼承受的合力移向髋臼内侧，使其作用在较大面积的关节面上。外展截骨一般用于较严重的骨性关节炎时，往往内侧有骨赘形成。这种手术与外展肌、内收肌及腰大肌的肌腱切断同时采用，可以有效地减少髋关节的负荷。

对髋关节生物力学进行深入全面的了解，对于在临床中防治疾病有重要的意义，因此，髋关节的生物力学有待于在这方面进一步深入研究。

第三章

骨与软组织的力学系统
——人体弓弦力学系统

一、人体与力的关系

1. 人类的基本属性与力的关系

（1）人类有两大属性。第一是人的自然属性，第二是人的社会属性。人的自然属性告诉我们，人为了生存，必须进行物质索取（比如衣食住行），人类为了延续必须自我再生产（性欲）；人的社会属性告诉我们，人的一切行为不可避免地要与周围所有的人发生各种各样的关系，比如生产关系、亲属关系、同事关系等等。现实社会中的人，必然是一个生活在一定社会关系中的人。这种复杂的社会关系就决定了人的本质，形成了人的社会属性。人类的这两大基本属性中离不开一个共同点，就是人的运动性。运动是物质的固有性质和存在方式，是物质的根本属性，世界上没有不运动的物质，也没有离开物质的运动。同时运动具有守恒性，即运动既不能被创造又不能被消灭，人类的一切行为都离不开运动。

（2）力是运动中不可缺少的最重要的元素。力是一个物体对另一个物体的作用，物体间力的作用是相互的，力可以改变物体的运动状态，也可以改变物体的物理状态。人生活在地球上，首先会受到地心引力的影响。要维持人体的正常姿势，包括卧姿、坐姿、站姿，就必须形成与重力相适应的解剖结构，其次，人体为了生存要劳动、运动，会受到各种力的影响。

（3）人体内部的解剖结构分为两大类，即固体物质和流体物质。固体物质包括各种软组织（如肌肉、韧带、血管、淋巴管、神经、腱鞘、滑囊、关节囊、筋膜、大脑、脊髓和各种内脏器官）和骨骼；流体物质包括血液和各种组织液。因此，人体内的力学系统就包括固体力学系统和流体力学系统。这两大系统所表现的力学形式是多种多样的，但是概括起来说，只有 3 种基本的力学形式，即拉力、压力、张力。

2. 人体内的三种基本力学形式

力的反作用力，又称为应力。各种力作用于人体时，都有一个反作用力，所以在研究力对人体影响时，都采用应力这个概念，这样人体内的 3 种基本的力学形式称之为拉应力、压应力、张应力。

（1）拉应力　拉应力是方向沿一条线向两端方向相反的离心作用力（图 3-1）。

（2）压应力　压应力是方向沿一条线方向相对的向心作用力（图 3-2）。

图 3-1　拉力与拉应力　　　　　图 3-2　压力与压应力

（3）张应力　张应力是方向从一个圆的中心或一个球的中心向周围扩散的作用力（图 3-3）。

组成人体的各种物质从外部物理性质来分类，可分为刚体、柔体和流体。骨组织属于刚体，各种软组织，包括大脑、脊髓、各内脏器官、肌肉、韧带、筋膜、腱鞘、神经、滑囊、关节囊等都属于柔体，各种体液（包括血液）都属于流体。压应力主要作用于刚体。它是沿一条线方向

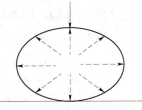

图 3-3　张力与张应力

的相对向心作用力，不管是刚体、柔体，还是流体都可能受到压力的影响，但主要是刚体；拉应力主要作用于柔体，它是沿一条线方向相反的离心作用力；张应力主要作用于流体，它是当流体在流动时，管腔容量小而流体的流量大而产生的张力或流体被堵塞、滞留而产生的作用力。人体的所有关节都是由骨性组织（刚体）构成它的主要部分，故关节大多受到压应力的影响；大脑、脊髓和内脏器官（柔体）在人体内都呈现悬挂式的，因受到地球引力的作用，它自身的重量就形成了对抗性的拉力，所以都受到拉应力的影响，其他的软组织（柔体）的两端或周边都附着在其他的组织结构上，因此也都受到拉应力的影响；而体液（包括血液）容易产生张力，在组织器官内都易受到张应力的影响。

3. 人体对异常应力的三种自我调节方式

（1）当异常力学状态影响和破坏组织结构和生理功能时，人体通过自我调节进行纠正，恢复正常，这是最佳的结果。

（2）当异常力学状态影响和破坏骨关节时，人体通过对抗性的调节进行自我修复，即通过软组织的增生、硬化、钙化、骨化来对抗这种异常力学状态，阻止力的继续影响和破坏作用。但这种调节造成新的病理因素，形成新的疾病。如肌肉增生和各种软组织硬化、钙化、骨化最终形成骨质增生，引发临床表现。

（3）当异常的力学状态对人体的组织结构和生理功能产生较大强度的破坏时，以上两种调节方法已经无效，人体则被迫采取第 3 种调节方法，即适应性调节方法。这种调节只能保持一部分组织结构和生理功能不被破坏，而另一部分被破坏。比如，小儿髋关节半脱位长期得不到正确治疗和纠正，直至长大成人，人体就通过适应性的调节功能使髋臼变形，股骨头变形，股骨头外侧肌肉硬化和钙化，来保持髋关节的部分伸屈功能。

4. 人体是一个复杂的力学结构生命体

根据人类的自然属性、社会属性及运动属性得知，人体是一个复杂的力学结构生命体，比如，人体为了生存和自我保护，人体的形体结构形成了类似于圆形的外形，这种近似圆形的形体结构最大限度地保护了人体免受外界的损伤。同时，人体将重要的结构

均置于身体的内部或者内侧，比如，人体将神经系统置于颅腔和椎管内，将心血管系统置于胸腔内，将四肢的重要神经血管置于肢体的内侧深层，以保证人体重要器官组织不受外界干扰和损伤。

二、骨杠杆力学系统

从物理学的知识得知，一个直的或者曲的刚体，在力的作用下，能围绕一固定点或者固定轴（支点）作转动，并克服阻力而做功。这个刚体在力学上称为杠杆。

人体的骨骼是支架，连接骨骼的软组织是维持这个支架保持正常位置和完成运动功能的纽带。骨骼本身不能产生运动功能，只有在软组织的牵拉作用下，才会完成运动功能。为了完成运动功能，人体根据其自身的特点形成了骨杠杆力学系统。所谓骨杠杆力学系统，是指骨相当于一硬棒（刚体），它在肌肉拉力（动力）作用下，围绕关节轴（支点）作用，并克服阻力而做功。为了完成不同的生理功能，人体形成了不同类型的关节连结，如单轴关节、双轴关节和多轴关节（图3-4），以保证关节能够沿冠状轴面进行屈伸运动，沿矢状轴面进行内收外展运动、沿垂直轴面进行内旋外旋以及环转运动。

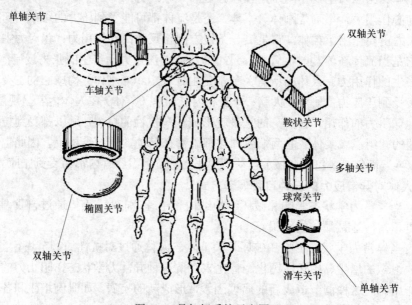

图3-4 骨杠杆系统示意图

综上所述，运动是人体的根本属性之一，力是人体运动的基本元素。所以，人体的力学结构就成为我们研究人体的生理病理时一个重要部分。那么，人体运动系统的力学结构是什么？这些力学结构的组成成分有哪些？它们之间的关系如何？力学结构如何影响疾病的发生、发展和转归？针刀治疗的原理是什么？不搞清楚这些问题，就不可能从学术的高度来认识针刀神奇的疗效，不可能解释针刀治疗众多临床疑难杂症的机理，不可能将针刀医学作为一门新兴的医学学科进行推广应用。经过上万例的针刀临床实践，作者发现了人类运动的力学解剖结构是人体弓弦力学系统，并根据弓弦力学系统提出了慢性软组织损伤的病理构架理论——网眼理论。现分述如下。

三、人体弓弦力学系统

一副完整的弓箭由弓、弦和箭三部分组成，弓与弦的连结处称之为弓弦结合部，一副完整弓弦的力学构架是在弦的牵拉条件下，使弓按照弦的拉力形成一个闭合的静态力学系统。弦相当于物理学的柔体物质，主要承受拉力的影响；弓相当于物理学的刚体物质，主要承受压力的影响。射箭时的力学构架是在弦的拉力作用下，使弓随弦的拉力方向产生形变，最后将箭射出（图3-5）。

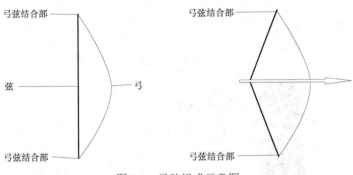

图3-5　弓弦组成示意图

人类在逐渐进化过程中，各骨骼与软组织的连结方式类似弓箭形状的力学系统，作者将其命名为人体弓弦力学系统。通过这个系统，人体能够保持正常的姿势，完成各种运动生理功能。人体弓弦力学系统是以骨为弓，关节囊、韧带、肌肉、筋膜为弦，完成人体特定运动功能的力学系统。它由动态弓弦力学单元和静态弓弦力学单元和辅助装置3个部分组成。静态弓弦力学单元是维持人体正常姿势的固定装置；动态弓弦力学单元是以肌肉为动力，是人体骨关节产生主动运动的基础；辅助装置是维持人体弓弦力学系统发挥正常功能的辅助结构，包括籽骨、副骨、滑液囊等，籽骨、副骨的作用是在人体运动应力最集中部位，将一个弓弦力学单元分为两个，从而最大限度地保持该部位的运动功能。比如，髌骨是人体最大的籽骨，它将膝关节前面的弓弦力学系统一分为二，减少了股四头肌的拉应力，避免了股四头肌腱与股骨和胫骨的直接摩擦，尤其是膝关节屈曲超过90°以后的肌肉与骨的摩擦。滑液囊的作用是弓弦结合部周围分泌润滑液，减少软组织起止点与骨骼的摩擦。

人体弓弦力学系统分为3类，即四肢弓弦力学系统、脊柱弓弦力学系统和脊-肢弓弦力学系统。这3个弓弦力学系统相互联系，相互补充，形成了人体完整的力学构架。每个系统由多个单关节弓弦力学系统组成。由此可见，要理解人体弓弦力学系统，首先要掌握单关节弓弦力学系统（图3-6），因为它是人体弓弦力学系统的基础。

1. 单关节弓弦力学系统

（1）静态弓弦力学单元　骨与骨之间以致密结缔组织形成的关节囊及韧带连接方式称为关节连接。关节连接是人体保持姿势及运动功能的基本单位，是一个典型的静态弓弦力学系统。一个静态弓弦力学单元由弓和弦两部分组成，弓为连续关节两端的骨骼；弦为附着在关节周围的关节囊、韧带或/和筋膜，关节囊、韧带或/和筋膜在骨骼的附着处称为弓弦结合部（图3-7）。

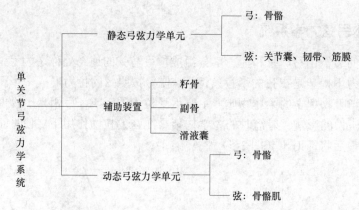

图 3-6　弓弦力学系统的组成构架示意图

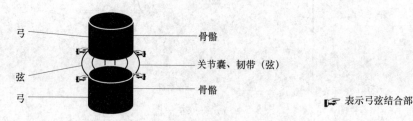

图 3-7　静态弓弦力学单元示意图

　　由于关节囊、韧带及筋膜本身没有主动收缩功能，它们的作用是保持关节正常的对合面，同时又维持关节稳定性，所以，静态弓弦力学单元的作用是维持人体正常姿势的固定装置。

　　（2）动态弓弦力学单元　人体进化为直立行走，其关节连接的形状和关节受力方式也发生了变化。骨骼本身不能产生运动，关节是将骨骼连接起来的一种高度进化模式，只有骨骼肌收缩，才能带动关节的运动，从而完成关节运动，也就是说，正常的关节是运动的基础，肌肉收缩是运动的动力。我们的骨骼肌都是超关节附着，即肌肉的两个附着点之间至少有一个以上的关节，肌肉收缩会使这些关节产生位移，完成特定的运动功能。一个动态弓弦力学单元包括一个以上的关节（静态弓弦力学系统）和超关节附着的骨骼肌，骨骼肌在骨面的附着处称为弓弦结合部（图 3-8）。

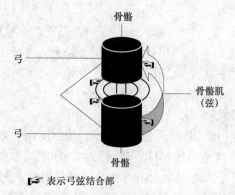

☞ 表示弓弦结合部

图 3-8　动态弓弦力学单元示意图

由于动态弓弦力学单元以肌肉为动力，以骨骼为杠杆，是骨杠杆系统的力学解剖结构。骨骼肌有主动收缩功能，所以，动态弓弦力学单元是骨关节产生主动运动的力学解剖学基础。

2. 四肢弓弦力学系统

人体的四肢以单关节弓弦力学系统为基础，构成了众多的形状不同、功能不同的弓弦力学系统。这些弓弦力学系统的作用是维持四肢关节的正常位置，完成四肢的运动功能。

（1）四肢静态弓弦力学单元　四肢静态弓弦力学单元以四肢关节连结的骨为弓，以关节囊、韧带、筋膜为弦，维持四肢关节的正常位置及静态力学平衡。上肢的关节如肩关节、肘关节、腕关节、掌指关节、指间关节，下肢的关节如髋关节、膝关节、踝关节、跗骨间关节、跖趾关节、趾间关节等关节连结以及由韧带或者筋膜连结起来的多关节解剖结构都属于单关节静态弓弦力学单元。

图 3-9 显示髋关节的一个静态弓弦力学单元，它是以髋臼、股骨头、股骨颈为弓，以关节囊为弦，关节囊在骨骼的附着处称为弓弦结合部。各种原因引起髋关节囊受力异常，人体会通过粘连、瘢痕、挛缩来代偿这些过大的应力，导致关节囊增厚。如果这种异常应力不解除，人体就会在关节囊的附着处即弓弦结合部进行对抗性的调节，即在此处形成硬化、钙化、骨化，最终形成骨质增生。

（2）四肢动态弓弦力学单元　四肢动态弓弦力学单元以四肢关节连结的骨为弓，以骨骼肌为弦，完成四肢关节的运动功能。上肢的关节如肩关节、肘关节、尺桡上关节、尺桡下关节、腕关节、掌指关节、指间关节，下肢的关节如髋关节、膝关节、踝关节、跗骨间关节、跖趾关节、趾间关节等关节的运动都属于单关节动态弓弦力学单元。

图 3-10 显示髋关节外旋动态弓弦力学单元。梨状肌大部分肌纤维起自骶骨第 2～4 骶前孔的外侧，止于股骨大转子上缘的后部；上孖肌起自坐骨小孔的上缘，即坐骨棘处，下孖肌起自坐骨小孔的下缘，即坐骨结节处，两肌的肌纤维与闭孔内肌的肌腱相合，最终抵止于转子窝处；闭孔内肌起自闭孔的内面以及周围的骨面，止于转子窝的内侧面；股方肌起自坐骨结节的外侧面，抵止于股骨大转子后面的股方肌结处。故髋关节外旋动态弓弦力学单元由以下解剖结构组成，以骶骨、坐骨、髋臼、股骨头、股骨转子间窝等骨骼为弓，以这五块肌肉为弦，这些肌肉在骨骼的附着处称之为弓弦结合部，这个动态弓弦力学单元完成髋关节的外旋功能。

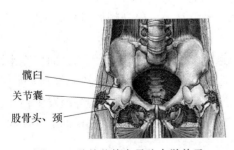

图 3-9　髋关节静态弓弦力学单元

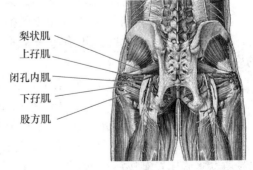

图 3-10　髋关节外旋动态弓弦力学单元

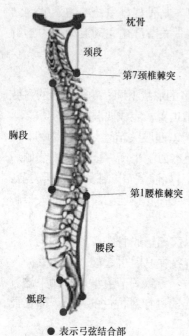

枕骨

颈段

第7颈椎棘突

胸段

第1腰椎棘突

腰段

骶段

● 表示弓弦结合部

图 3-11　脊柱弓弦力学系统

3. 脊柱弓弦力学系统

脊柱是人体的中轴线，人体为了生存的需要，在脊柱的矢状面上逐渐形成了一个曲线形状，这就是脊柱弓弦力学系统，也就是我们常说的脊柱的生理曲度。脊柱弓弦力学系统由多个单关节弓弦力学系统组成，由颈段、胸段、腰段、骶尾段的弓弦力学系统组成（图 3-11）。

（1）颈段弓弦力学系统　以枕骨、颈椎为弓，连结颈椎的软组织如椎间关节的关节突关节韧带、颈椎间盘、项韧带、黄韧带、椎枕肌、前（中、后）斜角肌、骶棘肌颈段等软组织为弦所形成的一个弓弦力学系统，颈段弓弦力学系统的功能是维持颈椎的生理曲度，完成颈部的部分运动功能（另一部分颈部的运动功能由脊-肢弓弦力学系统完成）。

（2）胸段弓弦力学系统　以胸椎及肋骨、胸骨为弓，连结这些骨骼的软组织如椎间关节的关节突关节韧带、肋横突韧带、黄韧带、前后纵韧带、胸段、胸椎间盘等软组织为弦所形成的一个弓弦力学系统，胸段弓弦力学系统的功能主要是维持胸椎的生理曲度，并参与胸椎在矢状面的运动功能。

（3）腰段弓弦力学系统　以腰椎为弓，连结腰椎的软组织如椎间关节的关节突关节韧带、腰椎间盘、前后纵韧带、黄韧带、髂腰韧带、骶棘肌腰段等软组织为弦所形成的一个弓弦力学系统，腰段弓弦力学系统的功能是维持腰椎的生理曲度，完成腰部的部分运动功能（另一部分腰部的运动功能由脊-肢弓弦力学系统完成）。

（4）骶尾段弓弦力学系统　以骶尾椎为弓，连结骶尾椎的软组织如骶棘韧带、骶结节韧带、骶棘肌腰段等软组织为弦所形成的一个弓弦力学系统，骶尾段弓弦力学系统的功能是维持骨盆平衡。

颈段、胸段、腰段、骶尾段的弓弦力学系统共同组成脊柱矢状面的整体弓弦力学系统，骶棘肌、项韧带、斜方肌等软组织在枕骨的附着处及第 7 颈椎的附着处为颈段的弓弦结合部，前纵韧带在第 1 胸椎、第 12 胸椎前面的附着处为胸段的弓弦结合部，骶棘肌、棘上韧带、背阔肌等软组织在第 1 腰椎、第 5 胸椎后面的附着处为腰段的弓弦结合部，骶棘韧带、骶结节韧带等软组织在骶椎侧面、坐骨结节、坐骨棘的附着处为骶尾段的弓弦结合部。

根据数学曲线变化规律，当一段曲线弧长一定时，这段曲线其中的一部分曲率变小，剩下的那一部分曲线的曲率会相应的增大。由于这些弓弦结合部都是脊柱矢状轴发生转曲的部位，所以，此部位的软组织尤其容易受到损伤。当弓弦结合部的软组织发生粘连、瘢痕、挛缩等损伤时，就会引起脊柱生理曲度的变化，引发颈椎病、腰椎病、颈-腰综合征等众多临床疑难病症。

4. 脊-肢弓弦力学系统

躯干是人体的主干，人体要完成复杂的运动功能，如肢带关节（肩关节、髋关节）

的运动，上、下肢同时运动，就需要围绕脊柱的多个关节的联合协调运动。从而形成了脊-肢弓弦力学系统。后者由多个单关节弓弦力学系统组成，分为胸廓与肢体弓弦力学系统及脊柱与肢体弓弦力学系统。脊-肢弓弦力学系统以脊柱为中心，相互协调，相互补充，保证了脊动肢动、肢动脊动的统一。这个弓弦力学系统从形状上看，类似斜拉桥的结构，斜拉桥的桥塔相当于脊柱，斜拉桥的桥面相当于肢带骨，连接斜拉桥的拉索相当于连结脊柱和肢带骨的软组织。桥塔和桥面相当于弓，拉索相当于弦（图3-12）。

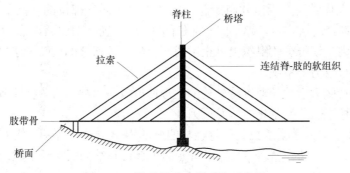

图 3-12　脊-肢弓弦力学系统示意图

根据斜拉桥的原理，我们得知，斜拉桥由桥塔、拉索和桥面组成。我们以一个索塔来分析。桥塔两侧是对称的斜拉索，通过斜拉索将桥塔和桥面连接在一起。假设索塔两侧只有两根斜拉索，左右对称各一条，这两根斜拉索受到主梁的重力作用，对桥塔产生两个对称的沿着斜拉索方向的拉力，根据受力分析，左边的力可以分解为水平向左的一个力和竖直向下的一个力；同样的右边的力可以分解为水平向右的一个力和竖直向下的一个力；由于这两个力是对称的，所以水平向左和水平向右的两个力互相抵消了，最终主梁的重力成为对桥塔的竖直向下的两个力，这样，力又传给索塔下面的桥墩了。斜拉索数量越多，分散主梁给斜拉索的力就越多。

脊柱与肢带骨的连结类似于斜拉桥的力学原理，脊柱两侧肌肉、韧带、筋膜等软组织的正常应力是维持脊柱和肢带骨的正常力学传导的必要元素。如果这些软组织受到异常的拉应力，就会造成脊柱的移位。换言之，脊柱的错位不是脊柱本身引起的，而是由于脊柱两侧软组织的应力异常导致的。当脊柱一侧的软组织的拉应力异常，脊柱就会向拉力侧倾斜，在影像学上就会发现脊柱在矢状面、冠状面、垂直面出现单一的或者多方向的移位表现。而且一侧的软组织的拉应力异常引起了脊柱的移位，必然引起对侧的软组织的拉应力异常。

与颈椎病有关的脊柱与肢体的弓弦力学系统：一是以颈椎、肩胛骨为弓，肩胛提肌为弦的动态弓弦力学单元，二是以脊柱、肱骨、肩胛骨为弓，斜方肌、背阔肌为弦的动态弓弦力学单元，三是以颈椎横突、肋骨为弓，前、中、后斜角肌为弦的动态弓弦力学系统。以斜方肌、背阔肌的动态弓弦力学单元为例，当斜方肌、背阔肌慢性劳损，人体在修复过程中在肌肉的起止点形成粘连、瘢痕，造成局部的应力异常，根据斜拉桥的力学原理，必然引起颈椎在冠状面的受力异常，最终引起颈椎侧弯，引起颈椎病的临床表现；同时，由于斜方肌与背阔肌有部分相同的起点，斜方肌的损伤后期会引起背阔肌慢性劳损，背阔肌又是腰部的脊-肢弓弦力学系统，当背阔肌损伤以后应力异常，必然引起腰椎弓弦力学系统的代偿，严重者引起腰椎错位，引发腰神经根的卡压，引起下肢神经压迫的临床表现。这就是颈-腰综合征的病理机制。

综上所述，我们可以得出以下结论：

（1）人体的弓弦力学系统是物理学的力学成分在人体骨关节与软组织之间的具体表现形式，是人体运动系统的力学解剖结构，它的基本单位是关节，一个关节的弓弦力学系统包括静态弓弦力学单元和动态弓弦力学单元及其辅助结构。

（2）由于人体骨关节周围软组织起止点的不同在同一部位的骨骼上可以有一个或者多个肌肉、韧带的起止点。起于同一部位的肌肉、韧带可止于不同的骨骼，起于不同骨骼的多条肌肉、韧带等软组织也可止于同一骨骼。各部分的弓弦力学单元相互交叉，形成人体整体弓弦力学系统。

（3）脊柱弓弦力学系统对维持脊柱的生理曲度具有重要意义，脊柱前、后面软组织损伤是引起脊柱生理曲度变化的始发原因。

（4）脊-肢弓弦力学系统找到了脊柱与四肢的力学传导的路径，从力学层面实现了脊柱与四肢的统一。动、静态弓弦力学单元的关系可归纳为四句话，即动中有静，静中有动，动静结合，平衡功能。

（5）弓弦力学系统组成部分的慢性损伤，必然引起弓弦组成部的受力异常在弓弦力学系统中，应力集中的部位首先是弓弦结合部即软组织的起止点，其次是弦即软组织的行经路线，最后是弓即骨关节。这就是为什么骨关节周围的软组织损伤在临床上最为多见，其次才是软组织行经路线的损伤，最后是骨关节本身的损伤如骨质增生，创伤性关节炎，骨性关节炎等。

（6）弓弦力学系统的创立阐明了慢性软组织损伤及骨质增生等临床疑难杂症的病理机制和疾病的病理构架，完善和补充了针刀医学基础理论，将针刀治疗从"以痛为腧"的病变点治疗提升到对疾病的病理构架治疗的高度上来，解决了针刀治疗有效率高、治愈率低的现状，为针刀治愈困扰全人类健康的慢性软组织损伤性疾病、骨质增生症提供了理论基础。

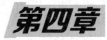

第四章
慢性软组织损伤的病因病理机制

第一节 慢性软组织损伤的病因

一、慢性软组织损伤和骨质增生的新病因学理论和病理机制的产生

慢性软组织损伤疾病是临床常见病、多发病，是影响人类健康、降低人类生活质量的主要疾病，中西医学界对此类疾病的发病原因、病理变化作了大量的研究，但进展不大。现代骨伤科教材《中医骨伤科学》指出："软组织损伤常就诊于骨伤科，但对其发病机制和病理形态的改变知道很少，应列入骨伤科病理学的研究范围。"黄家驷外科学有类似的说明。

1976 年朱汉章教授发明针刀以来，针刀疗法经历了 40 多年的风风雨雨，历尽艰辛，几度浮沉，从农村到城市，从基层医院到三甲医院，从一种疗法发展成为一门新兴医学体系，从师带徒的培训模式发展到大学五年制本科学历教育，靠的是什么？靠的是针刀的疗效，疗效才是硬道理。针刀以其卓越的疗法治愈了困惑人类健康的两大病症，即慢性软组织损伤性疾病和骨质增生性疾病，同时，还治疗了大量内、外、妇、儿、皮肤等多科临床疑难杂症，比如，脊柱侧弯、痉挛性脑瘫、中风后遗症、扭转痉挛、慢性盆腔炎等近 300 种疾病。实现了 5 个转变，即变不治为可治、变开放性手术为闭合性手术、变复杂治疗为简单治疗、变痛苦治疗为几乎无痛苦治疗、变久治不愈为立竿见影。只要使用过针刀治疗的大夫，无不为针刀神奇的疗效所折服。针刀疗法以其器械简单、费用低廉、疗效神奇，充分证明了它的科学性，赢得了千百万患者和国内外医学专家学者的一致好评。但同时也因为见效快、易复发、操作不规范、不能全面解释慢性软组织损伤性疾病的临床表现而频遭质疑。

朱汉章教授通过对慢性软组织损伤类疾病及骨质增生疾病的病因病理学研究得出，动态平衡失调是引起慢性软组织损伤的根本病因，力平衡失调是引起骨质增生的根本病因，针刀通过切开瘢痕、分离粘连与挛缩、疏通堵塞，从而恢复动态平衡，恢复力平衡，使疾病得以治愈。也就是说慢性软组织损伤和骨质增生的病因病理是人体软组织和骨关节的运动功能受到限制。但针刀治疗与功能平衡的关系是什么？针刀手术如何调节平衡？病变的粘连瘢痕在什么部位？疼痛点或者压痛点就是粘连、瘢痕和挛缩的主要部位吗？针刀是通过什么方式去促进局部微循环的？针刀治疗脊柱相关疾病的机理是什么？一种疾病的针刀治疗点如何把握？多少个治疗点是正确的？一种疾病针刀治疗的疗程如何确定？在同一部位反复多次做针刀有没有限度？究其原因，其根本问题在于平衡只是一个功能概念，针刀治疗与功能平衡之间缺乏一个物质基础，没有这个基础，针刀疗法就变成了一种无序化过程，一种无法规范的盲目操作，一种经验医学。想扎几针就扎几针，哪里疼痛就扎哪里。

综上所述，过去针刀医学关于慢性软组织损伤以及骨质增生的病因病理有缺陷和不足，即动态平衡失调和力平衡失调只是功能状态，而针刀治疗的是人体的解剖结构，换言之，针刀治疗缺乏解剖结构与疾病病因病理的内在联系，从而使学术界和针刀医生都无法理解针刀治疗部位与疾病的内在联系，直接影响了针刀医学的纵深发展，限制了针刀医学与中医、西医界的学术交流，严重阻碍了针刀医学产业化进程。

要解决这个根本问题就必须搞清楚针刀治诊疗与人体功能平衡之间的物质基础。作者经过大量的针刀临床实践，总结中西医关于慢性软组织损伤的病因病理，提出了人类骨与软组织之间存在一个完整的力学系统——人体弓弦力学系统。根据弓弦力学系统，认识骨和软组织之间的力学变化关系，神经血管在骨关节周围及软组织中的行经路线，重新认识慢性软组织损伤、骨质增生的原因以及脊柱相关疾病所引起的多系统、多器官病变的原因以及病理变化，真正实现针刀治疗的科学性和实践性和可重复性。为此，笔者根据人体弓弦力学系统，提出了慢性软组织损伤和骨质增生的新的病因学理论和病理机制。

二、慢性软组织损伤及骨质增生的根本病因——弓弦力学系统力平衡失调

任何疾病的发生发展必然有其解剖形态学基础，各种原因引起人体相关弓弦力学系统解剖结构的形态变化，引起了弓弦力学系统力平衡失调，才导致慢性软组织损伤性疾病。我们把这种关系归纳为"不正不平，不平则病"。

1. 不正的定义

各种致病因素如暴力损伤，积累性损伤，隐蔽性损伤，情绪性损伤等引起相关的弓弦力学系统受力异常，最终导致弓弦力学系统的组成部分（骨与软组织）形态结构改变，失去正常位置，作者将其称为不正。人体弓弦力学系统由三部分组成，即单关节弓弦力学系统、脊柱弓弦力学系统和脊-肢弓弦力学系统，它们不正的表现形式也有所不同。

（1）软组织的形态结构改变 在弓弦结合部（软组织在骨面的附着处）及弦的行经路线（关节囊、韧带、筋膜、肌肉等软组织的走行路线）的粘连、瘢痕、挛缩、硬节、条索、硬化、钙化等。

（2）单关节弓弦力学系统 主要负责四肢的骨关节力学传导，故它受损后的形态学改变为四肢关节微小错位，骨质增生，严重的病人表现为关节畸形。

（3）脊柱弓弦力学系统 主要负责脊柱力学传导，故它受损后的形态学改变为脊柱生理曲度的变化，脊柱各关节在矢状面、冠状面、水平面出现单一或者多向性的错位，骨质增生，椎间盘移位等。

（4）脊-肢弓弦力学系统 主要负责脊柱与四肢的力学传导，故它受损后的形态学改变表现一是脊柱弓弦力学系统受损后的形态学改变，二是四肢弓弦力学系统受损后的形态学改变，如强直性脊柱炎、类风湿关节炎、扭转痉挛等疾病的骨关节畸形。

以上解剖结构的形态学改变可以通过临床物理检查，影像学及显微镜下获得。

2. 不平的定义

弓弦力学系统的形态结构异常（不正）是慢性软组织损伤的根本原因，但由于人体具有巨大的自我修复和自我调节潜能，所以，在不正的情况下，受损的软组织和骨关节的功能在一定限度内可以由邻近其他软组织或者骨关节代偿，故此时临床症状和体征轻微甚至没有临床表现。换言之，虽然弓弦力学系统的形态结构已经异常，如软组织的粘连、瘢痕、挛缩、硬节、条索、硬化、钙化和骨关节的错位等，但如果这种形态结构异常在人体的代偿范围以内，就没有临床表现或者只有轻微的症状；当弓弦力学系统的形态结构异常（不正）超过了人体自我修复和自我调节潜能的极限，破坏了人体的力平衡，就会导致受损软组织和骨关节的功能异常，或/和卡压行经于弦（软组织）之间的神经、血管，引起各种复杂的症状和体征。作者将这种由于弓弦力学系统的形态结构异常（不正）导致其受损弓弦力学系统的功能障碍，引起人体力平衡失调称为不平。

根据人体弓弦力学系统的组成不同，其力平衡失调的临床表现方式也不同。

（1）软组织损伤后功能异常的临床表现为局部疼痛、肿胀、压痛、硬节、条索、硬化，功能障碍等。比如，肱二头肌动态弓弦力学单元受损后，在弓弦结合部（肱二头肌长、短头起点）的肌腱粘连、条索、硬化、钙化，引起肱二头肌长头腱鞘炎及肱二头肌短头肌腱炎的临床表现。

（2）单关节弓弦力学系统受损后功能异常表现为关节肿胀疼痛，活动受限，严重的病人表现为关节畸形，关节功能丧失。比如，膝关节骨性关节炎是由于膝关节的弓弦力学系统受损后，改变了膝关节以及周围软组织的正常结构和毗邻关系，引起膝关节肿痛，行走困难，关节积液，最终导致膝关节畸形。

（3）脊柱弓弦力学系统受损后的功能异常表现为脊柱周围软组织损伤后的临床表现，如果卡压了行经于这些部位软组织中的神经、血管，就会引发诸多复杂的临床表现。比如，颈椎病是由于颈段的弓弦力学系统受损后，改变了颈段的骨关节以及软组织的正常结构和毗邻关系，首先引起颈部的酸痛，颈部活动受限，当卡压了颈段的神经、血管，就会引起神经根型颈椎病，椎动脉型颈椎病，交感神经型颈椎病，脊髓型颈椎病的临床表现，再如，慢性支气管炎由于在脊柱弓弦力学系统中，颈胸结合部既是颈段脊柱弓弦力学系统的弓弦结合部，又是胸段脊柱弓弦力学系统的弓弦结合部，所以，此处有众多的软组织附着，容易受损，引起颈、胸段脊柱的形态学改变，一方面影响行经颈胸椎前侧方支配肺部的植物神经，另一方面使胸廓容积改变，最终引起支气管、肺脏的功能异常，临床表现出慢性咳嗽、咯痰、气喘，呼吸困难及肺功能异常。

（4）脊-肢弓弦力学系统受损后的功能异常表现，一是脊柱弓弦力学系统受损后的功能异常的症状体征，二是四肢弓弦力学系统受损后的功能异常的症状体征。比如，强直性脊柱炎早期有腰骶部晨僵感，酸胀，腰痛，后期出现脊柱强直，髋关节强直，肩肘关节强直，膝关节强直等脊柱弓弦力学系统受损和四肢弓弦力学系统受损的临床表现。

综上所述，可以得出以下结论：

（1）弓弦力学系统的形态结构改变（即不正）是引发慢性软组织损伤、骨质增生以及各内脏器官慢性损伤的物质基础，当这种形态改变超过了人体的自身代偿能力和自我修复能力，卡压行经于弦（软组织）之间的神经、血管，人体的力平衡被破坏（即不平），从而引起各种复杂的症状和体征。由于人类个体对环境、气候、情绪、损伤等引起慢性软组织损伤的自我修复能力和自我调节各不相同，所以，各弓弦力学系统的形态学改变和功能学改变也不一样，这就是慢性软组织损伤的临床表现和影像学表现纷乱复杂的根本原因所在。

（2）骨质增生不是由于骨骼本身退变或者缺钙的结果而是慢性软组织损伤在骨关节的特殊表现方式。详见第二节慢性软组织损伤及骨质增生的病理构架理论——网眼理论。

（3）不正与不平的关系不正是原因，不平是不正的一个结果。不正不必然引起不平，如果弓弦力学系统受损轻微，而人体的自我代偿能力和自我修复能力强，就不会引起临床表现；反之，如果弓弦力学系统受损重，而人体的自我代偿能力和自我修复能力弱，则会引起各种临床表现，即在不正不平的情况下，才需要外力如针刀加以调节。

（4）弓弦力学系统的形态学改变不是骨质本身（弓）所致，而是骨关节周围的软组织（弦）的力平衡失调所致，慢性软组织损伤后的临床表现是人体对弓弦力学系统受损失代偿的结果。针对不正不平，不平则病，针刀的治疗目的就是扶正调平，纠正弓弦力学系统的异常形态，解除神经、血管的卡压，恢复人体的自我修复能力和自我调节能力。

第二节　慢性软组织损伤及骨质增生的病理构架理论——网眼理论

过去，由于针刀医学关于慢性软组织损伤病因学理论的模糊，在针刀医学原理及针刀教材等著作中将针刀术视为盲视闭合性手术。对照新华字典上对盲的解释：盲就是瞎，看不见东西，对事物不能辨认，如果将针刀闭合性手术定性为盲视手术，就会给人一种针刀是在人体内瞎扎乱捣的感觉，那么谁还敢接受针刀治疗呢？搞清楚人体弓弦力学系统受损是引起慢性软组织损伤的根本原因以后，针刀治疗就从盲视手术变为非直视手术了，针刀的治疗就能做到有的放矢，刀到病除，从源头上解决了针刀安全性的问题，对针刀医学的发展具有重要的现实意义和深远的历史意义。

慢性软组织损伤及骨质增生的病理构架理论—网眼理论就是分析慢性软组织损伤后的弓弦力学系统产生的病理机理，从而为针刀治疗提供形态病理学论据。理解和掌握慢性软组织损伤及骨质增生的病理构架理论——网眼理论，首先要弄清创伤的修复愈合方式，粘连、瘢痕、挛缩，以及骨质增生的本质，然后再理解弓弦力学系统受损后所形成的病理构架。

一、现代创伤愈合的概念

（一）炎症反应期

软组织损伤后，局部迅速发生炎症反应，可持续 3～5 日。此过程中最主要的病理反应是凝血和免疫反应。凝血过程中，引发血小板被激活、聚集，并释出多种生物因子，如促进细胞增殖的血小板源性生长因子、转化生长因子，这些因子和血小板释放的花生四烯酸、血小板激活的补体 C5 片段等共同具有诱导吞噬细胞的趋化作用，血小板源性内皮细胞生长因子在炎症反应期后参与肉芽毛细血管的形成，增加血管通透性，使中性粒细胞、单核细胞游离出血管，并在趋化物的作用下到达损伤部位。免疫反应首先是中性粒细胞、单核-巨噬细胞的作用，中性粒细胞首先进入损伤组织，并分泌血小板活化因子和一些趋化物质，在各种生长因子和趋化物的联合作用下，随之单核细胞到达损伤部位，并转化为巨噬细胞。上述中性粒细胞和单核-巨噬细胞均具有很强的清除坏死组织、病原体的功能。单核-巨噬细胞是炎症阶段的主要分泌细胞，它可以分泌许多生长因子和刺激因子。这些因子为炎症后期的细胞增殖分化期打好了坚实的基础。同时，巨噬细胞还可影响生长因子和细胞间的相互作用，没有巨噬细胞，它们将不易发挥作用。淋巴细胞和肥大细胞也参与炎症反应期，它们对血管反应、组织再生修复能力等均有影响。

（二）细胞增殖分化期

此期的特征性表现是通过修复细胞的增殖分化活动来修复组织缺损。对表浅损伤的修复主要是通过上皮细胞的增殖、迁移并覆盖创面完成；对于深部其他软组织损伤则需要通过肉芽组织形成的方式来进行修复。肉芽组织的主要成分是成纤维细胞、巨噬细胞、丰富的毛细血管和丰富的细胞间基质。在普通软组织中，成纤维细胞是主要的修复细胞。肉芽组织内的血供来源于内皮细胞的增殖分化和毛细血管的形成，先是内皮细胞在多肽生长因子的趋化下迁移至伤处，迁移至伤处的内皮细胞在一些生物因子的刺激下开始细胞增殖，当内皮细胞增殖到一定数目时，在血管生成素等血管活性物质的作用下，分化成血管内皮细胞，并彼此相连形成贯通的血管。

（三）组织的修复重建期

肉芽组织形成后，伤口将收缩。而后，体表损伤由再生上皮覆盖或瘢痕形成；深部损伤则形成肉芽组织达到损伤的暂时愈合。在普通的软组织损伤中，再经过组织重建，即肉芽组织转变为正常的结缔组织，成纤维细胞转变为纤维细胞，从而实现损伤组织的最终愈合。

二、慢性软组织损伤的本质

慢性软组织损伤后，人体通过自我修复、自我调节过程对受损软组织进行修复和重建，其修复重建方式有 3 种：一是损伤组织完全修复，即组织的形态、功能完全恢复正常，与原来组织无任何区别；二是损伤组织大部分修复，维持其基本形态，但有粘连或瘢痕或者挛缩形成，其功能可能正常或有所减弱；三是损伤组织自身无修复能力，必须通过纤维组织的粘连、瘢痕和挛缩进行修复，其形态和功能都与原组织不同或完全不同，成为一种无功能或为有碍正常功能的组织。了解创伤愈合和过程，正确认识粘连、瘢痕和挛缩及堵塞的本质，对针刀治疗此类疾病具有重要临床指导作用。

（一）粘连的本质

粘连是部分软组织损伤或手术后组织愈合时必然经过的修复过程，它是人体自我修复的一种生理功能。但是，任何事物都有两面性，当急、慢性损伤后，组织的修复不能达到完全再生、复原，而在受伤害的组织中形成粘连、瘢痕或（和）挛缩，且这种粘连和瘢痕影响了组织、器官的功能，压迫神经、血管等，就会产生相关组织、器官的功能障碍，从而引发一系列临床症状。此时，粘连就超过了人体本身修复的生理功能，而成为慢性软组织损伤中的病理因素。粘连的表现形式有以下几种：

（1）肌束膜间的粘连　正常状态下，每块肌肉收缩时并非所有的肌纤维全部同时参与活动，而是部分舒张，部分收缩，这样交替运动才能保持肌张力。如果肌内部损伤，肌束间发生粘连，肌束间便会产生感觉或运动障碍，在肌内可产生条索或结节之类的病变，这种情况多发生在单一的肌肉组织肌腹部损伤。

（2）肌外膜之间的粘连　即相邻的肌肉外膜之间的粘连。如果是两块肌肉的肌纤维方向相同，而且是协同肌之间的粘连，可能不产生明显的运动障碍，也就不会引起较重症状；如果两块肌肉的肌纤维走行方向不同，当一块肌肉收缩时，这种粘连影响到收缩肌肉本身及相邻肌肉的运动，妨碍其正常功能，临床上可检查到压痛、条索、结节等改变，如肱二头肌短头与喙肱肌之间的粘连

（3）肌腱之间的粘连　如桡骨茎突部肌腱炎引起拇长展肌与拇短伸肌之间的粘连。

（4）腱周结构之间的粘连　腱周结构包括腱周围疏松结缔组织、滑液囊、脂肪垫或软骨垫等组织，它是保护腱末端的组织结构，当肌腱末端受到损伤时，因出血、渗出、水肿等无菌性炎症而产生腱末端与腱周结构的紧密粘连，这种粘连可发生在腱与自身的腱周结构之间，也可发生于两个相邻的腱周围结构之间。

（5）韧带与关节囊的粘连　关节囊周围，有许多切带相连，有的与关节囊呈愈着状态，密不可分，成为一体，而另一部分则多是相对独立、层次分明的。它们各自有独立的运动轨迹，当它们损伤之后，关节囊与韧带之间、韧带与韧带之间，会产生粘连。如踝关节创伤性关节炎，就是由于外伤引起踝关节囊与三角韧带及腓跟韧带的粘连等。

（6）肌腱、韧带与附着骨之间的粘连　肌腱和韧带均附着于骨面上，有的肌腱行于骨纤维管道中，在肌腱、韧带的游离部损伤时，肌腱和韧带的起止点及骨纤维管会产生粘连，影响关节运动，造成关节运动障碍，产生一系列症状，如肩周炎，就是肩关节周围的肱二头肌短头起点、肱二头肌长头通过结节间沟部，以及肩袖周围起止点之间的粘连，引起肩关节功能障碍。

（7）骨间的粘连　即骨与骨之间连接的筋膜、韧带和纤维组织之间的粘连，如胫腓骨间膜的粘连，尺桡骨间膜的粘连，腕关节内部韧带连接处的粘连等。

（8）神经与周围软组织的粘连　神经与周围软组织发生粘连或神经行经路线周围的软组织因为粘连对神经产生卡压，如神经卡压综合征、颈椎病、腰椎间盘突出症、腰椎管狭窄症、梨状肌综合征等疾病的症状、体征就是由此而引起的。

（二）瘢痕的本质

通过西医病理学的知识，知道损伤后组织的自我修复要经过炎症反应期、细胞增殖分化期和组织修复重建期才能完成。在急性炎症反应期和细胞增殖分化期后，损伤处会产生肉芽组织，其成分为大量的纤维母细胞，这些细胞分泌原胶原蛋白，在局部形成胶原纤维，最终，纤维母细胞转变为纤维细胞。随着胶原纤维大量增加，毛细血管和纤维细胞则减少，随之，肉芽组织变为致密的瘢痕组织。3周后胶原纤维分解作用逐渐增强，

3 个月后则分解、吸收作用明显增生，可使瘢痕在一定程度上缩小变软。在软组织（肌肉、肌腱、韧带、关节囊、腱周结构、神经、血管等）损伤的自我修复过程中，肌肉、肌腱纤维及关节囊等组织往往再生不全，代之以结缔组织修复占主导的地位。于是，出现的瘢痕也不能完全吸收。从病理学的角度看，瘢痕大都是结缔组织玻璃样变性。病变处呈半透明、灰白色、质坚韧，纤维细胞明显减少，胶原纤维组织增粗，甚至形成均匀一致的玻璃样物。当这种瘢痕没有影响到损伤组织本身或者损伤周围的组织、器官的功能时，它是人体的一种自我修复的过程。然而，如果瘢痕过大、过多，造成了组织器官的功能障碍时，使相关弓弦力学系统不正不平，从而成为一种病理因素，这时，就需要针刀治疗了。

（三）挛缩的本质

挛缩是软组织损伤后的另一种自我修复形式，软组织损伤以后，引起粘连和瘢痕，以代偿组织、器官的部分功能，如果损伤较重，粘连和瘢痕不足以代偿受损组织的功能时，特别是骨关节周围的慢性软组织损伤，由于关节周围应力集中，受损组织就会变厚、变硬、变短，以弥补骨关节的运动功能需要，这就是挛缩。瘢痕是挛缩的基础，挛缩是粘连、瘢痕的结果。他们都因为使相关弓弦力学系统不正不平，从而成为一种病理因素。

（四）堵塞的本质

针刀医学对堵塞的解释是软组织损伤后，正常组织代谢紊乱，微循环障碍，局部缺血缺氧，在损伤的修复过程中所形成的粘连、瘢痕、挛缩，使血管数量进一步减少，血流量锐减，导致局部血供明显减少，代谢产物堆积，影响组织器官的修复，使相关弓弦力学系统不平，从而成为一种病理因素。

三、骨质增生的本质

骨质增生本质是人体对骨关节异常力平衡的对抗性调节的结果，它的病理基础是软组织的动态平衡失调，它的病理发展过程是硬化→钙化→骨化。也就是说，骨质增生是慢性软组织损伤的特殊表现形式。

当骨关节周围的软组织（如肌肉、韧带、筋膜的起止点）损伤后，人体通过粘连、瘢痕、挛缩和堵塞对受损组织进行自我修复，这种调节结果必然对软组织附着部的骨组织产生牵拉，导致局部骨组织的应力集中，沃尔夫定律——"骨的形态和功能上的每一个变化，或者仅仅是它们功能上的每一个变化，必然接着引起骨的外部形态上确定的次级变。这些变化是按数学定律进行的"和压电效应学说——"骨组织在应力刺激下，其成骨量增加"，证实了骨质增生与力学有着密切关系。换言之，骨组织可通过大小、形状和结构的再塑造来适应承载的需要，在一定范围内，增加载荷（需要增加承载）时可有骨形成；降低生理载荷（不需要或减少）时可将骨吸收；如果载荷过大（如对骨折过度加压），骨将由于压力性坏死而吸收。也就是说，骨在需要的地方生长，在不需要的地方吸收。由此可见，骨质增生（骨赘）是为适应应力改变而发生的，它既是生理的，又可转为病理的；它既可以使增生部位增加稳定性，但也可能成为对周围神经、血管等重要器官产生刺激和压迫的因素。而当消除这种异常高应力时，骨质增生则可缩小或甚至吸收。

通过对软组织损伤及骨质增生的病因病理的分析，可以得出这样的结论：

（1）慢性软组织损伤所引起的临床表现是人体对损伤的自我修复和自我调节超过了人体所能修复和调节的极限的结果，为了保持人体的动态平衡，人体对损伤的修复和代偿是一个整体的全方位的系统工程，即广泛的粘连、瘢痕、挛缩和堵塞修复过程。这种修复既要修复损伤组织本身，还要保证它的功能以及相邻组织器官的功能正常。换言之，慢性软组织损伤性疾病的本质是人体自身的代偿性疾病，是内因，其他因素如暴力性损伤、积累性损伤、情绪性损伤、隐蔽性损伤、疲劳性损伤、侵害性损伤、人体自重力性损伤、手术性损伤、病损性损伤、环境性损伤等都是外因，外因必须通过内因才能起作用，内因是决定性的因素，外因只是引起内因发生变化的条件。所以，其他侵害的治疗，如药物、理疗、开放性手术等都是针对外因的治疗，而针刀治疗是针对内因的治疗。

（2）当超过人体自身修复和代偿的极限就会引起疾病的发生，它的病理机制不是一个点或者几个点的孤立的、单独的病变，而是以点连线，以线成面的广泛的粘连、瘢痕、挛缩和堵塞，形成了完整的病理构架。

（3）骨质增生是慢性软组织损伤的特殊表现形式，是在骨关节周围的慢性软组织起止点的粘连、瘢痕、挛缩和堵塞造成骨关节的应力集中的基础上，骨关节所进行的自我代偿的结果。

四、网眼理论

慢性软组织损伤是人体对软组织损伤的自我修复和自我代偿的结果。当人体某一软组织受到异常应力的作用造成局部的出血、渗出，人体会启动自身的应急系统，利用粘连、瘢痕对损伤部位进行修复，如果这种修复是完全的、彻底的，人体就恢复正常的动态平衡状态，如果人体不能通过粘连、瘢痕对抗异常应力，就会引起软组织挛缩，如果局部的粘连、瘢痕过多过剩，就会引起周围软组织的粘连和瘢痕，导致软组织的受力异常。随着病情的发展，这些软组织根据各自的走行方向将异常的应力传达到软组织的附着点，最终引起该部位周围的软组织的广泛粘连和瘢痕。

慢性软组织损伤不是一个点的病变，而是以点成线、以线成面的立体网络状的一个病理构架，这个病理构架的解剖学基础就是人体弓弦力学系统。可以将它形象地比喻为一张渔网，渔网的各个结点就是弓弦结合部，是软组织在骨骼的附着点，是粘连、瘢痕最集中、病变最重的部位，换言之，它是慢性软组织损伤病变的关键部位；连结各个结点网线就是弦的行经路线。

综上所述，通过对慢性软组织损伤的病理构架分析，我们可以得出以下结论：

（1）慢性软组织损伤是一种人体自我代偿性疾病是人体在修复损伤软组织过程中所形成的病理变化，骨质增生是慢性软组织损伤在骨关节周围的特殊表现形式。人体的自我修复、自我代偿是内因，损伤是外因，外因必须通过内因才能起作用，针刀的作用只是一种帮助人体进行自我修复、自我代偿，针刀治疗是一种扶正的治疗。

（2）慢性软组织损伤的病理过程是以点-线-面的形式所形成的立体网络状病理构架。它的病理构架形成的形态学基础是人体弓弦力学系统。慢性软组织损伤后，该软组织起止点即弓弦结合部的粘连、瘢痕、挛缩和堵塞，就会影响在此处附着的其他软组织，通过这些组织的行经路线即弦的走行路线向周围发展辐射，最终在损伤组织内部、损伤组织周围、损伤部位与相邻组织之间形成立体网状的粘连、瘢痕，导致弓弦力学系统形态结构异常，影响了相关弓弦力学系统的功能，即由不平引起不正。

（3）根据慢性软组织损伤的网眼理论针刀整体治疗也应通过点、线、面进行整体治疗，破坏疾病的整体病理构架，针刀治疗是以恢复生理功能为最终目的的平衡治疗，而不是仅以止痛作为治疗的目标。

（4）网眼理论将中医宏观整体的理念与西医微观局部的理念结合起来既从总体上去理解疾病的发生发展，又从具体的病变点对疾病进行量化分析，对于制定针刀治疗慢性软组织损伤性疾病和骨质增生症的整体思路、确定针刀治疗的部位、针刀疗程以及针刀术后手法操作都具有积极的临床指导意义。

（5）根据慢性软组织损伤的病理构架所提出的网眼理论将针刀治疗从"以痛为腧"的病变点治疗提高到对疾病的病理构架治疗的高度上来，将治疗目的明确为扶正调平，对于制定针刀治疗的整体思路、确定针刀治疗的部位、针刀术后手法操作都具有积极的临床指导意义。

第五章

针刀操作技术

第一节 针刀术前准备

一、针刀手术室的设置

针刀是一种闭合性手术，与普通手术一样，必须在无菌手术室进行，国家对手术室有严格的规定。但由于针刀是一个新生事物，由于投入少，疗效好，所以几乎所有专业的临床医生都有学习针刀的，有外科、骨科、内科、儿科、中医科、针灸科、推拿按摩科、神经内科、皮肤科等，还有一些医技人员。所以，大家对针刀手术的无菌观念不强，学习针刀的医生对针刀手术器械也缺乏严格的消毒，仅在消毒液中做短时间的浸泡，即重复使用，这样难以达到杀灭肝炎、HIV 等病毒的消毒效果，极容易造成伤口感染，也容易染上肝炎和 HIV 等经血液传播的疾病。

有条件的医院应建立针刀专用手术室，一般医院要开展针刀，也必须有单独的针刀手术间。手术室基本条件包括：手术区域应划分为非限制区、半限制区和限制区，区域间标志明确，手术室用房及设施要求必须符合有关规定。为了防止手术室空间存在的飞沫和尘埃所带有的致病菌，应尽可能净化手术室空气。

1. 空间消毒法

（1）紫外线消毒法

多用悬吊紫外线灯管（电压 220V，波长 253.7mm，功率 30W），距离 1m 处，强度＞ $70\mu W/cm^2$，每立方米空间用量＞115W，照射时间大于 30 分钟。室温宜在 20℃～35℃，湿度小于 60%。需有消毒效果监测记录。

（2）化学气体熏蒸法

①乳酸熏蒸法：每 $100m^2$ 空间用乳酸 12ml 加等量水，放入治疗碗内，加热后所产生的气体能杀灭空气中细菌。手术间要封闭 4～6 小时。

②福尔马林（甲醛）熏蒸法：用 40%甲醛 $4ml/m^3$ 加水 $2ml/m^3$ 与高锰酸钾 $2g/m^3$ 混合，通过化学反应产生气体能杀灭空气中细菌。手术间封闭 12～24 小时。

除了定期空间消毒法外，尽量限制进入手术室的人员数；手术室的工作人员必须按规定更换着装和戴口罩；患者的衣物不得带入手术室；用湿法清除室内墙地和物品的尘埃等。

2. 手术管理制度

（1）严格手术审批制度，正确掌握手术指征，大型针刀手术由中级职称以上医师决定。

（2）术前完善各项常规检查如血常规检查、尿常规检查、凝血功能检查，对中老年人应做心电图、肝肾功能检查等。

（3）手术室常用急救药品如中枢神经兴奋剂、强心剂、升压药、镇静药、止血药、阿托品、地塞米松、氨茶碱、碳酸氢钠等。

（4）手术室基本器械应配置有麻醉机、呼吸机、万能手术床、无影灯、气管插管、人工呼吸设备等。

二、针刀手术的无菌操作

（1）手术环境：建立针刀治疗室，室内紫外线空气消毒 60 分钟，治疗台上的床单要经常换洗、消毒，每日工作结束时，彻底洗刷地面，清洁大扫除一次。

（2）手术用品消毒：推荐使用一次性针刀，若用铁柄针刀、骨科锤、纱布、外固定器、穿刺针等需高压蒸汽消毒。

（3）医生、护士术前必须洗手，用普通肥皂先洗 1 遍，再用洗手刷沾肥皂水交替刷洗双手，特别注意指甲缘、甲沟和指蹼。继以清水冲洗。

（4）术野皮肤充分消毒：选好治疗点，用记号笔在皮肤上做一记号。然后用 2%碘酒棉球在记号上按压一下使记号不致脱落，以记号为中心开始逐渐向周围 5cm 以上涂擦，不可由周围再返回中心。待碘酒干后用 75%酒精脱碘 2 次。若用 0.75%碘伏消毒皮肤可不用酒精脱碘。之后，覆盖无菌小洞巾，使进针点正对洞巾的洞口中央。

（5）手术时医生、护士应穿干净的白大衣、戴帽子和口罩，医生要戴无菌手套。若做中大型针刀手术，如治疗关节强直、股骨头坏死或骨折畸形愈合的折骨术，则要求医生、护士均穿无菌手术衣，戴无菌手套，患者术后常规服用抗生素 3 天预防感染。

（6）术中护士递送针刀等手术用具时，均应严格按照无菌操作规程进行，不可在手术人员的背后传递针刀及其他用具。

（7）一支针刀只能在一个治疗点使用，不可在多个治疗点进行治疗，以防不同部位交叉感染。连续给不同患者做针刀治疗时，应更换无菌手套。

（8）参观针刀操作的人员不可太靠近术者或站得太高，也不可随意在室内走动，以减少污染的机会。

（9）术毕，迅速用创可贴覆盖针孔。若同一部位有多个针孔，可用无菌纱布覆盖、包扎。嘱患者 3 天内不可在施术部位擦洗。3 天后，可除去包扎。

三、患者的体位选择

针刀治疗时患者的体位是否适当，对正确选点、针刀手术的入路和操作以及防止针刀意外情况发生等都很重要。对于病情较重、体质虚弱或精神紧张的患者，尤其要注意采取适当的体位。不适当的体位，不利于正确的手术操作，患者常因移动体位而造成弯刀、折刀，甚至发生脏器损伤。因此适当体位的选择，应该本着有利于针刀手术操作和患者舒适自然、能较长时间保持稳定的原则。临床上股骨头坏死针刀治疗时常用的体位，主要有以下三种：

（1）仰卧位　患者仰卧在治疗床上，患膝关节下垫沙袋。此体位适用于髋关节前侧的针刀治疗（图5-1）。

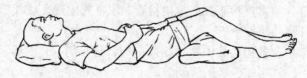

图5-1　仰卧位

（2）俯卧位　患者俯卧在治疗床上，患侧踝关节下垫软枕，此体位适用于松解髋部后侧的粘连瘢痕（图5-2）。

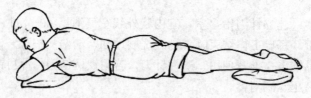

图5-2　俯卧位

（3）侧卧位　患者侧卧于治疗床上，下肢屈曲。此体位适用于大部分髋部疾病的针刀治疗（图5-3）。

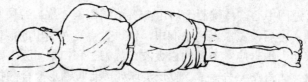

图5-3　侧卧位

四、针刀手术的麻醉方式

股骨头坏死针刀手术的麻醉方式：

1. 局部浸润麻醉

由针刀手术者完成局部麻醉。选用 1%利多卡因，一次总量不超过 200mg。适用于早中期股骨头坏死的患者。

2. 硬膜外麻醉

由麻醉科医生实施麻醉。适用于股骨头坏死导致髋关节功能障碍的患者。

第二节　针刀操作方法

1. 持针刀方法

持针刀方法正确是针刀操作准确的重要保证。针刀不同于一般的针灸针和手术刀，针刀是一种闭合性的手术器械，在人体内可以根据治疗要求随时转动方向，而且对各种疾病的治疗刺入深度都有不同的规定。因此正确的持针刀方法要求能够掌握方向，并控制刺入的深度。

以医者的右手食指和拇指捏住针刀柄，因为针刀柄是扁平的，并且和针刀刃在同一个平面内，针刀柄的方向即是刀口线的方向，所以可用拇指和食指来控制刀口线的方向。针刀柄扁平呈葫芦状，比较宽阔，方便拇、食指的捏持，便于用力将针刀刺入相应深度。中指托住针刀体，置于针刀体的中上部位。如果把针刀总体作为一个杠杆，中指就是杠杆的支点，便于针刀体根据治疗需要改变进针刀角度。无名指和小指置于施术部位的皮肤上，作为针刀体刺入时的一个支撑点，以控制针刀刺入的深度。在针刀刺入皮肤的瞬间，无名指和小指的支撑力和拇、食指的刺入力的方向是相反的，以防止针刀在刺入皮肤的瞬间，因惯性作用而刺入过深（图5-4）。另一种持针刀方法是在刺入较深部位时使用长型号针刀，其基本持针刀方法和前者相同，只是要用左手拇、食指捏紧针刀体下部。一方面起扶持作用，另一方面起控制作用，防止在右手刺入针刀时，由于针刀体过长而发生针刀体弓形变，引起方向改变（图5-5）。

以上两种是常用的持针刀方法，适用于大部分的针刀治疗。治疗特殊部位时，根据具体情况持针刀方法也应有所变化。

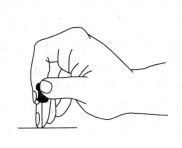
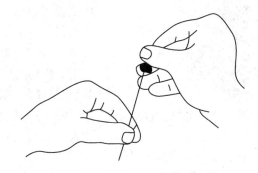

图5-4 单手持针刀法图　　　　　图5-5 夹持进针刀法

2. 进针刀方法

（1）定点　在确定病变部位和准确掌握该处的解剖结构后，在进针刀部位用记号笔做一标记，局部碘酒消毒后再用酒精脱碘，覆盖上无菌小洞巾。

（2）定向　使刀口线与重要血管、神经及肌腱走行方向平行，将刀刃压在进针刀点上。

（3）加压分离　持针刀手的拇、食指捏住针刀柄，其余3指托住针刀体，稍加压力不使刀刃刺破皮肤，使进针刀点处形成一个线形凹陷，将浅层神经和血管分离在刀刃两侧。

（4）刺入　继续加压，刺破皮肤，到达病灶部位（图5-6）。

所谓四步规程，就是针刀进针时，必须遵循的4个步骤，每一步都有丰富的内容。定点就是定进针刀点，定点的正确与否，直接关系到治疗效果。定点是基于对病因病理的精确诊断，对进针部位解剖结构立体的微观掌握。定向是在精确掌握进针刀部位的解剖结构前提下，采取各种手术入路确保手术安全进行，有效地避开神经、血管和重要脏器。加压分离，是在浅层部位有效避开神经、血管的一种方法。在前3步的基础上，才

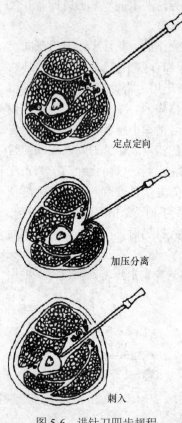

定点定向

加压分离

刺入

图 5-6　进针刀四步规程

能开始第 4 步的刺入。刺入时，以拇、食指捏住针刀柄，其余 3 指作支撑，压在进针刀点附近的皮肤上，防止刀锋刺入过深，而损伤深部重要神经、血管和脏器，或者深度超过病灶，损伤健康组织。

3. 常用针刀手术入路

（1）针刀入皮法　按照针刀四步进针规程，当定好点，将刀口线放好以后（刀口线和施术部位的神经、血管或肌肉纤维的走行方向平行），给刀锋加一适当压力，不使刺破皮肤，使体表形成一线形凹陷，这时刀锋下的神经、血管都被推挤在刀刃两侧，再刺入皮肤进入体内，借肌肉皮肤的弹性，肌肉和皮肤膨隆起来，线形凹陷消失，浅层的神经、血管也随之膨隆在针体两侧，这一方法可有效地避开浅层的神经、血管，将针刀刺入体内。

（2）按骨性标志的手术入路　骨性标志是在人体体表都可以触知的骨性突起，依据这些骨性突起，除了可以给部分病变组织定位外，也是手术入路的重要参考。骨突一般都是肌肉和韧带的起止点，也是慢性软组织损伤的好发部位。在颈椎定位时，常用 C_2 棘突部和 C_7 棘突部作为颈椎序列的定位标志。

（3）按肌性标志的手术入路　肌性标志是在人体体表可以看到和触知的肌肉轮廓和行经路线，是针刀手术体表定位的常用标志之一。

（4）以局部病变点为标志的手术入路　病变局部的条索、硬结、压痛点是针刀手术体表定位的参考标志。

4. 常用针刀刀法

（1）纵行疏通法　针刀刀口线与重要神经、血管走行一致，针刀体以皮肤为圆心，刀刃端在体内做纵向的弧形运动。主要以刀刃及接近刀锋的部分刀体为作用部位。其运动距离以厘米为单位，范围根据病情而定，进刀至剥离处组织，实际上已经切开了粘连等病变组织，如果疏通阻力过大，可以沿着肌或腱等病变组织的纤维走行方向切开，则可顺利进行纵行疏通（图 5-7）。

（2）横行剥离法　横行剥离法是在纵行疏通法的基础上进行的，针刀刀口线与重要神经、血管走行一致，针刀体以皮肤为圆心，刀刃端在体内做横向的弧形运动。横行剥离使粘连、瘢痕等组织在纵向松解的基础上进一步加大其松解度，其运动距离以厘米为单位，范围根据病情而定（图 5-8）。

纵行疏通法与横行剥离法是针刀手术操作的最基本和最常用的刀法。临床上常将纵行疏通法与横行剥离法相结合使用，简称纵疏横剥法，纵疏横剥 1 次为 1 刀。

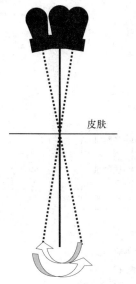

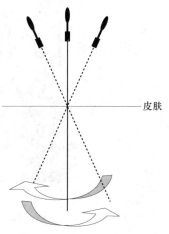

皮肤

皮肤

图 5-7　针刀纵行疏通法示意图　　　　图 5-8　针刀横行剥离法示意图

（3）提插切割法　刀刃到达病变部位以后，切开第 1 刀，然后针刀上提 0.5cm，再向下插入，切开第 2 刀，如此提插 3 刀为宜（图 5-9）。适用于粘连面大、粘连重的病变。如切开棘间韧带，挛缩的肌腱、韧带、关节囊等。

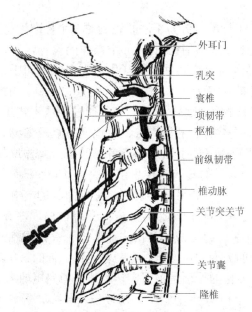

外耳门

乳突

寰椎

项韧带

枢椎

前纵韧带

椎动脉

关节突关节

关节囊

隆椎

图 5-9　侧面观颈椎棘间韧带针刀松解术

（4）骨面铲剥法　针刀到达骨面，刀刃沿骨面或骨嵴将粘连的肌肉、韧带从骨面上铲开，当感觉针刀下有松动感时为宜（图 5-10）。此法适用于骨质表面或者骨质边缘的软组织（肌肉起止点、韧带及筋膜的骨附着点）病变。如颈椎横突前后结节点，颞骨乳突点，枕骨上、下项线，鹅足等的松解。

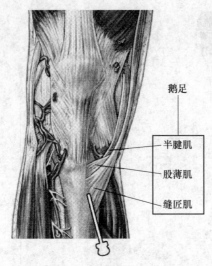

图 5-10　鹅足针刀松解术

5. 常用针刀术后手法

（1）针刀术后手法的原理　针刀手法是针对针刀术后残余的粘连和瘢痕进行徒手松解的治疗手段。根据网眼理论，针刀松解病变的关键点（软组织的起止点和顽固性压痛点等），针刀手法则是在针刀手术破坏整个病理构架的结点的基础上，进一步撕开局部的粘连和瘢痕。

（2）针刀手法的 3 个标准　针刀手法要达到的 3 个标准为稳、准、巧。

①稳：所谓稳就是针刀医学手法的每一个操作的设计，都以安全为第一，避免因手法设计的错误，而导致后遗症和并发症（由于不遵照针刀手法规定的操作规程而造成的事故，与手法设计的本身无关），增加患者痛苦。比如，钩椎关节旋转移位型颈椎病，通过针刀对有关损伤的软组织松解后，必须通过手法来纠正钩椎关节的旋转移位。根据此病的治疗要求和颈部的解剖学特点、生理学特点及生物力学特点，针刀医学设计了"两点一面"颈部旋转复位手法，让患者仰卧位（此体位使颈部肌肉放松，减少手法的抵抗力），医生一只手的食指钩住患椎棘突，方向和病理性旋转方向相反，拇指推住患椎横突的后侧缘，医生的另一只手托住患椎面部的一侧（和患椎病理性旋转方向相反的一侧），使患者头部向一侧旋转（方向和患椎病理性旋转方向同侧），当旋转到最大限度时，医生双手一起用力，食指钩住患椎棘突，拇指推顶患椎横突，另一手压住面部的一侧，向床面方向按压，此时可轻轻地将患椎的移位纠正到正常。此种手法的设计，食指的勾拉、拇指的推顶是根据旋转物体的力偶矩的力学原理，两个点就是两个力偶矩，都作用在一个椎体上（患椎），所以非常省力。另一手按压面部是根据旋转面的力学原理（颈部有矢状面和冠状面），轻微按压（实际是让颈部沿切线旋转），即可达到目的。另外，当手按压使面部向床面转动时，它的最大旋转角度不可能超过人体颈部的最大旋转角度 45°（因为有床面的阻碍）。这个手法的设计，是达到目前治疗钩椎关节旋转移位型颈椎病最安全的标准。针刀医学任何手法的设计都是建立在这样安全可靠的基础之上的。

②准：所谓准就是针刀手法的每一个操作，都能够作用到病变部位，不管是间接的

还是直接的，尽量避免健康组织受到力的刺激，即使为了手法操作的科学性和精确性而通过某些健康组织来传递力的作用，也不会能使健康组织受到损害性的刺激。

③巧：所谓巧是指针刀手法要达到操作巧妙，用力轻柔的目的。从手法学上来说，巧是贯穿始终的一个主题，没有巧无法达到无损伤、无痛苦而又立竿见影的效果。如何才能达到巧呢？巧来源于对生理、病理、解剖学的熟悉，和对力学知识、几何知识的灵活运用。

6. 针刀操作注意事项

（1）准确选择适应证，严格掌握禁忌证。要按以上所述适应证、禁忌证，对每一病人，每一疾病的不同情况（个体差异和疾病的不同阶段）精心选择。这是取得较好疗效、避免失误的根本。

（2）要刻苦学习解剖。要深入了解和熟练掌握针刀施术处的解剖特点、动态改变，主要血管、神经的体表投影，体表标志和体内标志。在胸背部、锁骨上需要避免刺入胸膜腔；在颈部、腰部及四肢要注意不要损伤大血管、神经干及内脏器官。

（3）严格无菌操作。针刀是闭合性手术，虽然它的创面很小，但是，一旦感染却也很难处理，一则深，二则可能是关节腔。因此要求所有物品必须达到高压灭菌的要求。消毒要正规，操作要符合无菌规范。

（4）妇女月经期、妊娠期及产后慎用本疗法。针刀治疗的刺激能促使盆腔充血，增加子宫收缩，如果在妇女月经期治疗可能导致月经不调，妊娠期可能导致流产，产后针刀治疗可能导致恶露不尽，甚至引发盆腔炎。因此，女性月经期间、妊娠期及产后慎用本疗法。

（5）瘢痕体质者慎用本疗法。瘢痕体质的人在人群中比例极小，其表现为损伤愈合后，表面瘢痕呈持续性增大，不但影响外观，而且局部疼痛、红痒，瘢痕收缩还影响功能运动，应慎用本疗法。

（6）针刀治疗部位有毛发者宜剃去，以防止感染。头发和毛囊是细菌藏身的好地方，针刀治疗时应剃去治疗部位的毛发，以防止感染，也便于针刀术后贴无菌敷料。

（7）患者精神紧张、劳累后或饥饿时不适宜运用本疗法。

第三节 针刀术后处理

一、针刀术后常规处理

1. 全身情况的观察
膝部针刀手术后绝对卧床 1～2 小时，防止针刀口出血，其间注意观察病人生命体征变化，如出现异常，随时通知医生及时处理。

2. 预防针刀治疗部位感染
针刀术后立即用无菌敷料或创可贴覆盖针刀治疗部位，术后 3 天内施术部位保持清洁、干燥，防止局部感染，72 小时后去除无菌敷料或创可贴。

二、针刀意外情况的处理

（一）晕针刀

晕针刀是指在针刀治疗过程中或治疗后半小时左右，患者出现头昏、心慌、恶心、肢冷汗出、意识淡漠等症状的现象。西医学认为晕针刀多为"晕厥"现象，是由于针刀的强烈刺激使迷走神经兴奋，导致周围血管扩张、心率减慢、血压下降，从而引起脑部短暂的（或一过性）供血不足而出现的缺血反应。

晕针刀本身不会给机体带来器质性损害，如果在晕针刀出现早期（患者反应迟钝，表情呆滞或头晕、恶心、心慌等）及时采取应对措施，一般可避免发生严重晕针刀现象。据统计，在接受针刀治疗患者中，晕针刀的发生率为 1%～3%，男女之比约为 1:1.9。

1. 发生原因

（1）体质因素　有些患者属于过敏性体质，血管、神经功能不稳定，多有晕厥史或肌肉注射后的类似晕针史，采用针刀治疗时很容易出现晕针刀现象。

在饥饿、过度疲劳、大汗、泄泻、大出血后，患者正气明显不足，此时接受针刀治疗亦容易导致晕针刀。

（2）精神因素　恐惧、精神过于紧张是不可忽视的原因。特别是对针刀不了解，怕针的患者。对针刀治疗过程中出现的正常针感（酸、胀、痛）和发出的响声，如针刀在骨面剥离的"嚓嚓"声，切割硬结的"咯吱、咯吱"声，切割筋膜的"嘣、嘣"声往往使患者情绪紧张加剧。

（3）体位因素　正坐位、俯坐位、仰靠坐位、颈椎牵引状态下坐位针刀治疗时，晕针刀发生率较高。卧位治疗时晕针刀发生率低。

（4）刺激部位　在肩背部、四肢末端部位治疗时，针刀剥离刺激量大，针感强，易出现晕针刀。

（5）环境因素　严冬酷暑，天气变化、气压明显降低时，针刀治疗易致晕针刀。

2. 临床表现

（1）轻度晕针刀　轻微头痛、头晕、上腹及全身不适、胸闷、泛恶、精神倦怠、打呵欠、站起时有些摇晃或有短暂意识丧失。

（2）重度晕针刀　突然昏厥或摔倒，面色苍白，大汗淋漓，四肢厥冷，口唇乌紫，双目上视，大小便失禁，脉细微。

通过正确处理患者精神渐渐恢复，可觉周身乏力，甚至有虚脱感，头部不适，反应迟钝，口干，轻微恶心。

3. 处理方法

（1）立即停止治疗将针刀一并迅速拔出，用无菌敷料或创可贴覆盖针刀施术部位。

（2）让患者平卧，头部放低，松开衣带，注意保暖。

（3）轻者给予温开水送服，静卧片刻即可恢复。

（4）重者在上述处理的基础上，选取水沟、合谷、内关等穴点刺或指压。

（5）如果上述处理仍不能使患者苏醒可考虑吸氧或做人工呼吸、静脉推注 50%葡萄糖 10ml 或采取其他急救措施。

4. 预防

（1）对于初次接受针刀治疗和精神紧张者，应先做好解释工作。

（2）患者选择舒适持久的体位，尽量采取卧位。

（3）针刀治疗时，要密切注意患者的整体情况，如有晕针刀征兆，立即停止针刀治疗。

（二）断针刀

在针刀手术操作过程中，针刀突然折断没入皮下或深部组织里，是较常见的针刀意外之一。

1. 发生原因

（1）针具质量不好，韧性较差。

（2）针刀反复多次使用在应力集中处也易发生疲劳性断裂。针刀操作中借用杠杆原理，以中指或环指做支点，手指接触针刀处是针体受剪力最大的部位，也是用力过猛容易造成弯针的部位，所以也是断针刀易发部位，而此处多露在皮肤之外。

（3）长期使用消毒液造成针身有腐蚀锈损或因长期放置而发生氧化反应，致使针体生锈，或术后不及时清洁刀具，针体上附有血迹而发生锈蚀，操作前又疏于检查。

（4）患者精神过于紧张，肌肉强烈收缩，或针刀松解时针感过于强烈。患者不能耐受而突然大幅度改变体位。

（5）发生滞针刀，针刀插入骨间隙，刺入较硬较大的变性软组织中，治疗部位肌肉紧张痉挛时，仍强行大幅度摆动针体或猛拔强抽。

2. 临床现象

针刀体折断，残端留在患者体内或部分针刀体露在皮肤外面，或全部残端陷没在皮肤、肌肉之内。

3. 处理方法

（1）术者应沉着，安抚患者不要恐惧，一定保持原有体位，防止针刀体残端向肌肉深层陷入。

（2）若皮肤外尚露有针刀体残端，可用镊子钳出。

（3）若残端与皮肤相平或稍低，但仍能看到残端时，可用押手拇、食两指在针刀旁按压皮肤，使之下陷，以使残端露出皮肤，再用镊子将针刀拔出。

（4）针刀残端完全没入皮肤下面，若残端下面是坚硬的骨面，可从针刀孔两侧用力下压，借骨面做底将残端顶出皮肤。或残端下面是软组织，可用手指将该部捏住将残端向上托出。

（5）若断针刀部分很短，埋入人体深部，在体表无法触及，应采用外科手术方法取出。手术宜就地进行，不宜搬动移位。必要时，可借助 X 线照射定位。

4. 预防

（1）术前要认真检查针刀有无锈蚀、裂纹，刚性和韧性是否合格，不合格者须剔除。

（2）在做针刀操作时，患者不可随意改变体位。

（3）针刀刺入人体深部或骨关节内，应避免用力过猛；针刀体在体内弯曲时，不可强行拔出针刀。

（4）医者应常练指力，熟练掌握针刀操作技巧，做到操作手法稳、准、轻、巧。

（三）出血

针刀刺入体内寻找病变部位，切割、剥离病变组织，而细小的毛细血管无处不在，出血是不可避免的。但刺破大血管或较大大血管引起大出血或造成深部血肿的现象屡见不鲜，不能不引起临床工作者的高度重视。

1. 发生原因

（1）对施术部位血管分布情况了解不够或对血管分布情况的个体差异估计不足而盲目下刀。

（2）在血管比较丰富的地方施术不按四步进针规程操作，也不考虑患者感受，强行操作，一味追求快。

（3）血管本身病变，如动脉硬化使血管壁弹性下降，壁内因附着粥样硬化物而致肌层受到破坏，管壁变脆，受到突然的刺激容易破裂。

（4）血液本身病变，如有些患者血小板减少，凝血时间延长，血管破裂后，出血不宜停止。凝血功能障碍（如缺少凝血因子）的患者，一旦出血，常规止血方法难以遏制。

（5）某些肌肉丰厚处深部血管刺破后不易发现，针刀术后又行手法治疗或在针孔处再行拔罐，造成血肿或较大量出血。

2. 临床表现

（1）表浅血管损伤，针刀起出，针孔迅速涌出色泽鲜红的血液，多为刺中浅部较小动脉血管。若是刺中浅部小静脉血管，针孔溢出的血多是紫红色且发黑、发暗。有的血液不流出针孔而瘀积在皮下形成青色瘀斑，或局部肿胀，活动时疼痛。

（2）肌层血管损伤，针刀治疗刺伤四肢深层的血管后多造成血肿。损伤较严重，血管较大者，则出血量也会较大，使血肿非常明显，致局部神经、组织受压而引起症状，可表现局部疼痛、麻木，活动受限。

3. 处理方法

（1）表浅血管出血用消毒干棉球压迫止血。手足、头面、后枕部等小血管丰富处，针刀松解后，无论出血与否，都应常规按压针孔 1 分钟。若少量出血导致皮下青紫瘀斑者，可不必特殊处理，一般可自行消退。

（2）较深部位血肿局部肿胀疼痛明显或仍继续加重，可先做局部冷敷止血或肌注止血敏。24 小时后，局部热敷、理疗、按摩，外搽活血化瘀药物等以加速瘀血的消退和吸收。

（3）椎管内出血较多不易止血者，需立即进行外科手术。若出现休克，则先做抗休克治疗。

4. 预防

（1）熟练掌握治疗局部精细、立体的解剖知识。弄清周围血管运行的确切位置及体表投影。

（2）严格按照四步进针规程操作，施术过程中密切观察患者反应。认真体会针下感觉，若针下有弹性阻力感，患者有身体抖动、避让反应，并诉针下刺痛，应将针刀稍提起、略改变一下进针方向再刺入。

（3）术前应耐心询问病情，了解患者出凝血情况。若是女性，应询问是否在月经期，平素月经量是否较多。有无血小板减少症、血友病等，必要时，先做出凝血时间检验。

（4）术中操作切忌粗暴，应中病则止。若手术部位在骨面，松解时针刀刀刃应避免离开骨面，更不可大幅度提插。值得说明的是，针刀松解部位少量的渗血有利于病变组织修复，它既可以营养被松解的病变组织，又可以调节治疗部位生理化学的平衡，同时还可改善局部血液循环状态等。

（四）针刀引起创伤性气胸

针刀引起创伤性气胸是指针具刺穿了胸腔且伤及肺组织，气体积聚于胸腔，从而造成气胸，出现呼吸困难等现象。

1. 发生原因

主要是针刀刺入胸部、背部和锁骨附近的穴位过深，针具刺穿了胸腔且伤及肺组织，气体积聚于胸腔而造成气胸。

2. 临床表现

患者突感胸闷、胸痛、气短、心悸，严重者呼吸困难、发绀、冷汗、烦躁、恐惧，达到一定程度会发生血压下降、休克等危急现象。检查：患侧肋间隙变宽，胸廓饱满，叩诊鼓音，听诊肺呼吸音减弱或消失，气管可向健侧移位。如气窜至皮下，患侧胸部、颈部可出现握雪音，X线胸部透视可见肺组织被压缩现象。

3. 处理方法

一旦发生气胸，应立即出针刀，采取半卧位休息，要求患者心情平静，切勿恐惧而反转体位。一般漏气量少者，可自然吸收。同时要密切观察，随时对症处理，如给予镇咳消炎药物，以防止肺组织因咳嗽扩大创孔，加重漏气和感染。对严重病例如发现呼吸困难、发绀、休克等现象需组织抢救，如胸腔排气、少量慢速输氧、抗休克等。

4. 预防

针刀治疗时，术者必须思想集中，选好适当体位，注意选穴，根据患者体型肥瘦，掌握进针深度，施行手法的幅度不宜过大。对于胸部、背部的施术部位，最好平刺或斜刺，且不宜太深，以免造成气胸。

第六章
股骨头坏死的体格检查方法

第一节　一般检查方法

1. 发育状况与体型

发育状况通常以年龄、智力和身高、体重及第二性征之间的关系来判断。一般判断成年人正常的指标或标准为胸围等于身高的一半；两上肢展开的长度等于身高；坐高等于下肢的长度。

体型是指身体各部发育的外观表现，包括骨骼、肌肉的成长和脂肪的分布状态。临床上通常把成年人的体型分为三种，即匀称型（正力型）、瘦长型（无力型）和矮胖型（超力型）。

2. 营养状态

根据皮肤、皮下脂肪、毛发、肌肉的发育状况进行综合判断，也可通过测量一定时间内体重的变化进行判断。临床上通常分为三个等级，营养良好、中等和不良。

3. 体位和姿势

体位是指患者身体在卧位时所处的状态。临床上常见体位包括自动体位、被动体位和强迫体位。

4. 步态

即患者行走时表现的姿态。步态的观察对疾病诊断具有重要意义。临床常见的典型异常步态有跛行步态、间歇性跛行、剪刀步态、摇摆步态、跨阈步态等。

第二节　髋关节基本检查方法

（一）问诊

医师在体格检查时，应对髋关节的疼痛特点进行详细的询问，以与其他疾病相辨别。髋关节病变引起的疼痛，通常位于腹股沟部中点或臀部，有时也位于大腿前面和膝部内侧，其解剖学基础是沿闭孔神经前支放射。脊椎病变也可引起牵涉性"假疼痛"，但主要表现在臀部及大腿外、后侧，常被误诊为髋关节疾病。髋痛常因走路增多而加剧，而脊椎病变引起的髋痛，咳嗽、打喷嚏时加重，甚至放射到足或小腿。二者在问诊过程中应进行相互区别。

（二）望诊

1. 站立位检查

（1）步态　注意异常步态。

（2）两侧髂前上棘　观察两侧髂前上棘是否在同一水平面上。如骨盆向左倾斜，同时有代偿性腰椎右侧弯则提示左髋关节有外展畸形，但要鉴别这两者中哪个是原发的。任何原因引起的下肢长度不等，均可继发骨盆倾斜，同时出现下腰椎代偿性侧弯。可以通过测量下肢短缩的准确数值来判断，也可以通过目测的方法来进行粗略的检查。方法是让患者两腿并拢，两足跟着地放平，取立正姿势，医师用双手拇指分别压在患者两侧髂前上棘部，然后目测两下肢的长度相差数值。在髋关节疾病中，引起肢体短缩常见于髋关节结核、股骨头坏死、小儿股骨头骨骺炎、骨骺滑脱等。

（3）股骨大粗隆的位置　大粗隆向上移位，表现为髋部增宽，大粗隆明显向外突出，与髂前上棘距离变短，常见于股骨颈骨折和髋关节脱位，如为双侧性，则出现会阴部增宽，或有明显的双侧髋内翻表现。多见于双侧股骨头无菌性坏死和小儿双侧先天性髋关节脱位。

（4）髋关节有无畸形　髋关节不能伸直可呈屈曲、内收、外展及旋转畸形。单侧髋内翻畸形，多有患肢挛缩。

（5）两侧腹股沟　检查时应注意观察皮纹深度和位置是否对称，因腹股沟中点稍下方正是髋关节的前部，关节内有肿胀必然引起腹股沟的改变。必要时需要作双侧对比检查，否则不易发现一些较轻微的异常。如果腹股沟局部凹陷变深，则有股骨头脱位的可能。

（6）两侧臀大肌　髋部如有慢性疾病或长期疼痛，使患肢不能负重，可出现臀大肌废用性肌萎缩，表现为患侧臀部变得平坦。如臀部出现条索状沟凹，并伴有臀肌萎缩，则是由于臀筋膜挛缩或臀大肌纤维条索形成所造成的特有外观形态。如有一侧臀部高突，则常见于髋关节后上脱位。

（7）两侧臀横纹　观察两侧横纹是否对称。

（8）皮肤改变　观察髋关节周围有无瘢痕及窦道，局部有无红肿。臀部如果出现红肿并伴有疼痛、高热等症状，则提示可能有臀部软组织感染性疾病，如急性蜂窝织炎等。

（9）臀部位置　观察臀部位置是否明显后凸，腰椎生理前凸加大，可能是陈旧性髋关节后脱位等。

2. 仰卧位检查

髋关节轻微畸形时，站立位时可因骨盆或腰椎代偿不易被发现，仰卧位时，由于不负重，无代偿，骨盆摆正后，可以显示。正常髋关节的两侧髂后上棘或髂嵴顶点连线应与双下肢轴线垂直，若在骨盆已摆正的情况下，任何一侧下肢轴线不垂直于上述连线说明该侧髋关节有内翻或外翻畸形。

3. 俯卧位检查

髋关节屈曲挛缩者不能完全俯卧。

（三）触诊

1. 仰卧位检查

触诊时首先寻找体表标志如髂前上棘、大粗隆等进行定位，触摸髋部有无压痛、肿胀，有无肿物、异常隆起、肌紧张、痉挛等。

腹股沟中点压痛多见于髋关节炎症、股骨颈骨折、风湿性关节炎、股骨头无菌性坏死、髋关节结核等，如触之隆起、饱满，说明髋关节肿胀；如触到凹陷，则是股骨头脱出。腹股沟的正常凹陷隆起或者消失也可见于髂耻滑囊炎。若在大粗隆触及囊性肿物，其后方生理凹陷消失，伴有压痛，可见于大粗隆滑囊炎。在屈伸髋关节时，可触及一粗而紧的纤维带在大粗隆上来回滑动，多见于弹响髋。股骨大粗隆上移可见于股骨粗隆间骨折、髋关节后上方脱位、股骨头无菌性坏死时。

2. 俯卧位检查

髋关节后方主要的骨性标志是髂后上棘，于皮下很易摸到。坐骨结节位于臀部，约在臀皱襞的水平，因为该结节有臀大肌和脂肪覆盖，所以关节伸直时不易摸清。若触及坐骨结节触及椭圆形肿物且与坐骨结节部相连时可能为坐骨结节滑囊炎。骶髂关节因有突出的髂骨和支持关节的韧带，所以骶髂关节触不到。

臀部软组织触诊：主要检查臀大肌、臀中肌、股方肌、梨状肌、骶结节韧带等软组织有无异常改变。触及梨状肌上下缘有压痛提示可能为梨状肌综合征；大粗隆后上部正是髋关节的后壁，触按其有无压痛，有无肿胀。在臀大肌下方，若触及球形股骨头，则说明髋关节后脱位。

（四）叩诊

仰卧位检查

（1）大粗隆叩击痛　半握拳，从大粗隆外侧向内叩击，使关节发生冲击疼痛。

（2）足跟叩击痛　将髋关节外展30°，下肢伸直位，并抬高30°，用拳叩足跟部，使之发生传导痛，提示髋关节负重的部位发生病变。髋部结核，或有骨折或炎症时，均可出现叩击痛。

（五）听诊

仰卧位检查

（1）髋关节内弹响

①当股部自主伸直到最后25°时，于髋关节内可听到清晰的一尖锐的响声，常见于运动员。起因不明，可能是髂腰肌肌腱于髋关节前方向外侧滑动所致，也有可能是关节盂缘韧带松弛，股骨头撞击髋臼盂的结果。

②由于股骨头在髋臼的后上方边缘轻度自发性移位，造成大腿突然屈曲和内收而发生弹响，日久可变为习惯性。多见于儿童。

③由于髂股韧带呈条索状增厚，在髋关节过伸，尤其是外旋时与股骨头摩擦而发生程度不定的弹响。常见于成年人。

（2）髋关节外弹响　当髋关节屈伸及行走时，在大转子上方出现一滑动的条索状物，并同时出现较大的声响，发生的部位有两处：

①大转子与髂胫束之间：髋关节屈伸的时候，髂胫束由大转子后方向前方滑动，引起弹响。大转子处有明显的压痛，滑液囊肥厚，见于大转子滑液囊炎。

②腹股沟韧带与髂骨之间：见于腰大肌下滑液囊炎。

（六）肢体画线及测量

1. 下肢的长度及周径

（1）下肢的长度　真正的下肢长度应该从股骨头中心量起。由于股骨头中心没有固定的表面标志，常选择髂前上棘到内踝尖的距离为下肢长度。如发现双下肢不等长，应进一步确定短缩的部位，如股骨大粗隆以上缩短，则表明病变发生在髋关节附近。

（2）周径的测量　在髌上 10cm 处测其周径，并与对侧对比。

2. 股骨大粗隆位置的测量

髋关节病变如结核、后脱位、髋内翻及股骨颈骨折等引起的下肢短缩，股骨大粗隆都向上移位，可用下列方法测量。

（1）内拉通（Nelaton）线　仰卧位或侧卧位，从髂前上棘与坐骨结节的中心（此点在髋关节屈曲 45° 时最突出）连一直线。正常时 Nelaton 线恰好通过股骨大粗隆。如股骨颈骨折或髋臼骨折大转子尖上移，超出此线之上。但是，大粗隆顶点上移超过 1cm 才有诊断价值，因为坐骨结节较大，定点很难准确。

（2）布赖恩特（Bryant）三角　仰卧位，两腿平伸，患肢有畸形时即取健肢与患肢对称体位。从髂前上棘向床面作一垂线 AD，由髂前上棘向股骨大粗隆作 AB 线，自大粗隆顶点向 AD 线作一垂直线 CB，即构成三角形 CAB，CB 线为三角形之底边。两侧对比，如患侧 CB 线有短缩即表示大粗隆上移，见于髋关节脱位或股骨颈骨折。

（3）舒梅克尔（Shoemaker）线与卡普兰（Kaplan）交点　患者仰卧位，由两侧股骨大转子顶点与髂前上棘之间各画一连线，此线称为舒梅克尔（Shoemaker）线。将左、右之连线向前腹壁延长，正常时，两线在脐或脐上中线相交，两线交叉点称为卡普兰（Kaplan）交点。如一侧大转子上移，则交点在对侧腹壁脐的下方，两侧髌骨亦不在同一水平面上。

（4）大转子间连线　又称奇恩（Chiene）试验。两侧大转子顶点以及两侧髂前上棘之间，连成两条直线。正常时，此两线平行，如一侧大转子上移，两线即不平行。

（5）耻骨联合横线　通过耻骨最高点作水平线，正常时，此线经过大转子顶点，如大转子上移，则其顶点高出此线。

（6）阿兰·多德（Man-Todds）试验　检查者将两侧拇指各置于髂前上棘，而中指放在大转子的顶点，将环指、小指置于大转子后方，两侧对比，即可测出大转子移位情况。

（七）髋关节运动功能检查

髋关节的活动有前屈、后伸、内收、外展、内旋、外旋六个方向，又有外力作用的被动运动和自身肌力作用的主动运动。检查时，就要检查关节这两方面功能。神经损伤或脊髓灰质炎患者应先做主动运动检查，一般髋关节病变可以直接做被动运动检查。

1. 髋关节中立位

髋关节伸直，髌骨、足趾朝上。

2. 主动运动检查

（1）屈曲　屈髋肌为髂腰肌、缝匠肌、阔筋膜张肌和耻骨肌。其中最强有力的为髂腰肌，此外，还有一些辅助屈肌，如臀中肌和臀小肌前部纤维、长收肌、股薄肌等。

患者仰卧位，双下肢伸直，被检查侧髋关节主动屈曲或被检查侧屈髋、屈膝，大腿向胸腹部靠近，臀部和背部不要离开床面，正常人膝关节接近胸部。膝伸直时，由于腘绳肌（股二头肌、半腱肌及半膜肌）的紧张，主动屈曲可达 80°，被动屈曲约 120°。膝屈曲时，腘绳肌松弛，主动屈曲 130°～140°，被动屈曲可超过 140°。

（2）后伸　后伸肌为臀大肌、臀中肌后部纤维、腘绳肌和大收肌。

患者俯卧位，双下肢伸直，检查侧下肢抬离床面，主动后伸一般为 20°，被动后伸可达 30°。检查时要注意防止腰椎代偿运动，骨盆不能离开床面。

（3）外展　外展肌为臀中肌、臀小肌和阔筋膜张肌，臀大肌上部纤维和梨状肌亦起辅助作用。

患者仰卧位，双下肢伸直。医师双手扶住两侧髂骨，防止骨盆运动。被检查侧下肢自动外展，估计两腿之间的角度。正常可达 30°～40°。

（4）内收　内收肌为耻骨肌、长收肌、短收肌、大收肌和股薄肌。此外，臀大肌、股方肌、闭孔内肌、闭孔外肌和腘绳肌也有内收大腿的作用。

患者仰卧位，被检查的下肢自动向对侧肢体靠拢并越过，估计其超过的角度。检查时下肢与身体要正直。正常可达 20°～30°。

（5）外旋　外旋肌为梨状肌，闭孔内肌，上、下孖肌，屈髋时髂腰肌亦起作用。

患者仰卧，髋关节和膝关节各屈曲 90°，大腿不动，足向内侧运动，小腿向内运动的角度即是髋关节外旋的角度。正常可达 30°～40°。检查时要防止骨盆移动。

（6）内旋　内旋肌为臀中肌、臀小肌前部纤维及阔筋膜张肌。

患者仰卧，髋关节和膝关节各屈曲 90°，大腿不动，足向外侧运动，小腿向外运动的角度即为髋关节内旋角度。正常可达 40°～50°。

3. 被动运动检查

在进行髋部运动功能检查时，如果患者有运动功能障碍，往往以骨盆或腰椎的活动来代偿运动受限的髋关节。为了准确地评价髋关节的活动范围，应该防止这种代偿活动。在进行下面各项检查时，应该固定住骨盆。

（1）屈曲　正常时，髋关节屈曲角度为 130°～140°。

患者仰卧位，使骨盆放平，通过两髂前上棘之间的假想线与身体中线垂直。检查者一手放在腰椎下面固定骨盆，另一手放在膝部。当屈曲髋关节时，同时屈曲膝关节，要注意屈曲到什么角度时，患者背部能触及医师固定骨盆的手，这时腰部前凸变平，骨盆也被固定，再进一步屈曲，只能是髋关节运动。要尽可能使髋关节屈曲，正常时，屈曲可使大腿靠近胸部。检查时要注意对侧肢体必须保持伸直位，如骨盆发生旋转则出现托马斯征，另外还要注意对侧髋关节是否有屈曲挛缩畸形。

（2）后伸　正常时，髋关节后伸的角度约为 30°。

患者俯卧位，检查者将一侧手压在患者骶骨部，固定住骨盆。让患者弯屈膝关节，松弛腘绳肌，使其不参与伸髋活动。检查者另一手放在被检查侧大腿的下面，向上抬腿。假如腿不能后伸，就可能有髋关节屈曲挛缩或关节强直，这时需要检查对侧，对比两侧的活动范围。

（3）外展　正常时其外展角度为45°～50°。

患者仰卧，两腿取中立位。检查者一侧前臂横放在患者骨盆前部，用手握住对侧髂前上棘固定骨盆，然后用另一手握住踝部，尽量使检查侧下肢外展。下肢外展到最大限度时，检查者可以感到骨盆开始移动。如果让被检查侧下肢保持这个位置，再以同样方法检查另一侧，这就很容易比较两髋关节外展的程度。

（4）内收　正常时，其内收角度为20°～30°。

患者仰卧位，检查者用手固定患者的骨盆，另一手握住踝关节，使被检查侧下肢横过身体中线和对侧下肢的前方。当内收到最大限度时，检查者可感觉到骨盆开始移动。

内收、外展双侧同时检查法：患者仰卧，两腿平伸。医师站在床尾，以双手分别握住患者的两足跟，使双腿充分交叉，观察双髋的内收度。再使两腿充分分开，观察两髋外展度。髋内翻、髋关节后脱位以及炎症性疾患均外展受限，髂胫束挛缩则髋内收受限。

（5）内旋　正常时，其内旋角度约为35°。

患者仰卧位，双下肢伸直。检查者站在诊察床头足侧，用双手分别握住双足踝上部，以髌骨近端作为标志，向内旋转下肢并测定旋转角度。

（6）外旋　正常时其外旋角度约为45°。

检查方法与内旋检查方法基本相同，只是将检查动作改为相反方向即可。

内外旋双髋同时检查法：患者仰卧，使其双髋及双膝同度屈曲。两膝并列不动，两足充分分离，观察两髋的内旋度。然后将两足跟并列不动，两膝充分分离，观察两髋的内旋度。

然后将两足跟并列不动，两膝充分分离，观察两髋的外旋度。髋关节结核、骨关节炎、化脓性关节炎、类风湿关节炎及强直性脊柱炎等疾病均能使内外旋受限；而先天性髋关节脱位以及陈旧的外伤性后脱位则可发现内旋范围增大而外旋受限。

第三节　髋关节特殊检查方法

1. "4"字试验

又称法伯尔-派崔克（Fabere-Patrick）试验。患者仰卧位，一侧髋膝关节屈曲，髋关节外展、外旋，小腿内收、外旋，将足外踝放在对侧大腿上，两腿相交成"4"字形。检查者以一手掌压住右髂前上棘固定骨盆，右手向下向外压患者左膝。如髋关节出现疼痛，而膝关节不能接触床面为阳性，表明该侧髋关节有病变（图6-1）。

2. 阿利斯（Allis）试验

患者取仰卧位，屈膝屈髋，两足并齐，足底放于床面上，正常时双膝顶点应该等高，若一侧膝比另一侧低时即为阳性（图6-2）。

3. 托马斯（Thomas）试验

患者仰卧位，腰部放平紧贴于床面，将健腿、髋、膝极度屈曲，尽力使大腿接近于

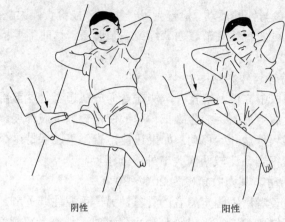

阴性   阳性

图 6-1 "4"字试验

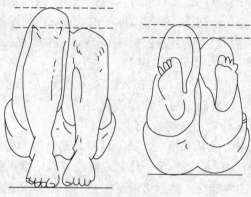

图 6-2 艾利斯试验

腹壁，置骨盆于前倾体位，然后再令患者将患肢伸直，若患肢不能伸直而呈屈曲状态为阳性，大腿与床面形成的夹角即为畸形角度（图 6-3），提示髋关节有屈曲挛缩畸形或髂腰肌痉挛。

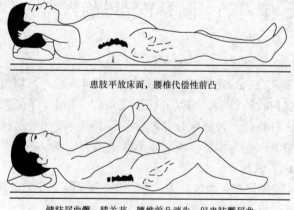

患肢平放床面，腰椎代偿性前凸

健肢屈曲髋、膝关节，腰椎前凸消失，但患肢髋屈曲

图 6-3 托马斯试验（阳性）

4. 杨特（Yount）征

本体征是区别髋关节屈曲畸形是由于髂腰肌挛缩还是由于髂胫束挛缩的方法。检查步骤与托马斯征基本相同，当托马斯征出现阳性体征时，保持健侧膝髋极度屈曲体位，将患肢外展，当患肢外展到一定角度髋关节屈曲畸形消失，患髋可以伸直即为阳性，提示患侧髋关节屈曲畸形是由于髂胫束挛缩引起。

5. 川德伦伯格试验（Tredelenburg 征）

亦称髋关节承重机能试验，即单腿站立试验。站立位，检查者站于病人背后观察。嘱病人先以健侧下肢单腿站立，患侧下肢抬起，患侧骨盆向上抬起，该侧臀皱襞上升为阴性；再嘱患侧单腿站立，健腿屈膝离地，此时患侧骨盆（臀皱襞）下降即为阳性。此试验反应髋关节稳定情况，任何髋关节结构的改变如先天性或外伤性髋关节脱位、股骨颈骨折等或肌瘫痪、无力而影响臀肌，特别是影响臀中肌的作用，甚至发生麻痹性髋脱位时，此试验均呈阳性（图 6-4）。

6. 欧伯（Ober）试验

又称髂胫束挛缩试验。患者取侧卧位，健腿在下呈屈膝屈髋体位，患腿在上，膝屈曲 90° 位，减少腰椎前凸，检查者一手固定骨盆，另一手握住患者踝部，将患髋后伸外展，然后放松握踝之手，正常时应落在健腿之后方，若患肢大腿不能落下或落在健腿之前方为阳性，说明患肢髋关节有屈曲外展畸形。本方法主要检查因髂胫束挛缩引起的屈曲外展畸形（图 6-5）。

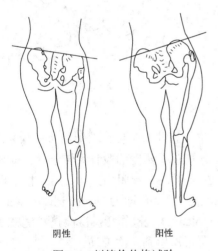

阴性　　　　　阳性

图 6-4　川德伦伯格试验

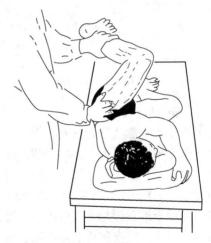

图 6-5　欧伯试验

7. 股内收肌检查

病人侧卧位，被检侧下肢置检查台上。检查者托起位于上方的下肢，使上方的髋关节呈外展 25° 位。令病人内收髋关节直到检查侧大腿与上方的大腿相接触。用对抗其运动方向的抵抗力施加于膝关节近端。也可取仰卧位，伸直膝关节，令病人抗阻力由外展位内收下肢，触到收缩的肌腹。

8. 髋外旋肌检查

病人坐位，双下肢沿检查台垂下，双手扶住检查台以固定骨盆。检查者一手于膝关节上施加压力，以防髋关节外展和屈曲，另一手在踝关节施加阻力，令病人抗阻力外旋膝关节。也可取仰卧位，下肢伸直，做下肢抗阻力外旋动作。

9. 自行车试验

病人取侧卧位，健侧在下，患侧在上，嘱患者做蹬自行车的动作，检查者在患侧股骨大粗隆附近压触，若出现疼痛，则试验阳性，提示外展肌无力。

10. 望远镜试验

病人仰卧位，双下肢伸直放平，检查者一手固定一侧骨盆，另一手握住同侧膝部抬起大腿呈 90°，并且上下推拉大腿，若有松动感或抽动感，该试验即为阳性，双侧对比进行，主要用于检查患儿先天性髋关节脱位，该试验又称套叠征（图 6-6）。

11. 蛙式试验

该试验多用于检查患儿先天性髋关节脱位，病人取仰卧位，双膝屈曲 90°，使病人双髋外展外旋，形如蛙式，正常情况下双侧下肢能平落在床面，若有一侧肢体或者双侧肢体不能平落于床面则为阳性，说明髋关节外展外旋受限，提示可能为患儿先天性髋关节脱位（图 6-7）。

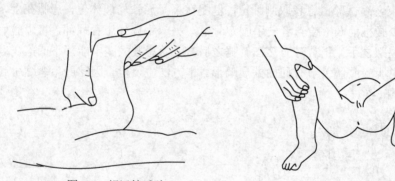

图 6-6　望远镜试验　　　　　　　　　　图 6-7　蛙式试验

12. Ortolani 试验

多用于检查患儿先天性发育不良，髋关节脱位。患儿仰卧位，双侧屈髋屈膝 90°，检查者两手拇指分别置于大腿内侧，食指和中指分别置于两侧的股骨大转子处，逐渐外展外旋大腿，若有脱位，股骨头嵌于髋臼缘会产生轻微的外展阻力，然后用食指中指向上抬起股骨大转子，此时拇指可感到股骨头滑入髋臼的弹动，即为 Ortolani 试验。Barlow 试验亦是用于检查患儿先天性髋关节脱位，与 Ortolani 试验操作相反，检查者使患儿大腿内收、内旋，拇指向外上方推压股骨大转子，可再次感到一次弹动。

13. 髋关节过伸试验

病人俯卧位，患侧膝盖屈曲 90°，检查者握住其踝部提起下肢，使患侧髋部处于过伸状态，若此时骨盆亦随之抬起，则该试验为阳性，提示髋关节过伸不能，常见于腰大肌脓肿、髋关节早期结核、髋关节强直。该试验又称腰大肌挛缩试验。

14. 髋关节撞击试验

髋关节撞击试验包括前方撞击试验及后方撞击试验，试验阳性提示髋关节撞击综合征。

（1）前方撞击试验　病人取仰卧位，检查者将髋关节屈曲 90°，同时使髋关节内收内旋，若产生疼痛则为阳性（图 6-8）。

（2）后方撞击试验　病人取仰卧位，患肢从床边垂下，尽力后伸并且使髋关节外旋，若出现髋关节或腹股沟疼痛，则该试验为阳性。

15. 肢体测量

肢体长度可能稍短，肢体相对应部位的周径患侧可能较细，说明有肌萎缩。

第七章
股骨头坏死针刀影像诊断

第一节　股骨头坏死影像检查的优选原则

一、X 线检查的优选原则

骨骼系统首选 X 线平片检查，原因是骨骼与周围软组织自然对比良好，显影清晰；X 线平片对于整体结构和空间关系的分辨也很有优势。X 线检查方法包括普通检查、特殊检查和造影检查，一个合格的临床医生应了解各种检查方法的适应证、禁忌证和优缺点，根据临床初步诊断，选择恰当的检查方案。一般应按"因时因地制宜，先简单后复杂，求准确不滥用"的原则，进行 X 线检查前一定要结合病史及临床体征确定投照部位。一般情况下髋部仅靠正位片诊断即可，在股骨颈骨折内固定手术时等特殊需要情况下还可加照侧位。但有时还需结合其他影像学检查方法，相互验证补充。对于可能产生严重副反应和有一定危险的检查方法，选择时更应严格掌握适应证，不可视作常规检查加以滥用，以免给患者带来痛苦和损失。

二、CT 检查的优选原则

CT 图像是真正意义的数字断层图像，不同灰度反映了组织对 X 线的衰减或称吸收程度，X 线的衰减与人体组织密度相关，CT 图像显示的是人体某个断层的组织密度分布图，其图像清晰，密度分辨力明显高于普通 X 线照片，能分辨出普通 X 线无法分辨的密度差异较小的组织，而且无周围解剖结构重叠的干扰，从而可发现较小的病灶，提高了病变的检出率和诊断的准确率，同时也扩大了 X 线的诊断范围，尤其以横切断面扫描结合造影对比等手段使中枢神经系统、体腔深部的内脏、脊柱、骨盆、臀部等组织丰厚区域病变组织能清楚显示出来，三维 CT 后处理技术还能多方位显示骨关节结构的空间关系，方便临床医生制定治疗方案，因此 CT 常作为 X 线平片检查后的首选方法。

三、MRI 检查的优选原则

对于股骨头坏死的早期病变的诊断，MRI 最好，具有高敏感性、高特异性，但骨扫描敏感，定性能力差，平片和 CT 不适合股骨头坏死的早期诊断。对于关节和肌肉的显示，MRI 远较 X 线检查优越，而且明显优于 CT，但在显示骨化和钙化方面不及 CT 和

X 线平片。MRI 图像的构成和对比的基础是组织内部的 T_1、T_2 弛豫时间和质子密度的不同，并以不同灰阶的形式显示为黑白图像。目前常规是采用加权的方法来分别显示这几种因素，即对同时出现的两个或两个以上的因素通过技术处理加强其中某一因素的表达而同时削弱另一因素的表达。在 MRI 中，最常采用的是 T_1 加权和 T_2 加权两种方法。另外，介入两者之间的是质子密度加权，质子密度 WI 上表示的是质子密度因素。水分子的弥散也是一个图像对比构成的因素，在特殊的弥散加权成像序列中，水分子的弥散可形成特殊的弥散 WI（Diffusion-Weighted Imaging 简称 DWI）。各种不同加权因素的图像对比构成，是临床诊断中判断正常或异常的基础。T_1 加权像反映的是组织间 T_1 弛豫的差异，有利于观察解剖结构。T_2 加权像主要反映组织间 T_2 弛豫的差别，对显示病变组织较好。如何获取各种加权因素的 MRI 图像是由 MRI 成像序列决定的，如在 SE 序列中，通过调整重复时间（repetition time，TR）和回波时间（echo time，TE），可获得不同加权的图像。短 TR、短 TE 可获得 T_1 加权像，长 TR、长 TE 可获得 T_2 加权像，长 TR、短 TE 可获得质子加权像。

四、核素扫描检查的优选原则

核素扫描检查是通过放射性核素标记物参与体内代谢活动，因此可检测骨组织的代谢异常，常能先于 X 线和 CT 显示出某些骨组织病变。核素扫描有很强的敏感性，但特异性不高，因此可准确定位病变部位，但欠缺定性。因此核素扫描在明确疾病的临床诊断上可起到辅助作用。目前，骨的放射性核素扫描是早期诊断股骨头坏死的重要手段。

五、DSA 造影检查的优选原则

通过动脉血管造影可以了解股骨头的血管供给及侧支循环的情况，所以对股骨头坏死的诊断有一定意义。股骨头术前 DSA 造影可准确显示血管走行及分布，可指导减少术中血管损伤、缩短手术时间，并增加手术的成功率，减轻了患者的痛苦。但是 DSA 属于有创操作，且不应作为确诊股骨头坏死的依据，临床选择应慎用，故应临床表现结合影像学检查确诊后再进行 DSA 检查，可避免不必要的创伤。此外，应用血管造影对于判断血管是否接通或畅通，判断治疗效果及预后均有重要意义。

六、B 超检查的优选原则

对属于股骨头坏死的高危人群，如长期使用激素、酗酒、不明原因的髋部疼痛、有对侧股骨头坏死，而 X 线平片无明显异常者，可采用 B 超检查行早期诊断。B 超对早、中期股骨头坏死的发现和诊断有意义。并且 B 超检查具有简便经济，无放射损害的优势。在缺乏 MRI、CT 的基层医院，其可作为诊断中、晚期股骨头坏死有效的检查方法。

第二节　股骨头坏死 X 线检查

了解股骨头坏死的 X 线检查，必须先了解髋关节的正常 X 线表现，正确的阅片方法和注意事项。

一、髋关节正常 X 线表现

髋关节由髋臼和股骨头构成。18 岁以上的成人和 2～3 岁小儿的髋臼边缘光滑，其余年龄的髋臼边缘可不规则，但两侧对称。股骨头为球形，正位片上在内上方有一浅凹即股骨头凹。股骨颈干以粗隆间嵴为界，髋关节囊前面附着于粗隆间线，后面附着于股骨颈中下 1/3 交界处，因而股骨颈大部分在关节囊内（图 7-1，图 7-2）。

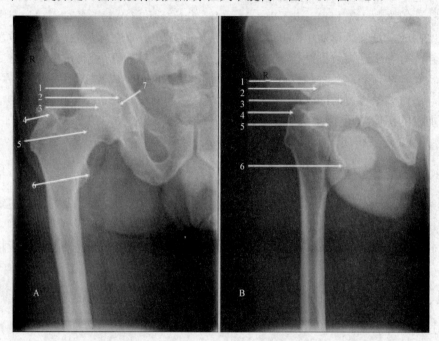

图 7-1　髋关节正、侧位（A. 正位；B. 侧位）

1. 髋臼缘；2. 关节间隙；3. 股骨头；4. 大转子；5. 股骨颈；6. 小转子；7. 股骨头凹

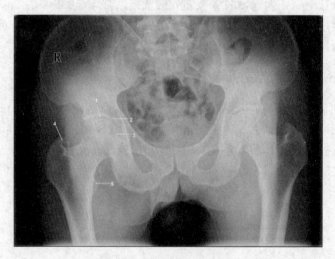

图 7-2　双侧髋关节正位

1. 关节间隙；2. 髋臼缘；3. 股骨头凹；4. 大转子；5. 小转子

二、髋关节异常 X 线表现及阅片要点

1. 双侧髋关节是否对称，关节间隙是否增宽或变窄（图 7-3）。

（1）正常双侧髋关节间隙清晰等宽，如髋关节间隙明显变窄，说明髋关节囊挛缩，张力很大，如果髋关节间隙明显增大，或者部分间隙增宽，说明该髋关节轻度脱位。

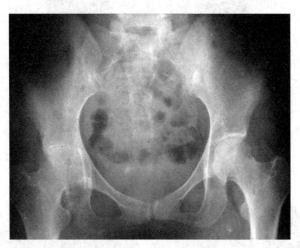

图 7-3　右髋关节间隙变窄（箭头）

（2）髋关节强直，关节显著破坏后，由纤维组织或骨组织连接而形成关节强直，分为骨性强直和纤维性强直。骨性强直是关节明显破坏后，两侧关节面由骨组织连接，多见于化脓性关节炎愈合后，纤维性强直是指关节内有纤维组织粘连并失去关节活动功能，也是关节破坏的后果，多见于关节结核和类风湿关节炎。骨性强直 X 线表现为关节间隙明显变窄或消失，并见有骨小梁连接两侧关节面（图 7-4）。纤维性强直表现为关节间隙变窄，其间并无骨小梁跨越或贯穿，至后期股骨头不规则，呈虫蚀状不整齐，至后期方强直在半屈曲位，诊断需结合临床（图 7-5，图 7-6）。

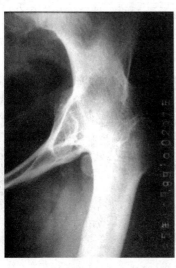

图 7-4　化脓性关节炎：骨性强直

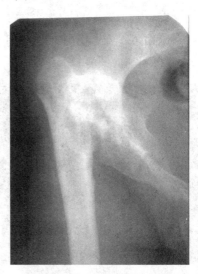

图 7-5　髋关节结核：纤维强直（骨质形态消失）

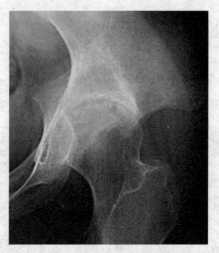

图 7-6　髋关节结核：髋关节间隙明显变窄

2. 股骨头是否位于髋臼内，有无脱位（图 7-7，图 7-8）。

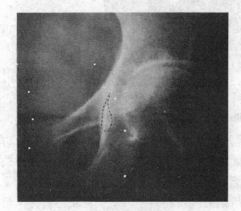

图 7-7　股骨头骨骺滑脱症

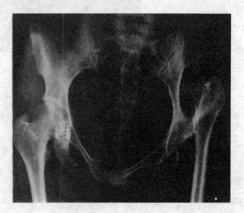

图 7-8　左侧髋关节发育不良完全脱位

3. 骨皮质是否连续，骨小梁走行是否正常，有无骨折线、骨质增生、硬化、破坏及囊性变等（图 7-9，图 7-10）。髋关节骨性关节炎：X 线片显示股骨头与髋臼外上缘骨质增生，骨密度增高（图 7-11）。

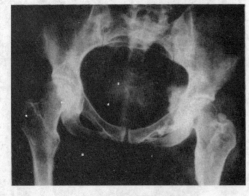

图 7-9　左侧髋骨骨肉瘤

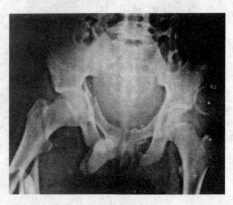

图 7-10　耻坐骨骨折

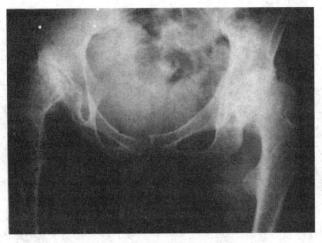

图 7-11　双侧髋关节骨关节炎

4. 周围软组织有无肿胀、肿块、钙化等改变。骨肉瘤：X 线片显示骨增生，存在骨膜的增生，骨皮质的破坏，周围软组织肿块和有肿瘤内骨的形成等（图 7-12）。

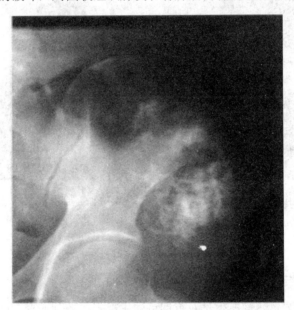

图 7-12　软骨肉瘤

5. 观察股骨头的形态。如股骨头出现边缘不光滑，说明有股骨头坏死。

按 Steinberg 分期标准股骨头坏死可分为 6 期。0 期：正常。Ⅰ 期：局限性骨小梁模糊或轻度骨质疏松（图 7-13）。Ⅱ 期：股骨头外形正常，其内可见囊变，带状低密度吸收区或斑片状骨硬化。Ⅲ 期：①股骨头关节面局部变平，股骨头中央或上外侧部骨密度增高；骨硬化透亮区附近出现"新月征"；②出现明显骨质疏松、囊变，股骨头皮质下新月状透明带即"新月征"，关节面粗糙（图 7-14）。Ⅳ 期：股骨头塌陷、变扁，关节面不规则密度增高，关节间隙正常（图 7-15）。Ⅴ 期：股骨头明显变形、塌陷，软骨下骨折、碎裂、关节间隙变窄，合并髋关节退行性关节病，可有髋关节半脱位（图 7-16）。

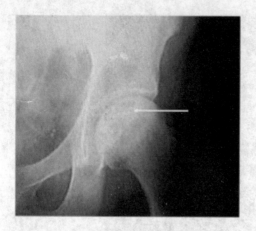

图 7-13 股骨头无菌性坏死平片（Ⅰ期）

局限性骨小梁模糊，轻度骨质疏松

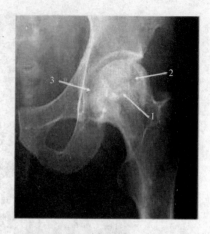

图 7-14 股骨头无菌性坏死平片（Ⅲ期）

1. 股骨头密度增高；2. 骨质疏松；3. 新月征

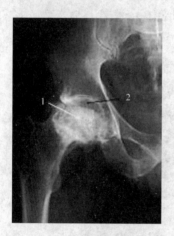

图 7-15 股骨头无菌性坏死平片（Ⅳ期）

1. 股骨头塌陷、变扁，关节面不规则密度增高；
2. 关节间隙正常

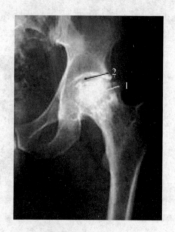

图 7-16 股骨头无菌性坏死平片（Ⅴ期）

1. 股骨头明显变形、塌陷；2. 关节间隙变窄，
合并髋关节退行性关节病

三、髋部的解剖变异

髋部的解剖变异：髋部在生长发育期可能出现一些解剖变异。这些解剖变异不构成病理情况，但不同于正常解剖结构之 X 线表现：

1. 髂骨翼可能明显有骨隆起或有骨刺形成。

2. 初生时，髂骨嵴边缘光滑、2～3 岁后变为不规则，青春期出现第二次骨化中心往往为不规则分节状。

3. 小儿骨盆髋臼可高低不平，欠规则，10 岁以后逐渐趋向整齐。14～18 岁时，于髋臼外缘可出现多余的三角形或卵圆形化骨核，称髋臼小骨。

4. 坐骨结节的二次化骨中心可能呈分节状。

5. 股骨颈偶有软骨岛存在，呈环形阴影系骨骼发育过程中未能骨化所致。

6. 股骨大、小转子化骨核可能是多个且不规则的。

7. 邻近骶髂关节下端，髂骨部的局限性边界锐利的凹陷，称为关节旁沟。此处为骶髂韧带的附着点。

8. 女性耻骨联合在生育前后可能出现透亮裂隙现象，偶然也可见于男性。

第三节　股骨头坏死 CT 检查

1969 年 Hounsfield 成功设计出计算机体层摄影（computed tomography，CT）装置，Ambrose 将它应用于临床，并于 1972 年在英国放射学会学术会议上发表，1973 年在英国放射学杂志报道。1979 年 Hounsfield 因此获 Nobel 生理学或医学奖。CT 装置的成功设计及应用于临床是医学影像学史上的一个重要的里程碑，它开创了数字化成像之先河，并解决了普通 X 线成像时组织结构相互重叠之弊端。

一、髋关节正常 CT 表现

观察髋关节必须要两个窗位，即骨窗和软组织窗。骨窗能很好地显示髋关节诸构成骨和骨性关节面，后者表现为线样高密度影，正常股骨头表现为圆形，骨皮质光整连续，呈线样高密度，骨小梁以股骨头中央为中心呈光芒状或放射状排列，骨小梁由粗至细延伸到关节面下，即星芒状。关节间隙均匀对称，无液体密度影。软组织窗观察周围软组织的结构是否对称，有无肿胀、肿块、萎缩，境界是否清晰（图 7-17）。

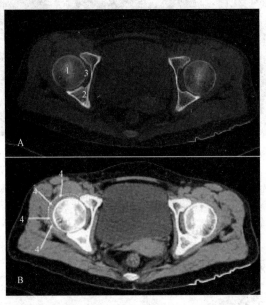

图 7-17　髋关节 CT（A. 骨窗；B. 软组织窗）
1. 股骨头；2. 髋臼；3. 关节间隙；4. 关节囊

二、股骨头坏死 CT 表现

股骨头无菌性坏死又称缺血性股骨头坏死，按 Steinberg 分期，CT 表现分为 6 期。

0期正常。Ⅰ期：骨小梁星芒结构增粗、扭曲变形，呈现拥挤、融合、扇状硬化等改变。股骨头密度不均匀，骨小梁稀疏、股骨头承重部位明显（图7-18）。Ⅱ期："星芒征"变形。骨小梁间出现网眼状低密度吸收区，边缘模糊，股骨头内见大小不等局限性囊变区，囊变区和（或）斑片状骨硬化混合存在（图7-19）。Ⅲ期：可见Ⅱ期移形变化，软骨下骨折、股骨头关节面断裂、微陷（图7-20）。Ⅳ期：股骨头碎裂变形，骨皮质断裂并出现塌陷，股骨头变扁（图7-21）。Ⅴ期：出现继发性骨关节病，表现为髋关节变窄，髋臼退变并有假囊肿形成（图7-22）。

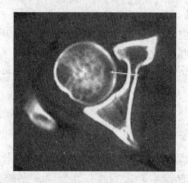

图7-18　股骨头无菌性坏死CT（Ⅰ期）

骨小梁星芒结构增粗、扭曲变形，骨小梁稀疏

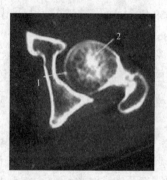

图7-19　股骨头无菌性坏死CT（Ⅱ期）

1."星芒征"变形；2.新月征

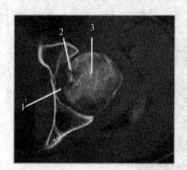

图7-20　股骨头无菌性坏死
CT（Ⅲ期）

1.关节面断裂、微陷；2.网眼状低
　密度吸收区；3.骨质硬化

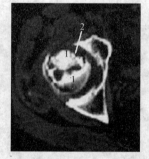

图7-21　股骨头无菌性
坏死CT（Ⅳ期）

1.死骨；2.股骨头碎裂变形，
　骨皮质断裂并出现塌陷，
　股骨头变扁

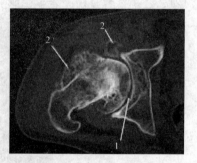

图7-22　股骨头无菌性坏死
CT（Ⅴ期）

1.关节间隙变窄；2.骨质增生

三、股骨头坏死相关疾病CT表现

1. 髋臼骨折CT表现

髋臼骨折是临床较严重的损伤，常因股骨头脱位时撞击髋臼边缘或髋臼顶所致，偶发于骨盆骨折波及髋臼。髋臼骨折的临床特点为髋关节局部疼痛和活动受限。髋臼骨折的CT表现：①髋臼后唇和后柱骨折，CT可清楚显示整个后柱的骨折线和移位方向及程度（图7-23），骨折线可达坐骨切迹顶部，并斜向下达髋臼。单纯后唇骨折不累及后柱，CT仅可发现髋臼关节面部分骨片分离，常伴髋关节后脱位，骨折碎片可随股骨头

自动复位而进入髋关节腔内。②髋臼前唇和前柱骨折，CT 显示髋关节面的骨折碎片与前柱分离（图 7-24），股骨头可向前移位。

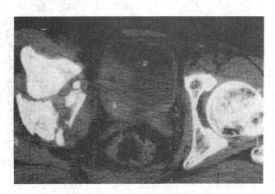

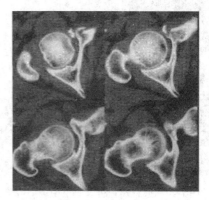

图 7-23　髋臼后柱粉碎性骨折　　　　　　　　图 7-24　髋臼前唇骨折

2. 髋关节积液 CT 表现

髋关节积液临床表现为髋关节疼痛、肿胀，快速行走出现明显跛行，查体腹股沟处存在压痛。单纯关节积液多表现为关节间隙增宽，以内侧间隙明显，密度低于正常肌肉组织。在单纯股骨头显示层上，股骨头非髋臼覆盖侧与关节囊之间示条带状水样低密度区，宽度超过 5mm（图 7-25）。

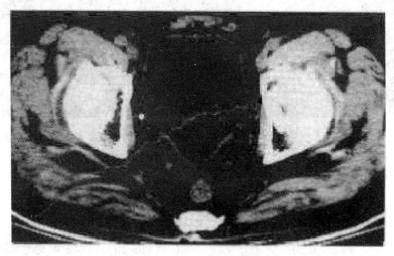

图 7-25　双髋关节积液
股骨头非髋臼覆盖侧与关节囊之间条带状液性低密度区

3. 股骨颈骨折 CT 表现

股骨颈骨折。是髋部最常见的骨折，多为单侧发生。临床表现为伤后患侧髋关节疼痛，不能抬腿，局部肿胀较轻。CT 扫描应包括髋臼，股骨头、颈和大、小粗隆，其易于发现骨皮质和骨小梁的中断，尤其对于无骨小梁移位的不全骨折观察较好。CT 显示骨折线清晰，可精确区分骨折类型和了解错位程度，发现骨折碎片的多少和位置，对骨折预后的评估和临床治疗均有指导意义（图 7-26～图 7-28）。

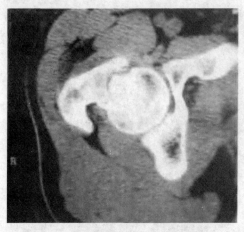 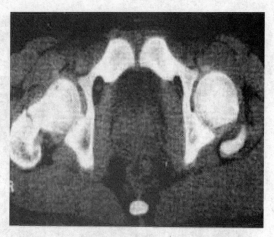

图 7-26 股骨颈骨折（头下型：右股骨　　　图 7-27 股骨颈骨折（颈中型：右股骨颈骨折）
　　　　颈骨折伴分离移位）

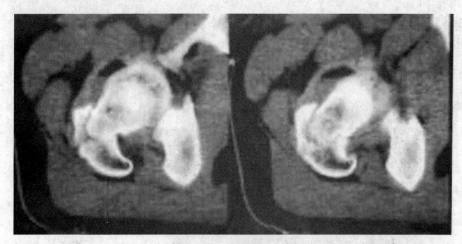

图 7-28 股骨颈骨折（基底型：右股骨颈骨折）

第四节　股骨头坏死的 MRI 检查

核磁共振现象最早是由美国物理学家 Bloch 和 Purcell 于 1946 年发现和证实，并因此获得 1954 年诺贝尔物理学奖。1973 年美国的保罗•C•劳特伯（Paul C. Lauterbur）发明了磁共振成像技术（magnetic resonance imaging，MRI），1976 年英国的皮特•曼斯菲尔德（Peter Mansfield）首次成功地对活体进行了 MRI 成像。

一、髋关节正常 MRI 表现

MRI 用在髋部疑难病症的诊断中，能使关节软骨、肌肉韧带以及椎间盘等组织直接成像显示。MRI 适应于任何改变骨髓质内黄骨髓含量的病变，如早期感染、无菌性坏死、结核、肿瘤和压缩性骨折，对肌腱和韧带的撕裂也较敏感。髋关节在 T_1WI 上股骨头呈类圆形中等偏高信号，髂骨信号与股骨头相似，T_2WI 上呈低信号，脂肪抑制 T_2WI 上信号低于肌肉信号，可见关节软骨，关节腔内有少许线状高信号影为滑液，双侧肌肉对称呈低信号（图 7-29～图 7-35）。

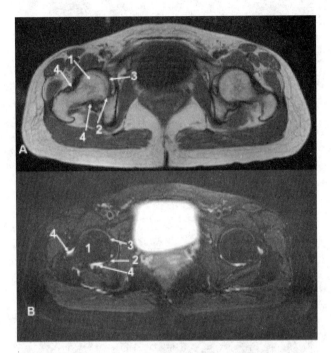

图 7-29　髋关节 MRI（A.T_1WI；B.T_2WI 抑脂）（水平位）

1. 股骨头；2. 髋臼；3. 关节间隙；4. 关节囊

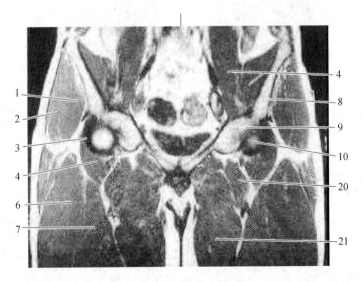

图 7-30　髋部冠状位 MRI（1）

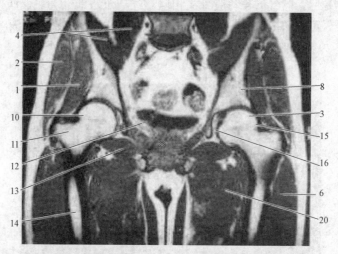

图 7-31 髋部冠状位 MRI（2）

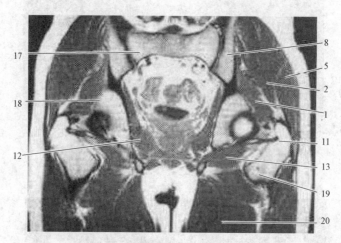

图 7-32 髋部冠状位 MRI（3）

图 7-30、图 7-31、图 7-32 股骨头的前缘层面、股骨头中心层面和股骨头后缘层面 T₁WI：1. 臀小肌；2. 臀中肌；3. 关节囊及髂腰韧带；4. 髂腰肌；5. 臀大肌；6. 股四头肌外侧头；7. 股直肌（腱）；8. 髂骨；9. 耻骨；10. 股骨头；11. 大转子；12. 闭孔内肌；13. 闭孔外肌；14. 股骨干；15. 瘢痕；16. 髋臼窝脂肪；17. 骶骨；18. 坐骨；19. 小转子；20. 内收肌群；21. 耻骨肌

二、股骨头坏死 MRI 表现

股骨头无菌性坏死又称缺血性股骨头坏死，MRI 被认为是目前诊断股骨头无菌性坏死最敏感的方法。根据 Steinberg 分期：0 期：正常骨髓信号。Ⅰ期：在 T₁WI 上骨髓内出现信号减低区，T₂WI 上低信号区内侧出现带状高信号区，呈"双线征"，是早期股骨头坏死特异性 MRI 表现之一。Ⅱ期：斑片状或带状低信号内有不均匀 T₂WI 高信号区，前者代表新骨形成和血运丰富的间充质，后者代表坏死的骨髓和骨小梁结构（图 7-36）。Ⅲ期：在 T₁WI、T₂WI 上均表现为股骨头变形，呈高低不等、形态不规则的混杂信号

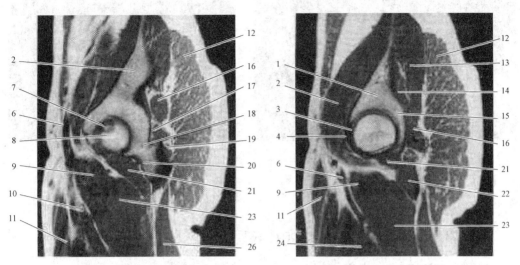

图 7-33　髋部矢状位 MRI（1）　　　　　　　　图 7-34　髋部矢状位 MRI（2）

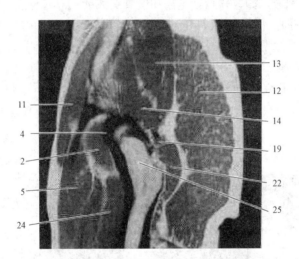

图 7-35　髋部矢状位 MRI（3）

图 7-33、图 7-34、图 7-35 股骨头内缘层面、股骨头中心层面和股骨头外缘层面 T$_1$WI：1. 髂骨；2. 髂腰肌；
3. 髋臼盂缘；4. 关节囊及髂股韧带；5. 股直肌腱；6. 股动静脉；7. 圆韧带；8. 股骨头；9. 耻骨肌；
10. 长收肌；11. 缝匠肌；12. 臀大肌；13. 臀中肌；14. 臀小肌；15. 髋臼后唇；16. 梨状肌；
17. 上孖肌；18. 闭孔内肌；19. 下孖肌；20. 坐骨；21. 闭孔外肌；22. 股方肌；
23. 大收肌；24. 股中间肌；25. 股骨颈；26. 半腱肌

并出现新月征。Ⅳ期：股骨头不规则，可出现骨皮质塌陷和低信号的斑片区或新月状死骨，股骨头塌陷、碎裂（图 7-37）。Ⅴ期：股骨头肥大、不规则并伴有关节间隙狭窄，关节退变。

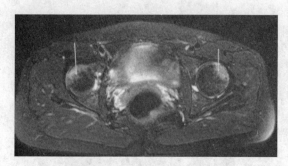

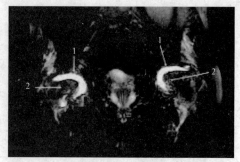

图 7-36　双侧股骨头无菌性坏死Ⅱ期（T$_2$WI 抑脂）　　　图 7-37　双侧股骨头无菌性坏死Ⅳ期
箭头示股骨头不均匀斑片状高信号，其内见低信号区　　　　　　　　（T$_2$WI 抑脂）

1. 关节腔积液；2. 双侧股骨头变形、信号混杂（细箭头）

三、股骨头坏死相关疾病的 MRI 表现

1. 髋关节积液 MRI 表现

髋关节积液几乎见于所有的髋关节病变。某些邻近关节骨内病变或伴有关节面塌陷时，亦可引起关节积液，如成软骨细胞瘤和股骨头坏死。冠状位上，股骨头颈内外侧与关节囊和髋臼关节面之间条带状长 T$_1$、长 T$_2$ 信号。当液体信号紧贴股骨颈全长，宽度超过 5mm 时，可考虑有关节积液。中量积液多积聚在髋臼上唇和下方横韧带处的关节囊隐窝内。大量积液时，内外侧关节囊均向外膨胀；横轴位上，CT 上低密度区在 T$_1$WI 呈低信号，T$_2$WI 呈明显高信号。关节间隙内亦出现液性信号条带（图 7-38～图 7-39）。

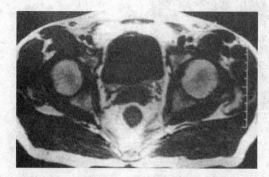

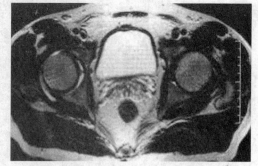

图 7-38　右髋关节积液（股骨头层面）（1）　　　图 7-39　右髋关节积液（股骨头层面）（2）

图 7-38、图 7-39　横轴位 SET$_1$WI 和 FSET$_2$WI：右侧股骨头非髋臼覆盖侧和关节囊之间
以及关节间隙内条带状长 T$_1$、长 T$_2$ 信号

2. 髋关节脱位 MRI 表现

髋关节脱位后局部肿胀疼痛，伴有活动受限。①MRI 示关节正常对位异常。②可显示关节内积血，关节囊及周围软组织损伤（图 7-40，图 7-41）。

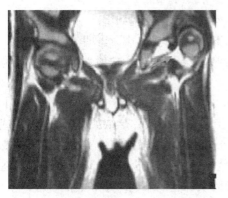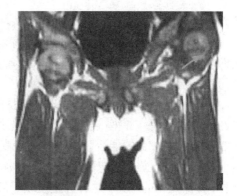

图 7-40 左髋关节脱位 T₁WI　　　　图 7-41 左髋关节脱位 T₂WI

3. 股骨颈骨折 MRI 表现

股骨颈骨折，是髋部最常见的骨折，多为单侧发生。临床表现为伤后患侧髋关节疼痛，不能抬腿，局部肿胀较轻。MRI 对平片阴性的无移位股骨颈骨折显示好，T₁WI 低信号的骨折碎片与高信号的骨髓对比明显，可观察骨折涉及的范围及周围软组织和关节囊的改变，还可显示其他影像检查无法辨认的骨折碎片的形态，在显示骨折线附近的骨髓内出血和骨髓水肿方面较为敏感，还可检测到移位骨折中伴发骨坏死的情况，并可评价股骨头的存活状态和确定有无股骨头坏死（图 7-42，图 7-43）。

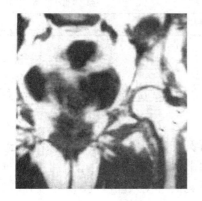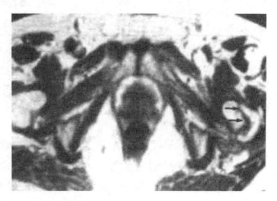

图 7-42 股骨颈骨折（冠状位 T₁WI）　　图 7-43 股骨颈骨折（横轴位 T₁WI）
显示股骨颈斜行骨折线，为低信号（黑箭头）　　显示股骨颈斜行骨折线，为低信号（黑箭头）

第五节　股骨头坏死的核素扫描检查

目前应用于临床的骨骼系统的核素扫描有两大类。一类是普通放射性核素扫描（γ照像）。扫描后收集的图像是一张总的放射性核素在骨内分布图像，图像中股骨头与髋臼相重叠，分辨较困难。另一类为发射计算机断层（ECT），可获得体内放射性核素立体成像的显影技术，通过计算机进行三维重建得到图像，其能够对冠状面、矢状面、横切面或任何角度的剖面进行摄影和重建。目前 ECT 有两种：正电子发射计算机断层 PETT

与单光子发射计算机断层 SPECT。股骨头坏死核素扫描表现如下：

1. 对股骨头坏死放射核素显像大致有以下三种意见：①坏死区呈放射性浓聚。②坏死区为放射性缺损。③坏死早期为缺损，晚期为浓聚，即认为放射性浓聚和缺损是股骨头坏死的不同阶段的表现。

2. 根据 Miki 提出的非创伤性理论，股骨头坏死在 ECT 检查上可分为四型：Ⅰ型为放射性摄取正常型。Ⅱ型（早期）为放射性摄取量减少或完全缺如型。Ⅲ型（中期）：为摄取量增加和减少的混合型。Ⅳ型（晚期）：为摄取量增加型，实质就是死骨被吸收和新生骨的形成，血供重建的过程。而放射性物质摄取增加，是大量新生血管和肉芽组织吸收、移除死骨的结果。这种分型反映了股骨头坏死的不同类型和发展阶段，与 X 线、CT 分期相同。

3. 根据患侧股骨头摄取放射性示踪剂的强度与健侧对比进行分级：0 级为患侧股骨头的放射性低于健侧。1 级为两侧相等者。2 级为患侧高于健侧者。

4. 根据核素骨显像分为三期，即早、中、晚期。如表 7-1。

表 7-1　股骨头核素骨显像分期特点

分期	周围浓聚反应	头/干比值
早期	无	低于正常
中期	有（炸面圈征）	接近或低于正常
晚期	有（球形或类球形或不规则）	明显增高

第六节　股骨头坏死的数字减影及血管造影（DSA）检查

20 世纪 90 年代，DSA 开始用于检查股骨头坏死。近年来，在 X 线影像增强器、数字电子储存及处理设备的发展越来越快，DSA 的图像质量也不断得到改善，DSA 技术可广泛应用于临床各种疾病的诊断与治疗。但是作为一种侵入性检查，并可能伴有过敏反应的风险，价格高昂，故临床应用有一定的局限性。

一、髋关节正常血管造影表现

股骨头上下关节囊动脉在骨内互相吻合。供应股骨头的 65%～80% 的股骨头、颈上关节囊动脉显影清晰可见；供应股骨头内下部的下关节囊动脉显影亦清晰。供应和分布于股骨头圆韧带窝部的圆韧带血管较细，此动脉在老年人多见中断或萎缩。成年人的股骨头内血管与圆韧带动脉相吻合，造影还可见到行走于转子间线之前的旋股外侧动脉，其供应股骨头外方软组织及附近肌肉，旋股内侧动脉吻合于闭孔动脉，臀上、下动脉亦显影可见。

二、股骨头坏死血管造影表现

早期表现为上关节囊动脉变细、迂曲、梗阻或不充盈，存在静脉淤滞（图 7-44）。

中、晚期表现中股骨头坏死周围存在突变或有吸收带变形时，同时亦见到关节囊动脉完全梗阻或再通，血管变细，并且死骨周围有血管增多区。血管再通则可能是建立了旋股外侧动脉或臀上动脉之间的侧支循环（图7-45）。

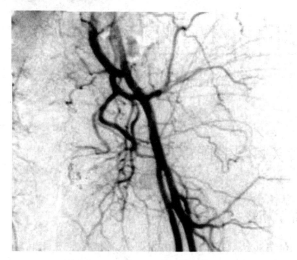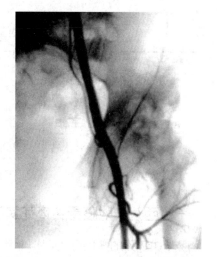

图 7-44　早期股骨头坏死血管造影表现　　　　图 7-45　中晚期股骨头坏死血管造影表现

第七节　股骨头坏死的 B 超检查

一、正常股骨头 B 超表现

正常股骨头声像特点：呈半月状光滑的强回声带，股骨头内部弱回声均匀细腻，股骨头中心出现泪点状强回声实际上为圆韧带附着点，髋关节腔清晰，可显示血流频谱，血流速度一般为 10～15cm/s。

二、股骨头坏死 B 超表现

股骨头坏死的两个特征性声像特点：早期表现为股骨头内部均匀一致性回声增强，股骨头表面不光滑，髋关节内侧间隙变宽；中、晚期表现为股骨头半球表面弧形线不连续、粗糙、增厚或锯齿状，股骨头内部回声减低，出现髋关节腔间隙变窄，关节面模糊不清，可不见血流频谱，血流速度可减慢 5～8cm/s。

第八章
股骨头坏死的病因病理及诊断

第一节　股骨头坏死的病因病理

一、西医学对股骨头坏死病因的认识

股骨头坏死的病因分为创伤性和非创伤性两大类，目前虽然已经清楚骨坏死不同阶段的病理改变，但对发病的原始机制知之甚少。与骨坏死相关的已知因素有 70 余种，除创伤性骨坏死是由于直接破坏了骨的血供，导致骨细胞发生缺血、缺氧，直至骨细胞死亡之外，非创伤性骨坏死的病因尚待研究。有 40 余种因素可以引起股骨头坏死。为了简明起见，依其重要程度分列如下：

1. 创伤性

股骨颈骨折、髋外伤性脱位、股骨头骨折、股骨粗隆间骨折、髋手术，以及某些轻微外伤等均可引起股骨头坏死。明显移位的股骨颈骨折使供给股骨头的血流中断，损伤后 8 小时即开始坏死。如股骨颈向上移位达股骨头直径的 1/2，则供应股骨头血运的上支持带动脉就会撕裂。据统计，约 80%的股骨颈骨折会引起股骨头不同程度的缺血，最终塌陷者约 30%。医源性创伤，如强力按摩、股骨颈截骨术、滑膜切除术等也会引起股骨头坏死。髋关节脱位骨坏死发生率为 4%～10%。其发生坏死与延迟复位及创伤程度有关。

2. 长期大量使用激素或滥用激素

类固醇皮质激素的应用是引起股骨头无菌性坏死的高危因素，是我国股骨头坏死的最常见原因。长期大剂量使用糖皮质激素引起体内脂肪代谢改变，高脂血症，脂肪分解，血中游离脂肪酸增多，从而使血管内皮损伤，胶原暴露，激活内源性凝血途径，使血小板凝集，血栓形成。另外还发现糖皮质激素引起的氧化应激反应使内皮细胞黄嘌呤氧化酶活性升高，氧自由基生成增多，继而引起脂质氧化和葡萄糖氧化，蛋白质糖基化，造成内皮细胞的损害和通透性升高，使股骨头微循环发生障碍，导致股骨头坏死。短期内大剂量冲击治疗有更大的危险性。发生的原因可能是激素诱导脂肪肝的脂肪栓塞、血管炎、骨质疏松的压缩骨折、血液黏度增高等。应用激素是否会发生骨坏死的个体差异很大。

3. 酒精中毒

目前许多学者认为，在各种可能引起股骨头坏死的病因中，慢性酒精中毒是一个重

要因素。慢性酒精中毒是长期大量饮酒者，由于长期大量饮酒而造成酒精在体内的蓄积，导致血脂增高和不同程度的肝功能损害。目前普遍认为酒精中毒性股骨头坏死与激素性股骨头坏死一样，是脂类代谢异常的结果，并非是酒精直接作用于股骨头而致的股骨头坏死。调查结果发现，无论酒精中毒的程度轻重，所有患者均存在血脂增高和不同程度的肝功异常。X线检查股骨头头颈区密度增高，新月征和股骨颈皮质增厚，说明酒精中毒对骨坏死起着重要作用。另有学者报道，10.2%~39%的股骨头坏死病人有长期酗酒史，50%此类病人呈双侧性骨坏死。由于乙醇摄入过多致股骨头坏死的发生率为5.1%，每周乙醇消耗量超过400ml即可能发生股骨头坏死，发病的危险因素随每周摄入量的增加及累积摄入量的增加而增加。

4. 脂肪代谢紊乱

高脂血症、高黏血症、脂肪肝等。血脂的升高，造成了血液黏稠度的增高，血流速度减缓。脂肪肝时对脂类清理效能降低，不断放出脂栓进入血中，最后脂栓滞留于软骨下区血管内，引起软骨下骨质的坏死。也有学者认为是由于胰酶释放，造成脂肪坏死，继而钙化。高脂血症可出现局部血管炎，使血液凝固性发生改变，因而可使血管堵塞、出血或脂肪栓塞，造成骨质的缺血性坏死发生。血液黏稠度的增高，刺激血小板大量生成，血液凝聚力增强，骨质内的小动脉形成血栓，造成骨微循环障碍而缺血坏死。

5. 血液性及血管性疾病

血液系统疾病引起的股骨头坏死，目前在我国很少见到，国外报道较国内多，其中有：镰状细胞贫血、地中海贫血、高雪病、血友病、肿瘤压迫营养动脉等，均可引起股骨头坏死。这些疾病均有家族遗传、种族性，除血友病仅见于男性外，其他则是男女均可发生，多为青年人，双侧股骨头坏死多见。镰状细胞贫血的骨坏死发生率在12%~20%之间，原因是血液黏度增加、血流变慢而形成血栓。地中海贫血又称库利贫血、海洋性贫血，是一组血红蛋白珠蛋白链的合成受到部分或完全抑制的异常血红蛋白病，为常染色体显性遗传病，有家族史和种族史。好发于西亚地中海区域，故因此而得名。高雪病又称脑苷脂病。此病在1982年由高雪（Gaucher）首先发现，是一种葡萄糖苷代谢遗传性缺陷疾患，为常染色体隐性遗传，是由于β-配糖体缺乏而引起葡萄糖脑苷脂积蓄所致，故又称脑苷脂病。其发病机理可能是由于高雪细胞聚积在骨髓腔内，生长变大，使骨内毛细血管管腔受压狭窄，髓内血供减少或阻断，导致骨缺血坏死。血友病引起股骨头坏死的机制被认为是由于髋关节囊内和骨内大量出血，关节内压和骨内压持续升高，压迫上干髓动脉和髓内血管，最终发生股骨头坏死。

6. 减压性疾病

减压病可累及全身多器官，引起骨坏死的原因是随减压血中氮气分离，不能在肺内交换而在组织和小血管内堆积。氮气在脂肪内的溶解度是水中的5倍，因此，氮气在富有脂肪组织的骨髓中堆积而引起骨坏死。此类骨坏死可发生于从高压状态回复到大气压状态，也可发生于从大气压状态至低压状态，如常发生在深海潜水员和压力舱内工作人员。减压病性骨坏死是减压病在骨关节系统中的晚期并发症。发病率与在高压情况下工作次数、压力大小、减压过程、压力上升速度和肥胖有关。目前由于现代加压装置的完善和严格执行减压措施，此病发病率明显减少，临床上很难见到。

7. 肾衰或肾移植

肾移植是治疗慢性肾衰的主要方法，但由于机体的排异作用，常出现对移植肾的急性排斥作用，损害肾功能，需用大剂量激素治疗。11.2%～17%肾移植患者发生骨坏死，主要累及股骨头。从肾移植术到出现股骨头坏死症状的时间平均为 7～12 个月。首次发现放射学改变是在肾移植术后 5～48 个月，平均 23 个月，术后 2 个月低血磷和肾功能恢复较正常慢的患者容易发生。

8. 某些疾病或中毒引起

常见于类风湿关节炎、系统性红斑狼疮、肾移植或肾衰、高尿酸血症、痛风、胰腺炎等疾病，或四氯化碳、镉、铅、砷、汽油、苯等中毒。

二、西医学对股骨头坏死病理的认识

股骨头坏死的病理过程，包括骨质坏死、死骨吸收和新骨形成，以及股骨头再塑造等一系列病理变化，可分成四个阶段：

1. 初期即滑膜炎期

关节囊肿胀，滑膜充血水肿和关节液渗出增多，但滑液中不含炎性细胞。此期一般可持续 1～3 周。

2. 缺血坏死期

股骨前外侧骨骺最早受累或整个骨骺均因缺血发生坏死，此时骨结构基本保持正常，但骨陷窝多空虚，骨小梁碎裂成片状或压缩成块，骨髓腔由无定形的碎屑填充。由于股骨头发生缺血性坏死，骨骺的骨化中心软骨内化骨受到暂时性抑制，而关节面深层软骨由滑液营养可继续生长。X 线片上可见骨骺核较小和关节间隙增宽，坏死的骨小梁因为碎裂、压缩和新骨沉积在坏死骨小梁的表面，使其密度增高。同时由于干骺端疏松脱钙，显得坏死区密度更高。此期大体形态和股骨头轮廓无明显的变化，坏死期较长，经历 6～12 个月，临床上一般无症状。Salter 称此阶段为临床休止期，是潜在的股骨头坏死期。假若此时能恢复血供，则病变消退，不遗留任何后遗症。

3. 碎裂或再生期

在死骨的刺激下，毛细血管和单核细胞所组成的连接组织侵入坏死区，吸收坏死的骨小梁碎片，并在髓腔内形成纤维组织。破骨细胞增多且功能活跃，参与吸收坏死的骨小梁。丰富的成骨细胞活动增强，在坏死的骨小梁之间和其表面形成正常的类骨质。X线片所见的碎裂外观，系舌样含血管组织侵入的结果。起初新生的类骨质所形成的骨小梁较纤细，以后转变成板层骨。此时，坏死区周围软骨仍无明显的变化，但其基底层软骨因远离关节面，得不到滑液的营养，可失去活性。在此阶段，新生的骨质强度较低但不柔软，是逐渐塑造成正常骨或根据承受应力的状况而改变形状。Salter 称为"生物性塑形"。上述过程历时 0～3 年。

4. 愈合期

新形成的骨小梁是一种不成熟的板层骨，纤细而脆弱，容易与尚未吸收的坏死骨小梁压缩在一起。压缩区多局限在部分股骨头，通常位于前外侧，蛙位 X 线片上表现为杯状缺损。正位 X 线片上，则显示出囊性改变。整个骺核受累的情况下，多出现不同程度的变形，类似蘑菇样外观。最终股骨头明显增大，由一个位于髋臼中心的圆形股骨头，变成扁平状股骨头。

有学者认为股骨头颈变形是由于坏死期并发了软骨下骨折，启动了坏死骨的吸收和原始交织骨沉着，同时可发生滑膜反应和肌肉痉挛，继而发生内收肌和髂腰肌挛缩，使股骨头向前外侧半脱位，髋关节活动受限。

如股骨头的应力集中区承受过多的应力，使股骨头呈扁平状或马鞍状畸形，进一步使股骨头向前外侧半脱位。股骨头持续性缺血不仅导致骨骺的缺血坏死，也造成骺板的缺血坏死使骺板过早闭合，将影响下肢的纵向生长，特别是抑制股骨颈的生长，而大转子生长不受干扰，结果股骨颈变短，大转子则可超出股骨头顶端的水平。此畸形在功能障碍上似髋内翻，不利于外展肌的活动，形成屈髋步态，称为功能性髋内翻。

各种类型的骨坏死，虽然起病原因不同，病变程度也有差异，但基本病理变化是相似的，都是血液循环障碍后导致骨细胞的死亡，随后出现修复反应，并且坏死和修复不是截然分开而是交织进行，最终出现关节承重区的塌陷以及继发的骨性关节炎。

三、中医学对股骨头坏死病因病机的认识

（一）中医文献理论的阐述

中医文献中虽无股骨头坏死这一病名的直接记载，但根据其症状、体征与发病机理，其中《素问·调经论》："经脉者，所以行气血而营阴阳，濡筋骨，利关节也。是故血和，则经脉流行，营复阴阳，筋骨强劲，关节清利矣。"《素问·痿论篇》中记载："五脏使人痿，何也？……肺主身之皮毛，肝主身之筋膜，脾主身之肌肉，肾主身之骨髓。故肺热叶焦，则皮毛虚弱急薄，则生痿躄也。心气热，则下脉厥而上，上则下脉虚，虚则生脉痿，枢折挈，胫纵而不任地也。肝气热，则胆泄口苦筋膜干，筋膜干则筋急而挛，发为筋痿。脾气热，则胃干而渴，肌肉不仁，发为肉痿。肾气热，则腰脊不举，骨枯而髓减，发为骨痿。"《难经·第十四难》："损脉之为病奈何？然……五损损于骨，骨痿不能起于床。……从上下者，骨痿不能起于床者死。"《宣明方论》："夫痛者，经脉流行不止，环周不休，寒气入经而稽迟，血泣凝而不行……或猝然骨痛死不知人而少间复生。"《灵枢·刺节真邪等七十五》："虚邪之人与身也深，寒热相搏，久留而内著。寒胜其热，则骨痛内枯……为骨蚀。"《灵枢·决气》："岐伯中记载：谷气入满，卓泽注于骨，骨属屈伸，泄泽补益脑髓，皮肤润泽，是泥液；……液脱者，骨属屈伸不利……"《赤水玄珠》："膏粱之人，久服汤药，醉以入房，损其真气，则肾气弱而腰脊痛不能举，久则髓减骨枯，发为骨痿。"从以上文献论述中所观，其原文本意并不一定指股骨头坏死疾病本身。但就其所述理论而言还是具有借鉴的意义。《中医骨病学》和《中医病证诊断疗效标准》将股骨头坏死归属于"骨蚀""骨痿"范畴。但由于股骨头坏死具有特殊的病因病理，又与其他相关疾病有相似之处，故其所属范畴仍待商榷。

（二）中医学对股骨头坏死病因病机的认识

中医认为本病致病因素和发病原因是多方面的，与肝、脾、胃、肾四脏腑关系最为密切。人体是一个有机结合的整体，人体脏腑虽各有不同的生理功能，但它们彼此之间有着紧密的联系。人体的五脏六腑、奇恒之腑，是生化气血、通调经络、濡养皮肉筋骨、主持生命活动的主要器官。人体的毛发、皮肤、肌肉、脉管、筋膜、骨骼以及五官九窍，

都与五脏有着不可分割的联系。筋、骨、肉与肝、脾、肾的功能关系十分密切。肾为先天之本，主骨生髓，肾健则髓充，髓满则骨坚。反之，则髓枯骨痿。肝主筋藏血，与肾同源，两脏荣辱与共，若肝血亏损，疏泄失职，则藏运不周，营养不济，可引起筋脉失养，筋骨不利。从而导致筋挛、筋弛以及骨痿、骨蚀。脾胃为后天之本，万物生化之源。若脏腑功能失和，气血阻滞，脉络不通，血液循环障碍，肢体失却濡养，而产生缺血坏死。

关于本病的病因病机，现代中医学者对本病的发病原因的认识，可以归纳为气滞血瘀、肾气亏虚、痰瘀内阻、湿热浸淫、创伤劳损、气血虚弱、外邪侵袭等几个方面。其发病机制是肾气不足，骨失所养，则骨不生髓；气血两虚则筋骨濡养不足；筋骨劳损则积劳伤筋损骨；痰瘀凝滞，致使脉络瘀滞，导致本病发生。现根据中医文献和现代临床实践将此病病因大体归结为四种，兹分述如下。

1. 肾虚血瘀因素

肾为先天之本，主藏精，精则化生骨髓，充养骨骼，主导骨的发生、生长、塑造及再塑造过程。《四圣心源》中记载"髓骨者，肾水之所生也，肾气生则髓骨坚凝而轻利"。《医说》中记载："肾主腰股与腰膝。"故先天或后天禀赋不足，肾阴或肾阳亏乏，髓海空虚，则不能滋养骨骼。《医林改错》中记载："元气既虚，必不能达于血管，血管无气必停留而瘀。"血行脉中，主濡润，亦靠肾精之补充，赖肾气之推动，若肾虚精亏，则充髓生骨能力匮乏，以致髓枯骨痿，髀杵受损，成为缺血坏死的内在根源。肾虚精亏气化失常，推动血行能力降低，必致血行迟缓而瘀滞，股骨头失去气血温煦与濡养而坏死。

2. 痰凝气滞因素

《灵枢·百病始生》中记载："湿气不行，凝血蕴里不散，津液涩渗，着而不去，而积皆成矣。"《金匮要略》中记载："血不利为水"，明确提出水液停聚为痰，痰浊害清，使血液变稠，浑浊流行迟涩，进而凝滞成瘀血，因此瘀血阻滞而使痰浊内生，痰饮内停则又加重瘀血。一旦痰湿入络日久，则使脉络阻塞不通，临床上表现为疼痛。痰湿郁久化热，热化则伤及肝肾；肝肾不足，虚火上炎，灼津成痰。肾主骨，肾阴具有滋养濡润骨组织的作用。肾阴虚，骨失濡养，更易被痰湿入侵，如此形成恶性循环，痰瘀互结则脉络阻滞，股骨头微循环障碍，股骨头失却所养而发为痹证。近年研究证实痰浊凝聚与血脂增高有关。而服用激素和过量饮酒均可使血脂增高，从而导致宿痰内存，久而湿热内蕴，复因脉络瘀滞，筋脉失养，最后导致股骨头坏死。

3. 外感六淫因素

《类证治裁》中记载："诸痹……良由营卫先虚，腠理不密，风寒湿乘虚内袭，正气为邪所阻，不能宣行，因而留滞，久而成痹。"外感六淫诸邪均可致筋骨关节发生疾患。《素问·痹论篇》中记载："风寒湿三气杂至合而为痹也。"寒主收引、凝滞；湿性重浊、黏滞，易阻气机，损伤阳气，若机体感受风寒湿邪则经络阻塞，气机不得宣通，血脉阻滞，筋脉失养，引起肌肉挛缩，导致关节活动不利，肢体功能障碍，日久致股骨头坏死。

4. 饮食内伤因素

过食肥甘，平素嗜酒，日久而致湿热蕴结，脉络堵塞，筋骨失养；或误服辛热燥烈之药物，劫灼阴血，阴亏血滞，闭阻筋络，骨枯髓减；或热舍于肾，内伐肾精，使骨失充养，均可致本病。《景岳全书》中记载："若阴虚者纵饮之，则质不足以滋阴而性偏动火，热者愈热。"《圣济总录》中记载："髓涸而气不行，骨内痹，其症内寒也"，而成阴阳俱虚之重证，相当于现代医学酒精性股骨头坏死，平人过饮之，则相火昌炎，耗伤肝肾之阴，湿热流注于筋骨，筋骨失养而致股骨头坏死。

饮食不节，损伤脾胃，中焦气机不利，后天生化乏源，则骨失所养，最终发生缺血坏死。《脾胃论》中记载："脾胃虚弱，阳气不能生长，则骨乏无力，是为骨痿，令人骨髓空虚，足不能履地也。"脾失健运，肝血不足可引起肾精亏损，肝阴不足或肝火太盛，均可导致肾阴亏虚，肾虚骨失滋养，久病则成骨痿，乃至骨蚀。酒性辛热擅走窜，过度饮酒则肝阳炽盛，耗伤阴血，血受热煎熬而成血瘀，血瘀则脉不通、血不流，气血不能周荣，骨髓失养，若瘀久化热，则熏灼骨髓，而致骨枯髓减，发为骨痿。酒精进入人体后影响气血、经络、脏腑的功能，长期过量饮酒会使筋骨肌肉受损，肾、脾、肝功能失调，最终导致股骨头坏死。

四、针刀医学对股骨头坏死病因病理的认识

根据弓弦力学系统理论，针刀医学认为，股骨头坏死是各种原因引起髋关节受力异常，人体在代偿此部位的异常应力过程中，在髋关节弓弦结合部和弦的行经路线上形成的粘连、瘢痕、挛缩，形成网络状的病理构架，最终导致髋关节的弓弦力学系统的结构受损，关节间隙变窄，股骨头与髋臼的位置发生错位。股骨头在运动和休息状态均不能保持正常的受力位置，尤其是运动时，躯干的重力在股骨头不能均匀分布，导致股骨头最高处应力集中，从而引起股骨头坏死。

第二节　临床表现

股骨头坏死病人的临床表现往往很隐蔽，在缓慢的发病过程中早期诊断常被延误。因此，提高对股骨头坏死一病的认识极为重要。不同病因所致的股骨头坏死有着不同的病史。在采集病史时，要仔细了解外伤史，即使是极轻微的外伤也应给予重视。应用皮质类固醇（激素）的病史，有时是很小的剂量也可能引起极不良的后果。饮酒史是一项重要内容，每天饮酒 250ml，半年以上就可能患脂肪肝或股骨头坏死。是否患过与股骨头坏死有关的疾病，如动脉硬化、某些贫血症、类风湿关节炎、强直性脊柱炎、痛风等症；有些特殊职业，如高空飞行、潜水作业、某些与毒性物品相关的职业等也应注意。询问暴力损伤史，了解伤后骨折或脱位时损伤的程度及合并症等，应特别注意初期处理的时间、次数和质量。

一、症状

1. 疼痛

发生于外伤后者，多在伤痛消失较长时间后再产生疼痛。应用激素或其他疾病所致者与外伤者大致相同。疼痛部位大多在髋关节周围，以腹股沟韧带中点下外处为主，也可以在大转子上或臀后部疼痛。可以是逐渐发生，也可能突然疼痛；疼痛可为间歇性，也可为持续性。不管是何原因所致的骨坏死，它们的疼痛在开始时多为活动后疼痛，而后才发生夜间痛或休息痛。夜间痛或休息痛大多为骨或囊内压升高的表现；疼痛的性质

也大致相似，开始多为酸痛、钝痛等不适，逐渐产生刺痛或夜间痛等症状。

2. 放射痛

疼痛常向腹股沟区、臀后区或外侧放射，个别人还有麻木感；比较常见的特殊症状是膝部或膝内侧的放射痛，如果为原因不清的膝部痛，特别应当想到髋关节是否有病，这是一个非常值得提高警惕的信号。

3. 髋关节僵硬或活动受限

早期为关节屈伸不灵活，有的人不能跷二郎腿，或患肢外展外旋活动受限，"盘腿"困难。到晚期则关节活动极度受限甚至强直。

4. 进行性短缩性跛行

由于疼痛而致的跛行为保护性反应，而股骨头塌陷者则是短缩所致；在晚期可由髋关节半脱位所致。早期往往出现间歇性跛行，儿童表现最为明显。双侧病变者，步态蹒跚，行走艰难。

5. 下肢无力

行路、劳作均感力不从心。

6. 下蹲、展腿困难

下蹲时髋关节疼痛，下蹲的度数越来越小。下肢的外展距离逐渐缩小，以至外展大腿极度困难，甚至丧失外展功能。

二、体征

早期仅有髋关节局部压痛，其压痛点多在腹股沟中点稍下方或在臀后、转子间线稍内处。"4"字试验阳性、Allis 征阳性、Thomas 征阳性、Tredelenburg 征阳性、Ober 试验阳性。外展、外旋或内旋受限，患肢可缩短，肌肉萎缩，甚至有半脱位体征。

上述体征的检查方法详见第六章体格检查。

三、影像学病理变化特征

相关内容详见第七章影像学检查。

第三节　诊断标准

2006 年 4 月 14 日中华医学会骨科学会关节外科学组和《中华骨科杂志》编辑部共同邀请 40 余位在国内骨坏死及关节外科领域有丰富经验的专家对股骨头坏死的诊断标准和治疗进行讨论，综合日本厚生省骨坏死研究会（JIC）和 Mont 提出的诊断标准，结合我国的情况，提出我国股骨头坏死的诊断标准。

一、主要标准

（1）临床症状、体征和病史　髋关节痛，以腹股沟和臀部、大腿为主，髋关节内旋活动受限且内旋时疼痛加重，有髋部外伤史、应用皮质类固醇史或酗酒病史。

（2）X 线改变　股骨头塌陷而无关节间隙变窄；股骨头内有分界的硬化带；软骨下

骨折有透线带（新月征阳性、软骨下骨折）。

（3）骨同位素扫描　显示股骨头内热区中有冷区。

（4）股骨头 MRI　T_1 加权相带状低信号影或 T_2 加权相显示双线征。

（5）骨活检　显示骨小梁骨细胞空陷窝超过 50%，且累及邻近多根骨小梁，骨髓坏死。

二、次要标准

（1）X 线片　显示股骨头塌陷伴关节间隙变窄，股骨头内囊性变或斑点状硬化，股骨头外上部变扁。

（2）核素骨扫描　显示热区中冷区。

（3）股骨头 MRI　显示同质性或异质性低信号，伴加权相带状型改变。

两个或两个以上主要标准阳性，即可诊断为股骨头坏死。1 个主要标准阳性或 3 个次要标准阳性，至少包括一种 X 线片异常，即可诊断为可疑股骨头坏死。

第九章

股骨头坏死的针刀整体松解治疗

针刀医学根据其对本病的认识，通过针刀综合治疗，破坏了股骨头坏死的病理构架，对股骨头坏死，尤其是早、中期的病人有很好的疗效。早期病人，针刀整体松解术可以避免人工髋关节置换；对中期病人，针刀松解术可避免或者明显延长人工髋关节置换的时间。

针刀治疗依据针刀医学慢性软组织损伤病因病理学理论和病理构架的网眼理论，通过对髋关节周围软组织的关键病变点进行整体的松解，再加以针刀术后的手法，彻底松解病变的病理构架，以达到治疗目的。

1. 第一次针刀松解髋关节前侧关节囊及内收肌起点的粘连和瘢痕

（1）体位　仰卧位。

（2）体表定位　髋关节前侧关节囊，内收肌起点整体松解。

（3）消毒　在施术部位，用碘伏消毒 2 遍，然后铺无菌洞巾，使治疗点正对洞巾中间。

（4）麻醉　在硬膜外麻醉下进行。

（5）刀具　使用Ⅱ型针刀。

（6）针刀操作（图 9-1）

①第 1 支针刀松解髋关节髂股韧带及髋关节前侧关节囊。从髋关节前侧关节穿刺点进针刀，刀口线与下肢纵轴平行，针刀体与皮肤呈 90°角，针刀经皮肤、皮下组织，当针刀下有坚韧感时，即到了髂股韧带中部，纵疏横剥 2 刀，范围不超过 1cm。再向下进针，当有落空感时，即到关节腔，用提插刀法切割 2 刀，范围不超过 1cm。

②第 2 支针刀松解耻骨肌起点。从耻骨上支的耻骨肌起点进针刀，刀口线与下肢纵轴平行，针刀体与皮肤呈 90°角，针刀经皮肤、皮下组织，直接到达耻骨上支耻骨肌起点部，在骨面上左右上下各铲剥 2 刀，范围不超过 0.5cm。

③第 3 支针刀松解长收肌起点。从耻骨结节进针刀，刀口线与下肢纵轴平行，针刀体与皮肤呈 90°角，针刀经皮肤、皮下组织，向耻骨下支方向行进，刀下有坚韧感时为长收肌起点，上下铲剥 2 刀，范围不超过 0.5cm。

④第 4 支针刀松解短收肌、股薄肌起点。从耻骨结节下外 1cm 处进针刀，刀口线与下肢纵轴平行，针刀体与皮肤呈 90°角，针刀经皮肤、皮下组织，沿耻骨下支方向向外下行进，刀下有坚韧感时为短收肌、股薄肌起点，贴骨面上下铲剥 2 刀，范围不超过 0.5cm。

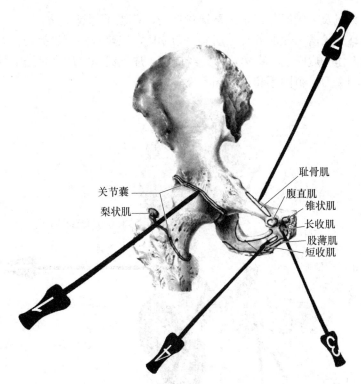

图 9-1 髋关节前侧针刀松解示意图

2. 第二次针刀松解髋关节后外侧关节囊及股二头肌起点的粘连和瘢痕

（1）体位 侧俯卧位。

（2）体表定位 髋关节后外侧关节囊，股二头肌、半腱肌、大收肌起点整体松解。

（3）消毒 在施术部位，用碘伏消毒 2 遍，然后铺无菌洞巾，使治疗点正对洞巾中间。

（4）麻醉 在硬膜外麻醉下进行。

（5）刀具 使用 Ⅱ 型针刀。

（6）针刀操作（图 9-2）

①第 1 支针刀松解髋关节外侧关节囊。从髋关节外侧关节穿刺点进针刀，刀口线与下肢纵轴平行，针刀体与皮肤呈 130° 角，沿股骨颈干角方向进针刀，针刀经皮肤、皮下组织，达股骨大转子尖，提插刀法切割 2 刀，切开部分臀中肌止点，然后抬起针刀，使针刀体向上与股骨干呈 90° 角。再向下进针，当有落空感时即到关节腔，用提插刀法切割 2 刀，范围不超过 1cm。

②第 2 支针刀松解髋关节后侧关节囊。在股骨大粗隆平面，贴股骨后缘进针刀，针刀体与皮肤呈 130° 角，沿股骨颈干角方向进针刀，针刀经皮肤、皮下组织，紧贴股骨颈，当有落空感时，即到关节腔，用提插刀法切割 2 刀，范围不超过 1cm。

③第 3 支针刀松解股二头肌、半腱肌起点。屈髋关节 90°，在坐骨结节进针刀，刀口线与下肢纵轴平行，针刀体与皮肤呈 90° 角，针刀经皮肤、皮下组织，达坐骨结节骨面、大收肌起点处，上下铲剥 2 刀，范围不超过 1cm；然后针刀再向上后方，当有坚韧

感时即到股二头肌及半腱肌起点，上下铲剥 2 刀，范围不超过 1cm。

④第 4 支针刀松解大收肌起点。屈髋关节 90°，在坐骨结节进针刀，刀口线与下肢纵轴平行，针刀体与皮肤呈 90° 角，针刀经皮肤、皮下组织，达坐骨结节骨面大收肌起点处，上下铲剥 2 刀，范围不超过 1cm。

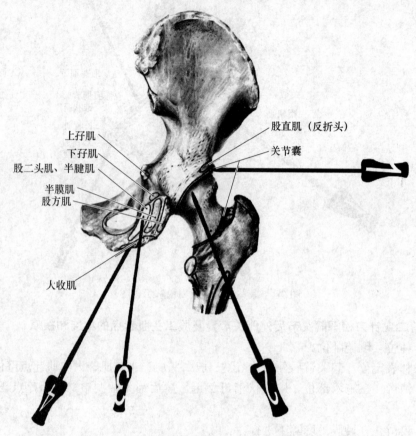

图 9-2　髋关节后外侧松解示意图

3. 第三次针刀松解臀大肌、臀中肌、缝匠肌起点的粘连和瘢痕

（1）体位　健侧卧位。

（2）体表定位　髂嵴与髂骨翼交界处。

（3）消毒　在施术部位，用碘伏消毒 2 遍，然后铺无菌洞巾，使治疗点正对洞巾中间。

（4）麻醉　局部麻醉。

（5）刀具　使用 I 型针刀。

（6）针刀操作（图 9-3）

①第 1 支针刀松解臀大肌起点前部的挛缩点。在髂骨翼臀后线以后找到臀大肌的起点定位。刀口线与臀大肌肌纤维走行方向一致，针刀经皮肤、皮下组织，到达髂骨翼骨面，向下铲剥 2～3 刀，范围为 1cm。

②第 2 支针刀松解臀大肌起点后部的挛缩点。在第 1 支针刀前方 3cm 定点，针刀操作方法同第 1 支针刀操作方法。

③第 3 支针刀松解臀中肌起点后部的挛缩点。在髂骨翼上髂嵴最高点向后 5cm 处定位。刀口线与臀中肌肌纤维走行方向一致，针刀经皮肤、皮下组织，到达髂骨翼骨面，调转刀口线 90°，向下铲剥 2～3 刀，范围为 1cm。

④第 4 支针刀松解臀中肌起点中部的挛缩点。在髂骨翼上髂嵴最高点向后 3cm 处定位。刀口线与臀中肌肌纤维走行方向一致，针刀经皮肤、皮下组织，到达髂骨翼骨面，调转刀口线 90°，向下铲剥 2～3 刀，范围为 1cm。

⑤第 5 支针刀松解臀中肌起点前部的挛缩点。在髂骨翼上髂嵴最高点处定位，刀口线与臀中肌肌纤维走行方向一致，针刀经皮肤、皮下组织，到达髂骨翼骨面，调转刀口线 90°，向下铲剥 2～3 刀，范围为 1cm。

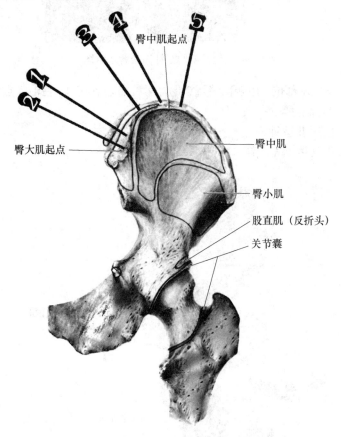

图 9-3　臀大肌、臀中肌起点针刀松解示意图

⑥第 6 支针刀松解缝匠肌起点（图 9-4）。在髂前上棘处触摸到缝匠肌起点处的压痛点，刀口线与缝匠肌纤维方向一致，针刀体与皮肤垂直刺入，达肌肉起点处，调转刀口线 90°，与缝匠肌肌纤维方向垂直，在骨面上向内铲剥 2～3 刀，范围不超过 0.5cm。出针刀后，针眼处用创可贴覆盖。

4. 第四次针刀松解臀大肌、臀中肌、缝匠肌止点的粘连和瘢痕

（1）体位　健侧卧位。

（2）体表定位　股骨大转子，胫骨上段内侧。

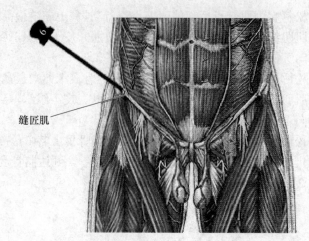

图 9-4　缝匠肌起点针刀松解示意图

（3）消毒　在施术部位，用碘伏消毒 2 遍，然后铺无菌洞巾，使治疗点正对洞巾中间。

（4）麻醉　局部麻醉。

（5）刀具　使用Ⅱ型针刀。

（6）针刀操作（图 9-5，图 9-6）

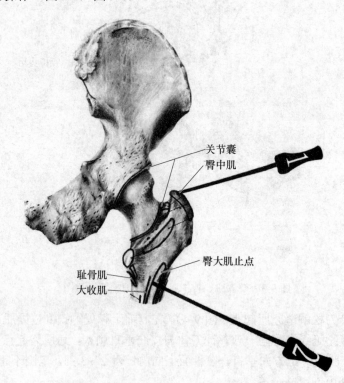

图 9-5　臀大肌、臀中肌止点针刀松解示意图

①第 1 支针刀松解臀中肌止点的挛缩点。在股骨大转子尖部定位，刀口线与下肢纵轴方向一致，针刀经皮肤、皮下组织达股骨大转子尖的骨面，贴骨面铲剥 2～3 刀，范

围为 1cm。

②第 2 支针刀松解臀大肌止点的挛缩点。在股骨的臀肌粗隆部定位，刀口线与髂胫束走行方向一致，针刀经皮肤、皮下组织、髂胫束，到达股骨骨面，贴骨面铲剥 2～3 刀，范围为 1cm。

③第 3 支针刀松解缝匠肌止点的挛缩点。在胫骨上段内侧部定位，刀口线与下肢纵轴方向一致，针刀经皮肤、皮下组织到胫骨内侧骨面，贴骨面铲剥 2～3 刀，范围为 1cm。

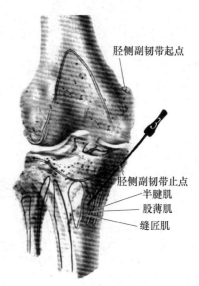

图 9-6 缝匠肌止点针刀松解示意图

5. 第五次针刀钻孔减压

对股骨头已有明显塌陷的病人，可行经股骨颈钻孔减压。

（1）体位 仰卧位。

（2）体表定位 股骨大转子下 6cm。

（3）消毒 在施术部位，用碘伏消毒 2 遍，然后铺无菌洞巾，使治疗点正对洞巾中间。

（4）麻醉 局部麻醉。

（5）刀具 使用Ⅱ型针刀。

（6）针刀减压 在透视下进行。

（7）针刀操作（图 9-7）

①第 1 支针刀于股骨大转子下 6cm 定位。刀口线与下肢纵轴方向一致，针刀体与皮肤垂直进针刀，当到达骨面时，调节针刀体方向，使之与股骨颈干角一致，用骨锤将针刀击入股骨骨皮质，根据透视观察针刀的方向和进针刀的深度，针刀到达股骨头下 1cm 停止进针刀。

②第 2 支针刀于股骨大转子下 6cm 再向前下 1cm 定位。刀口线与下肢纵轴方向一致，针刀体与皮肤垂直进针刀，当到达骨面时，调节针刀体方向，使之与股骨颈干角一致，用骨锤将针刀击入股骨骨皮质，根据透视观察针刀的方向和进针刀的深度，针刀到达股骨头下 1cm 停止进针刀。

③第 3 支针刀于股骨大转子下 6cm 再向后下 1cm 定位。刀口线与下肢纵轴方向一致，针刀体与皮肤垂直进针刀，当到达骨面时，调节针刀体方向，使之与股骨颈干角一致，用骨锤将针刀击入股骨骨皮质，根据透视观察针刀的方向和进针刀的深度，针刀到达股骨头下 1cm 停止进针刀。

3 支针刀排列从侧面观察呈"品"字形减压（图 9-8）。

6. 注意事项

（1）做后侧髋关节囊松解时，一定要紧贴股骨颈骨面进针刀，否则，可能刺伤坐骨神经。

（2）由于股骨头坏死病人下肢负重能力减弱，腰部必然受损，所以，一般股骨头坏死的病人均有腰部的劳损，故在针刀松解髋关节周围的病变组织时，如在脊柱侧弯或者腰部有阳性体征时，需按腰部的劳损作相应的针刀松解，才能彻底纠正髋关节的力平衡失调。

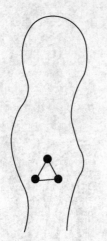 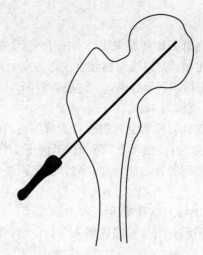

图 9-7　针刀钻孔减压示意图　　　　图 9-8　"品"字形减压示意图

第十章
股骨头坏死针刀术后康复治疗与护理

第一节　针刀术后康复治疗

（一）目的

针刀整体松解术后康复治疗的目的是进一步调节髋部的弓弦力学系统的力平衡，促进局部血液循环，加速局部的新陈代谢，有利于损伤组织的早期修复。

（二）原则

股骨头坏死针刀术后48～72小时可选用下列疗法进行康复治疗。

（三）方法

1. 毫针法

处方一：调节髋关节前面的弓弦力学系统，取府舍、髀关、横骨、伏兔、百虫窝穴。

操作：患者取仰卧位，局部皮肤常规消毒，府舍直刺0.5～0.8寸；髀关直刺0.8～1.2寸；横骨直刺0.8～1.2寸；百虫窝直刺0.5～1寸；伏兔直刺1.2寸。针入得气后，予中等刺激强度。留针30分钟，每10分钟行针1次。每日1次，10次为一疗程，疗程间隔3天。

处方二：调节髋部外侧面的弓弦力学系统，取五枢、维道、居髎、风市、膝阳关穴。

操作：患者取侧卧位，患侧在上，健侧伸直，患侧屈膝30°，局部皮肤常规消毒，五枢直刺1～1.5寸；维道向前方斜刺1～1.5寸；居髎直刺1～1.5寸；风市直刺1～2寸；膝阳关直刺0.8～1寸。针入得气后，予中等刺激强度。每10分钟行针1次，30分钟后起针，出针后用消毒棉球按压针孔。每日1次，10次为1个疗程。

处方三：调节髋部后面的弓弦力学系统，取腰眼、胞肓、秩边、浮郄、环跳、承扶、殷门穴。

操作：患者取俯卧位，局部皮肤常规消毒，腰眼直刺0.5～1寸；胞肓直刺0.8～1.2寸；秩边直刺1.5～3寸；浮郄直刺0.5～1寸；环跳直刺2～3寸；承扶直刺1～2.5寸；殷门直刺1～2寸。针入得气后，予中等刺激强度。留针30分钟，每10分钟行针1次。每日1次，10次为1个疗程，疗程间隔3天。

处方四：调节股骨头局部弓弦力学系统，取髋1点在腹股沟韧带上股动脉搏动处向下外各2.5cm定点；髋2点在股骨大转子尖直上2cm。

操作：患者取侧卧位，患侧在上，健侧伸直，患侧屈膝30°，局部皮肤常规消毒，两穴均直刺1.5～2寸，针入得气后，予中等刺激强度。留针30分钟，每10分钟行针1次。每日1次，10次为1个疗程，疗程间隔3天。

处方五：调节股骨头局部弓弦力学系统，髋3点在转子间嵴内侧缘的中点外1cm定点；髋4点在转子间嵴内侧骨缘定1～3点。

操作：取28～30号，2.5～3寸毫针。患者取侧卧位，患侧在上，健侧伸直，患侧屈膝30°，局部皮肤常规消毒，两穴均直刺1.5～2寸，针入得气后，予中等刺激强度。留针30分钟，每10分钟行针1次。每日1次，10次为1个疗程，疗程间隔3天。

处方六：调节股骨头局部弓弦力学系统，髋5点在耻骨结节下方，耻骨下支上方硬韧肌腱的骨面上定点；髋6点在耻骨结节下外方，闭孔内上骨缘定点。

操作：用28、30号2.5～3寸毫针，患者取侧卧位，患侧在上，健侧伸直，患侧屈膝30°，局部皮肤常规消毒，两穴均直刺1.5～2寸，针入得气后，予中等刺激强度。留针30分钟，每10分钟行针1次。每日1次，10次为1个疗程，疗程间隔3天。

2. 牵引法

处方：患肢踝套牵引。

操作：用绳通过滑轮将踝套与牵引距相连。重量视年龄而定，以患者能屈曲膝髋并感到有阻力为宜，并根据情况逐渐增加重量。每天取仰卧、俯卧和患肢在上的侧卧位，做对抗牵引力的屈髋屈膝活动。每天30～60分钟不等，以患者感患肢有酸胀热时为度。禁止患肢负重。

3. 推拿疗法

处方一：患者仰卧位，医者立于患者患侧，先反复点按天枢、大横，用掌根揉法由膝关节处向心推大腿前侧、外侧至骨盆上缘分别按揉5分钟，再沿腹股沟间自上而下施行掌擦法，以透热为度。接着用手掌根揉拨患者大腿内收肌群，向心推5～7下，掌心点压血海，然后用手掌推、揉、摩内收肌群，接着用大拇指在压痛部位施压1分钟，并弹拨痛点1分钟，最后做髋部屈曲、内旋、外旋、摇动15～30次，以加大髋关节活动度，推拿过程中用力要适中，以防止损伤股骨头，每日1次，1个月为1个疗程。

处方二：患者俯卧位，医者用大拇指点按肝俞、脾俞、肾俞，双手掌沿腰部脊柱两侧推至股骨大转子处5～7分钟，搓擦八髎穴，以患者有温热感为度，晃拨臀部肌肉，然后揉压环跳，横拨承扶，拿揉大腿后肌群。擦臀部及大腿后面，由上至下，再由下至上，往返4～5次，手法须深透。

处方三：患者侧卧位，患侧在上，医者立于患者后侧，用大拇指弹拨股骨大转子与髂前上棘的连线3～5分钟。以股骨头为圆心作环形摩法，以局部有温热渗透感为度。指揉股外侧面，自近端始渐向远端往返4～5次；指揉阳陵泉穴，持续20～30下，以患者自感轻度酸胀为宜；

处方四：在腹股沟中用大拇指点按，并配合轻揉5分钟，用掌根揉按大粗隆5分钟，再揉按臀肌15分钟，以达到放松臀肌的目的。

处方五：用擦法在股四头肌上往返持续4～5次；掌揉腹股沟，持续揉5～10分钟，手法力度宜小而均匀。

4. 中药内服法

处方一：骨碎补 20g，淫霍叶 20g，党参 20g，甘草 5g，山楂 10g，丹参 15g，防风 9g，桂枝 9g，杜仲 16g，桑寄生 30g，细辛 3g，川芎 12g，威灵仙 16g，秦艽 12g，牛膝 15g。

服法：每天 1 剂，水煎分 2 次饭前温服。15 天为 1 个疗程。

处方二：补骨脂 30g，巴戟天 15g，骨碎补 15g，土鳖虫 15g，自然铜 30g，红花 9g。

服法：每天 1 剂，水煎分 2 次饭前温服。15 天为 1 个疗程。

处方三：当归 8g，麻黄 3g，延胡索 7g，丹参 15g，赤芍 8g，炮姜 3g，鸡血藤 10g，乳香 7g，川芎 10g，白芥子 10g，木瓜 7g，地龙 15g，全虫 14g，白术 7g，制川乌 3g，制草乌 3g，甘草 3g，黄芪 5g，砂仁 3g，没药 7g，川断 7g，土元 7g，毛姜 15g，白芍 7g，熟地 7g，蜈蚣 2 条，烊服鹿角胶 18g。

服法：水煎，每日 1 剂，分两次服，3 个月为 1 个疗程。

处方四：制附片 15g，烊服鹿角胶 18g，熟地 30g，麻黄 12g，细辛 5g，杜仲 20g，巴戟天 15g，桃仁 12g，三七粉 20g，研末服土鳖虫 5g，木香 9g，独活 15g，丹参 20g，鸡血藤 30g，自然铜 15g、甘草 9g。

服法：制附片先煎 20 分钟，气虚者加人参、白术；湿重者加木瓜、苡仁；风重者加蜈蚣、全蝎；瘀重者加甲珠；虚热者加黄柏、知母。水煎，每 2 日 1 剂。3 个月后上药粉碎装胶囊，每日 2 次，每次 5g，3 个月为 1 个疗程。

处方五：生龙骨 30g，赤芍 12g，川续断 12g，生牡蛎 30g，当归 12g，鸡血藤 30g，川牛膝 30g，制乳香、制没药各 9g，穿山甲 10g（冲服），骨碎补 20g，龟板 12g，丹参 15g，细辛 5g，炙甘草 8g。若肝肾不足，气血亏虚加人参、黄芪、生地黄、熟地黄、白术；痰湿阻滞加薏苡仁、苍术、白术、茯苓、泽泻；气滞血瘀加桃仁、土鳖虫、血竭、自然铜。

服法：每日 1 剂，水煎分 2 次温服。2 个月后上药研末装胶囊，每次 5g，每日 3 次。

处方六：骨碎补 30g，附子 15g，肉桂 10g，黄芪 30g，鸡血藤 30g，赤芍 20g，牛膝 15g，独活 15g。

服法：水煎，日 1 剂，分 2 次早晚空腹温服，1 个月为 1 个疗程。疗程间间隔 3～5 天。治疗期间停用其他任何药物，卧床休息，禁患肢负重。

处方七：淫羊藿 15g，骨碎补 15g，续断 10g，三七 10g，丹参 15g，当归 12g，土鳖虫 10g，煅狗骨 15g，枸杞子 10g，川芎 12g，北芪 30g，牛膝 10g，蒲黄 10g，山楂 15g。

服法：水浸泡 20 分钟后煎煮，每日 1 剂，分早晚 2 次服，30 天为 1 个疗程，连续治疗 6 个疗程。严格避免患肢负重；临床症状较严重者配合患肢直腿胶布牵引，负重按体重的 1/14～1/12，牵引时间为 15～20 天。

处方八：骨碎补 30g，附子 12g，补骨脂 15g，续断 25g，鹿角胶 15g（烊化），黄芪 30g，赤芍 20g，鸡血藤 35g，牛膝 15g，蜈蚣 5 条，全蝎 10g，当归 12g。以气滞血瘀证为主，疼痛重加乳香、没药、延胡索；患肢肿胀，重者加泽兰、苍术、坤草、薏苡仁；伴风寒性疼痛加独活、炙川乌、炙草乌。

服法：水煎，每日 1 剂，分两次服，3 个月为 1 个疗程。

处方九：桃仁 15g，红花 15g，独活 30g，制川乌 9g，制草乌 9g，当归 12g，杜仲 30g，赤芍 15g，川芎 15g，熟地 24g，黄芪 30g，怀牛膝 30g，续断 30g，甘草 6g，蜈蚣 1 条。

服法：水煎 300ml，早晚分服，每日 1 剂，15 天为 1 个疗程，总共 3 个疗程，疗程之间间隔 7 天。

处方十：当归 10g，川芎 9g，红花 10g，地鳖虫 9g，桃仁 10g，牛膝 10g，乳香、没药各 9g，桂枝 9g，细辛 3g，丹参 15g，甘草 6g。

服法：日 1 剂，水煎分 2 次服。治疗期间均卧床休息，患肢皮牵引，牵引重量 5kg，每日 3 次，每次 1 小时。

处方十一：薏米仁 20g，元胡 10g，枸杞 15g，怀牛膝 10g，狗脊 10g，防风 15g，骨碎补 10g，补骨脂 10g，续断 10g，自然铜 10g，菟丝子 10g，木瓜 15g，地龙 20g，丹参 20g，甘草 6g。

服法：水煎服，每日 1 剂，分 3 次温服，2 个月为 1 个疗程。

处方十二：黄芪 100g，补骨脂、骨碎补各 50g，当归 50g，鹿角胶、龟板胶各 70g，制大黄 50g，生螃蟹爪、炒黄瓜籽各 40g，煅自然铜 20g，儿茶 30g，血竭、狗骨各 50g，肉桂 40g，䗪虫、牛膝各 50g。

服法：上药共碾成细粉，炼蜜为丸，每丸重 3g。每次 3 丸，1 日 3 次，黄酒 10ml 为引，白开水送服。

处方十三：当归 15g，川芎 12g，丹参 15g，鸡血藤 12g，桃仁 9g，红花 9g，怀牛膝 12g，巴戟天 10g，续断 12g，补骨脂 12g，骨碎补 12g，炙甘草 6g。

服法：水煎服，每日 1 剂，分 3 次温服，2 个月为 1 个疗程。

处方十四：熟地黄 30g，山茱萸 20g，山药 20g，茯苓 15g，丹皮 15g，桂枝 15g，龟板 15g，附子 10g，三棱 10g，莪术 10g，川芎 10g。

服法：水煎服，日 1 剂，分 2 次口服。嘱患者髋关节不能负重，以减少机械性压力。15 天为 1 个疗程，连续用 4~5 个疗程。

处方十五：金钱草 50g，海藻 50g，黄芪 50g，川芎 18g，当归 30g，丹参 15g，红花 15g。

服法：水煎服，每日 1 剂，分 3 次温服，1 个月为 1 个疗程。

处方十六：三七 10g、当归 15g、地龙 9g、冬虫夏草 9g、西红花 6g、珍珠 5g、冰片 3g。

服法：上药共磨为丸，口服，一次 4.5g~9g，一日 3 次。饭前 1 小时温开水送服。

处方十七：鹿茸、制何首乌、龟甲、杜仲、紫河车、当归、三七、水蛭、砂仁。

服法：上药共磨为丸，口服，每次 5 粒，一日 3 次，餐后服用，6 个月为一疗程。

处方十八：淫羊藿 10g、续断 10g、补骨脂 10g、地黄 10g、丹参 15g、知母 10g。

服法：上药共磨为丸，口服，一次 3 粒，一日 2 次；4~6 周为 1 个疗程。

处方十九：生地 30g，三七 20g，白及 30g，丹参 20g，赤芍 20g，蝼蛄 20g，桂枝 12g，枸杞 30g，黄芪 30g，山茱萸 20g。患处肿胀甚伴脘腹胀闷，纳差等者加苍术 15g，生苡仁 15g，茯苓 12g；患部疼痛剧烈者加延胡索 10g，乳香 10g，没药 10g；气虚者加党参 20g，焦白术 10g；畏寒、怕冷者加附片 10g。

服法：水煎服，每次 100ml，日 2 次口服。共服用 15 天为 1 个疗程。

处方二十：熟地黄 30g，鸡血藤 30g，丹参 30g，山茱萸 12g，仙茅 12g，淫羊藿 12g，鹿角胶 15g，骨碎补 15g，石菖蒲 15g，怀牛膝 15g，川续断 15g，木瓜 15g，川芎 15g，土鳖虫 10g，独活 10g，水蛭 10g，全蝎 10g。

服法：水煎服，每日 1 剂。连服 30 剂为 1 个疗程，疗程间休息 5 天。

处方二十一：川芎 6g，血竭 9g，熟地、当归、赤芍、续断、杜仲、乳香、没药、秦艽、牛膝、炙甘草各 10g，黄芪 20g。

服法：水煎服，每日 1 剂，分 3 次温服，2 个月为 1 疗程。

处方二十二：防风、附子、怀牛膝、乳香、地龙、炙甘草各 15g，当归 20g，黄芪 20g，骨碎补 20g，淫羊藿 30g。

服法：水煎服，每日 1 剂，分 3 次温服，2 个月为 1 疗程。

处方二十三：当归 80g，白芍 80g，茯苓 80g，莲子 80g，血竭 80g，红花 40g，儿茶 40g，丁香 40g，广木香 40g，熟大黄 40g，牡丹皮 40g，甘草 8g。

服法：共研细末，炼蜜为丸。每次服 9～18g，每日 2～3 次，白开水或黄酒送服，4 周为 1 个疗程，连续服用 6～8 个疗程。

处方二十四：党参、白术各 15g，黄芪 50g，阿胶、枸杞子、山药、补骨脂、川断各 10g，龟板、血竭、鸡血藤、地龙、防己、杜仲各 9g，甘草 6g。

服法：日 1 剂，水煎分 2 次服。治疗期间均卧床休息，患肢皮牵引，牵引重量 5kg，每日 3 次，每次 1 小时。

5. 中药外治法

处方一：伸筋草 20g、威灵仙 15g、当归 12g、红花 9g、川乌 6g、透骨草 20g、鸡血藤 20g、地龙 10g、木瓜 15g。

操作：浸泡后文火煮沸，加白酒 200ml，先行膝关节熏蒸，温度适宜后熏洗髋部，每天 2 次，每次 30 分钟。

处方二：土茯苓 15g、威灵仙 15g、赤芍 12g、红花 6g、天花粉 15g、芒硝 9g、大黄 9g、艾叶 12g、花椒 5g、醋适量。

操作：将上述药物装入布袋中，封口置于盆中加水 4～5L 煮。水煮沸后 20 分钟，将药取出，待温度适宜后外敷于腹股沟及臀大肌处。反复热敷至局部有热胀感为度。每剂洗 2 天，每天 3 次。

处方三：当归 15g、乳香 10g、没药 10g、桂枝 9g、丹参 20g、苏木 9g、透骨草 20g。

操作：将上述药物装入布袋中，封口置于盆中加水 4～5L 煮。水煮沸后 20 分钟，将药取出，待温度适宜后外敷于腹股沟及臀大肌处。反复热敷至局部有热胀感为度。每剂洗 2 天，每天 3 次。

处方四：桑枝 10g，透骨草 20g，制川乌 10g，伸筋草 20g，路路通 10g，艾叶 10g，桂枝 10g，花椒 10g，牛膝 15g，丹参 20g。

操作：水煎 30 分钟后待温度适宜后外敷于腹股沟及臀大肌处热敷，每天 2 次，每次 40 分钟。30 天为一疗程。

处方五：防风、三棱、莪术、苏木、乳香、没药、艾叶、川椒操作：上述药物各 30g 装入布袋中，封口置于盆中加水 4～5L 煮。水煮沸后 20 分钟，将药取出，待温度适宜后外敷于腹股沟及臀大肌处。反复热敷至局部有热胀感为度。每剂洗 2 天，每天 3 次。

处方六：大黄、莪术、三棱、桃仁、红花、牛膝、鸡血藤、水蛭。

操作：上述药物各 30g 装入布袋中，以黄酒或醋调匀，涂敷于患髋周围，2 日更换 1 次，3 个月为 1 个疗程。

处方七：麝香 2g，当归 30g，血竭 30g，枳壳 30g，木通 30g，凤凰衣 30g，冰片 30g，川断 30g，川芎 30g，制二乌 30g，蜈蚣 30g，炮甲、大黄、水蛭各 50g。

操作：上述药物研细末，每次用 20g，温姜水调成糊状，涂敷于患髋周围，2 日更换 1 次，3 个月为 1 个疗程。

处方八：人参、当归、防己、血余炭、鸡血藤、乳香、没药、浙贝母、制川芎。

操作：上述药物各 30g，研成细末，用水、蜜煮热调成糊状外敷患侧阿是穴、环跳、承扶、悬钟。5 天换药 1 次，3 次为 1 个疗程。

6. 药膳疗法

处方：三七、红花、川芎、赤芍、当归、丹参、黄芪各 50g，加 50～60 度食用白酒 3000ml 泡制。

操作：将上述药浸入白酒中，1 个月后饮用，每日早晚各服 20ml。

7. 物理疗法

处方一：音频疗法

操作：采用音频治疗仪，输出正弦脉冲电流在 1～8kHz，将电极对置或并置于髋关节处，以病人能够耐受为度，每次治疗 20～30 分钟，每天 1 次。

处方二：微波疗法

操作：采用隔沙辐射法，根据患者的感觉适当调节输出功率，每次治疗 20 分钟左右，每日 1 次，15 次为 1 个疗程，间歇 3～5 天，治疗 6 个疗程。

处方三：超短波治疗

操作：超短波治疗仪，最大输出功率为 250W，频率为 40.68MHz，波长为 7.37m。用 2 个 15cm×22cm 的板状电极于患肢髋关节，电极距离皮肤 3～5cm，采用微热量，每次治疗 15 分钟，每日 1 次，12 次为 1 个疗程，疗程间间隔 3～5 天，连续治疗 2～4 个疗程。

处方四：干扰电流型低周波治疗

操作：选用干扰电流型低周波治疗仪，该仪器共有 4 个直径为 7cm 的圆形电极，将其交叉放置于患肢股骨头四周并呈正方形分布，调整吸引压为 3 级，基础频率 5000Hz；电流强度以患者耐受为度，每日 1 次，每次治疗 20 分钟。

处方五：低频磁疗法

操作：采用低频磁疗治疗仪，将 2 个矩形磁头前后对置于患肢髋关节法，剂量为 0.02T，每次治疗 15 分钟，每天 1 次。

处方六：经气导平仪疗法

操作：采用经气导平仪，输出波形为矩形方波，输出频率 1～3Hz，电压 220V±15%，根据不同病情进行配穴，单侧股骨头坏死选穴：阴极取病侧冲门穴和大转子；阳极取双侧命门穴、病侧涌泉穴、病侧血海穴共 6 穴；双侧股骨头坏死选穴：阴极取双侧冲门、双侧大转子，阳极取双侧命门及双侧血海穴共 8 穴，小圆形电极置于所需治疗的穴位上并固定好。输出强度以患者能耐受为宜，每天 1 次，每次 40～50 分钟，24 次为 1 个疗程，共治疗 3 个疗程。

处方七：分米波治疗

操作：采用双频热疗机，频率 915±25MHz，波长 33cm，方形辐射器，探头 40mm×80mm，功率 8～10W，垂直辐射一侧髋关节，距离 2cm，每次 15 分钟，每日 1 次，10 天为 1 个疗程，疗程间间隔 5 天，连续治疗 6 个疗程。

处方八：高压低频脉冲直流电疗法

操作：采用经络导平仪，波形为高压低频脉冲直流电，频率 2.5Hz，电压 400～2000V，脉冲宽度 1～8 毫秒。治疗时阴极置放于髋关节部位压痛点及环跳穴，阳极置于患侧穴位：股门、委中、风市、承山、阳陵泉、悬钟。耐受剂量，每次 40 分钟，每日 1 次，15 次为 1 疗程；间歇 3～7 天，治疗 5 个疗程。

8. 综合疗法

处方：采用扬刺法配合温针灸。主穴为阿是穴：在髋关节前方及大粗隆与坐骨结节之间选一明显压痛点，以此阿是穴为中心行扬刺法；配穴为肝俞、肾俞、环跳、秩边、血海、阳陵泉、三阴交。

操作：患者侧卧位，穴位皮肤常规消毒，先选 2.5 寸毫针在阿是穴周围行扬刺法，手法以捻转为主，加强针感令整个髋关节前方及侧方均有明显酸胀感，局部采用温针灸。肝俞、肾俞、血海、阳陵泉、三阴交等穴以补法为主，留针 30 分钟，隔日 1 次，20 次为 1 个疗程。

9. 康复锻炼法

四向式：6 个×2 组，每天 2 次×150 天。

划圆式：6 个×2 组，每天 2 次×150 天。

击打式：6 个×2 组，每天 2 次×150 天。

后伸式：6 个×2 组，每天 2 次×150 天。

蹬车式：10 分钟×2 组，每天 2 次×150 天。

搓腰式：10 分钟×2 组，每天 2 次×150 天。

搓脚心：10 分钟×2 组，每天 2 次×150 天。

第二节　针刀术后护理

1. 生活起居护理

（1）居室环境应整洁舒适，保持空气新鲜流通，温、湿度适宜。

（2）患者术后应卧床休息，避免下肢负重活动。若要下地，必须使用双拐行走或坐轮椅。

（3）协助生活护理，满足患者需求。加强皮肤护理，预防压疮的发生。

（4）宜指导患者在床上进行锻炼，如扩胸、深呼吸、拉吊环、抬臀等运动，以减少并发症的发生。

（5）应指导患者每天进行臀肌及股四头肌的舒缩活动，逐渐进行关节活动度的训练及步态训练。锻炼的方式应视患者情况而定。

2. 饮食护理

股骨头坏死饮食的护理是指对于股骨头坏死的治疗，除了要进行必要的保守治疗与手术治疗之外，平时应注意病人的饮食营养和饮食搭配进行干预，可对本病也起到重要辅助治疗作用。在骨修复过程中，必须及时补充各种营养素，供给合理膳食。原则上给予高钙、高蛋白、高维生素饮食，科学合理配伍。同时可结合中医的辨证分型进行合理的饮食搭配，有助于股骨头坏死患者的康复。具体内容如下：

（1）饮食上应给予高蛋白、高热量、富含维生素的易消化食物。

（2）鼓励病人多饮水，以避免高尿酸血症和高钙血症导致脱水和肾功能受损。

（3）肝肾阴虚者可进食滋肾养肝、清热解毒之品，如太子参炖瘦肉、生地、杞子炖排骨等。

（4）气血两虚者可进食北芪粥、红枣桂圆粥、山药粥等益气养血之品。

（5）气滞血瘀证以活血祛瘀、补气血为原则，可给予北芪杞子炖乳鸽、沙参玉竹煲老鸭、木瓜生姜煲米醋，牛奶及富含维生素的蔬菜、水果。

（6）痰瘀痹阻者可增加化痰散结、活血化瘀之品，如黑木耳、海带、甲鱼、南北杏炖瘦肉、田七炖乌鸡等，也适当饮用白糖菱角粉、白糖菊花茶等。"

（7）热毒炽盛者可食清热解毒之品，多食新鲜蔬菜、水果，如雪梨、红萝卜、甘蔗水、茅根水等。

（8）脾肾阳衰者饮食可增加些补肾生精的食物，如大枣、山药、甲鱼、黄花菜、杞子炖乳鸽、杜仲煲猪骨等。

3. 情志调护

病人因疼痛、致残、经济负担等诸多因素而产生焦虑、烦躁、情绪波动，故应建立良好的护患关系，关心体贴患者，消除患者紧张及恐惧心理。告知患者或家属针刀术前、术中、术后可能出现的情况，征得患者或家属同意后方可进行针刀手术。要嘱患者保持精神乐观，心胸开阔，避免情志失调，并嘱其家属应关心体贴患者，引导患者保持积极健康的心态。

（1）心理治疗原则　在对股骨头坏死实施心理治疗时，尤应注意以下原则。

①接受性原则：对病人不分病情轻重、年龄大小、地位高低，都应一视同仁、认真接待、耐心倾听、热情疏导，应该以理解、关心的态度对待病人。

②支持性原则：对于没有信心、自暴自弃的病人，进行语言与非语言的信息交流，给予其精神上支持与鼓励。

③成长性原则：股骨头坏死病程长，产生的心理问题复杂，因此在情志护理过程中尽量采取启发式方法指导病人自己分析其心理问题产生的原因，探求自我的解决方法。

（2）情志的护理方法　在充分理解病人心理的基础上，结合情志护理的原则，宜采用以下几种方法进行情志治疗护理。

①转移注意力法：有些病人对此病充满恐惧心理，常惶惶不安、提心吊胆，让其对

有关事物进行思考，分散其注意力，促使其疼痛缓解，消除部分恐惧。治疗者也可制造一种轻松的氛围，以诙谐的语言、愉悦的微笑引导病人走出痛苦压抑，保持精神愉快，促进损伤早日康复。

②开导劝慰法：开导劝慰法是针对那些对疾病的认识不科学，而导致异常的心理和行为的病人，所采取的一种解说开导的方法。治疗者通过交谈，用浅显易懂的道理，教育病人，解释病情，指导病人正确认识股骨头坏死，了解疾病的起因、症状、过程和结局，了解其治疗方式和康复措施，消除对股骨头坏死的认识的误区，解除消极心理状态。

③音乐疗法：倾听音乐可以使患者的生理、心理产生一定的影响。缓慢的音乐音频振动具有松弛神经与肌肉的作用；柔和的力度使人感到亲切友好和温馨平静。音乐的治疗效果主要取决于患者把自己融入作品意境和乐思之中的程度，所以患者应当尽量排除一切杂念，集中精神倾听音乐。治疗者创造优美的环境，舒适的病房，高雅的艺术气氛，欣赏轻音乐，使之心神安定，则气血畅和，利于损伤修复。

④情绪的自我调节法：情绪调节对患者身心健康有重要意义，治疗者可以指导患者进行一定的自我调节来促进损伤的修复。调节方法有自我催眠、自我暗示、自我呼吸放松等。此外可以通过参加社交活动、发展新技能、新知识、读书、看电影等方式来分散自身的注意力。

3. 临床对症护理

（1）骨痛者应多卧床休息教会患者自我放松的方法，如深呼吸、听音乐等，以减轻疼痛；根据病情及时给予双柏水蜜外敷或止痛药，用药后及时观察止痛效果。

（2）发热者遵医嘱予物理降温可给予新雪丹或小柴胡冲剂口服退热。汗出及时擦干，更换衣被，避免汗出当风。

4. 并发症护理

（1）骨折　①骨质破坏明显者应睡硬板床，以防骨折发生；②骨折卧床者定时协助翻身，加强皮肤护理，防止压疮发生；③各项操作时动作宜轻慢，以免引起或加重骨折。

（2）感染　①保持病室环境洁净、良好通风，减少探视，中性粒细胞$<0.5\times10^9/L$时应予保护性隔离。②严格执行消毒隔离措施和无菌操作，避免各种医源性感染发生。③保持口腔、肛周清洁，女性患者注意经期卫生。可给予银连含漱液漱口，便秘者给予肉苁蓉通便口服液口服，便后给予痔冲洗剂坐浴。

（3）高黏滞性综合征　①注意观察病情，如出现眩晕、眼花、耳鸣、突然意识障碍、手指麻木等，要及时通知医师；②卧床休息，给予持续氧气吸入；③指导患者多饮水，饮食上可增加活血化瘀的食品。

（4）肾功能损害　①肾功能不全的病人应低蛋白（高优质蛋白）饮食；②尿少浮肿的病人应限制钠盐的摄入；③观察尿的颜色，记录尿量，注意水肿的程度。

5. 健康指导

（1）针刀术后应按医嘱用药。

（2）嘱病人保持乐观情绪，劳逸结合，避免不良情绪的刺激。

（3）饮水量$>2L/$日，避免高钙血症和高尿酸血症。注重日常饮食的调护。

（4）特殊指导

①指导病人进行功能锻炼和康复训练。

②避免剧烈活动，防止跌、撞、损伤等意外发生。

③注意卧床休息，避免负重等劳动或运动，以防病理性骨折。

④避免加重出血的药物，如阿司匹林、双嘧达莫（潘生丁）等药物。

（5）出院后定期复查，进行体格检查。

第十一章

股骨头坏死临证医案精选

（一）医案一

患者：李某，男，45岁，工人，于2017年6月21日来院就诊。

主诉：腰及左侧臀部疼痛、无力2个月。

现病史：患者1个月前无明显诱因突发腰及左侧臀部疼痛、无力，疼痛时常放射至膝部，经针灸治疗后、疗效不显，且疼痛持续加剧，休息无缓解，行走活动不利。

查体："4"字试验左（+），托马斯试验（+），股骨大转子压痛明显，髋关节屈120°、伸15°、外展25°、内收40°。

影像学检查：左髋关节X线正位片显示，股骨头内出现小囊泡影，周围密度不均，骨小梁结构紊乱。

诊断：股骨头坏死Ⅱ期（Ficat分期）。

治疗：第一次针刀松解髋关节前侧关节囊及内收肌起点的粘连、瘢痕组织。在硬膜外麻醉下，应用Ⅱ弧形针刀，分别松解髋关节髂股韧带及关节前面关节囊、耻骨肌、短收肌、股薄肌起点。术后以手法拔伸牵引髋关节，静滴磷霉素6g，每日1次，连续3天，预防感染。48小时后在病床上对患侧下肢行皮肤牵引，重量15kg，时间1小时，每天2次，连续3天，针刀术后患肢不负重，持双拐行走3个月。

2017年6月29日第二诊，患者诉：腰、臀部疼痛稍有好转，未感膝部放射痛。予以第二次针刀治疗，在硬膜外麻醉下，应用Ⅱ弧形针刀分别松解髋关节外侧、后侧关节囊，股二头肌、半腱肌、大收肌起点。术后外敷消肿药，内服生骨灵，静滴磷霉素6g，每日1次，连续3天，预防感染。48小时后在病床上对患侧下肢行皮肤牵引，重量15kg，时间1小时，每天2次。同时予以针刺治疗，取穴：秩边（患）、环跳（患）、髀关（患）、殷门（患）、阳陵泉（患）、绝骨（患）、三阴交（患），每日1次，连续3天。

2017年7月6日第三诊，患者诉：腰、臀部疼痛明显好转，但活动后臀部疼痛加重。予以第三次针刀松解：在局部麻醉下以Ⅰ型针刀松解臀大肌起点前部、后部，臀中肌起点后、中、前部，缝匠肌起点。术后继续内服生骨灵，口服抗生素常规预防感染3天，48小时后恢复患侧下肢牵引。同时予以针刺治疗，取穴同上，日一次连续3天。

2017年7月13日第四诊，患者诉：腰、臀部已无疼痛感，但不能盘腿，自觉关节僵硬，抬腿不灵活，查体：臀部有硬节及条索。予以第四次针刀治疗：局部麻醉下进行，以汉章Ⅱ型针刀松解臀中肌、臀大肌、缝匠肌止点的硬节挛缩点，术后口服抗生素常规预防感染3天，48小时后恢复患侧下肢皮肤牵引。依股骨头坏死康复操坚持康复锻炼。

同时予以针刺治疗，取穴同上，每日 1 次，连续 1 个月。

2017 年 7 月 30 日第一次随诊，患者诉：下蹲有轻微疼痛感，仍觉患肢无力。查体："4" 字试验（−），托马斯试验（−），髋关节屈 120°、伸 15°、外展 45°、内收 45°。嘱其停药，弃拐加大患髋关节的运动量。

2017 年 11 月 3 日第二次随诊，患者诉：已无疼痛感，活动自如。X 线片显示：股骨头囊性区明显缩小，原股骨头坏死低密度区内有密集骨小梁生长，嘱其继续锻炼。

2018 年 2 月 18 日第三次随诊，患者诸症已消失，已可以正常工作，并参加体育活动，X 线片复查示：股骨头外形正常，坏死区骨质生长良好，髋关节间隙基本恢复正常。

按语： 依据髋部弓弦力学系统的解剖结构，以及缺血性股骨头坏死的网状立体病理构架，第一、二次针刀整体松解髋关节动、静态力学结构——髋关节前侧、外侧、后侧关节囊，以及内收肌群起点，减轻关节压力。第三、四次针刀松解，在第一、二次基础上进一步松解髋关节动态力学结构及臀大肌、臀中肌、缝匠肌的起止点，破坏其病理构架，从而改善髋关节的力学平衡，故患者疼痛消失，功能活动基本恢复正常。

对患侧下肢进行间断皮肤牵引，可以维持针刀术后的关节间隙，从而加快股骨头的自我修复进程，而针刀术后予以针刺治疗，可以起到通经活络，行气止痛之功效，从而加强局部组织的修复能力，使髋关节尽快恢复动态平衡状态。

股骨头坏死病因很多。针刀医学认为，股骨头坏死的基本原因是由于髋关节动静态力学结构受损，破坏了髋关节及其周围组织原有的力学动态平衡，使关节周围的肌肉、肌腱、韧带、筋膜、关节囊等组织产生广泛粘连、挛缩、瘢痕进而引起股骨头产生压力性的骨坏死。根据慢性软组织损伤病理构架的网眼理论，以上四次针刀松解术以及术后康复锻炼从根本上破坏了股骨头坏死的病理构架，从而恢复了髋关节的力学平衡状态，故能消除疼痛，使股骨头恢复正常。

（二）医案二

患者：王某某，女，53 岁，农民，于 2017 年 8 月 25 日来院就诊。

主诉：右髋及臀部疼痛 1 年，行走不利 1 个月。

现病史：患者 1 年前无明显诱因突发右侧髋及臀部疼痛，曾接受针灸、按摩治疗，症状无明显缓解，且反复发作，1 个月前疼痛加剧，抬腿困难，髋关节活动不利，不能穿袜、下蹲。

查体："4" 字试验左（＋）、托马斯试验（＋）、足跟部叩痛（＋）、股骨大转子及内收肌止点压痛，髋关节屈 95°、伸 10°、内收 30°、外展 20°。

影像学检查：右侧髋关节 X 线正位片显示，股骨头外上区形成三角形死骨区，病变区域凹凸不平，关节间隙变窄。

诊断：股骨头坏死Ⅲ期（Ficat 分期法）。

治疗：第一次针刀松解右侧髋关节前侧关节囊及内收肌起点的粘连、瘢痕组织：在硬膜外麻醉下进行，应用Ⅱ型弧形针刀，分别松解髋关节髂股韧带及关节前面关节囊、耻骨肌、短收肌、股薄肌起点，术后以手法拔伸牵引髋关节，静滴抗生素常规预防感染 3 天，48 小时后在病床上对患侧下肢行皮肤牵引，重量 15kg，时间 1 小时，每天 2 次，连续 3 天。

2017年9月12日第二诊，患者诉：疼痛稍有好转，行走较前自如，仍感抬腿困难，不能下蹲、穿袜。予以第二次针刀治疗：在硬膜外麻醉下应用Ⅱ型弧形针刀，分别松解右侧髋关节外侧、后侧关节囊，股二头肌、半腱肌、大收肌起点。静滴磷霉素6g，每日1次，连续3天，预防感染，48小时后在病床上对患侧下肢皮肤牵引，重量15kg，时间1小时，每天2次，连续3天。

2017年9月21日第三诊，患者诉疼痛较前明显好转。予以第三次针刀松解：在局部麻醉下以Ⅰ型针刀，分别松解臀大肌前部及后部起点、臀中肌起点、缝匠肌起点。静滴磷霉素6g，每日1次，连续3天，预防感染，牵引同前。

2017年9月30日第四诊，患者诉腿部疼痛感消失，但髋及膝部行走时仍有疼痛感，可以下蹲，穿袜困难。查体："4"字试验（＋）、托马斯试验（＋）、足跟部叩痛（＋）、髋关节屈120°、伸15°、内收35°、外展35°。予以第四次针刀治疗：局部麻醉以Ⅱ型针刀，分别松解臀中肌、臀大肌、缝匠肌止点的挛缩点，术后口服抗生素常规预防感染3天，48小时后恢复患侧下肢皮牵引。依据股骨头坏死康复操坚持康复锻炼。

2017年10月9日第五诊：患者诉髋部行走时仍有疼痛感，不能久立久行。查体："4"字试验（＋）、托马斯试验（＋）、足跟部叩痛（＋）、髋关节屈120°、伸15°、内收40°、外展35°。予以第五次针刀治疗：局部麻醉，在透视下使用Ⅱ型针刀，予以股骨头"品"字形钻孔减压。

2017年12月28日第一次随访，患者诉：平时无明显疼痛感，劳累后及阴雨天仍感疼痛，已可以下蹲、穿袜。嘱其注意休息，避免劳累，依康复操加强锻炼并予以针刺治疗1个月，取穴：环跳（患）、秩边（患）、髀关（患）、伏兔（患）、阳陵泉（患）、绝骨（患）、三阴交（患）。

2018年5月13日第二次随访，患者已无疼痛感，活动自如。查体："4"字试验（－）、托马斯试验（－）、足跟部叩痛（－）、髋关节屈120°、伸15°、内收45°、外展40°。复查X线片示：坏死区明显缩小可见骨小梁长入，密度增高，塌陷未见扩大。

2018年6月15日，第三次随访，患者未诉特殊不适，复查X线片示：股骨头形状基本恢复圆形，股骨头坏死区明显缩小，关节间隙正常。

按语：依据针刀医学关于髋部弓弦力学系统的解剖结构，以及缺血性股骨头坏死的网状立体病理构架，第一、二次对髋关节动静态力学结构——髋关节前侧、外侧、后侧关节囊，以及内收肌群做整体松解，减轻关节压力，故疼痛明显减轻。第三、四次针刀松解，在第一、二次基础上进一步松解髋关节动态力学结构及臀大肌、臀中肌、缝匠肌的起止点，破坏其病理构架，故患者功能活动得到明显改善，但因患者病情严重仍感疼痛故予以第五次针刀钻孔治疗，缓解股骨头内部压力。

对患侧下肢定期进行间断皮肤牵引，可以使关节间隙增宽，血液微循环得以恢复，加快股骨头恢复进程。而针刀术后康复期予以针刺治疗，可以起到通经活络，补肝益肾，强筋壮骨之功效，从而加速骨质生长，缩短康复时间。

针刀医学认为其病因是髋关节动静态力学结构受损，打破了关节及其周围组织原有的动态平衡，使关节周围的肌肉、肌腱、韧带、筋膜、关节囊等组织产生广泛粘连、挛缩、瘢痕进而引起股骨头压力性骨坏死。根据慢性软组织损伤病理构架的网眼理论，以上5次针刀松解术以及术后康复锻炼，破坏了股骨头坏死的力学病理构架，从而恢复了髋关节的力学平衡状态，该患者是 Ficat 分期三期的患者，因患者病情严重，股骨头已出现塌陷，经 1 年多的随访，股骨头坏死塌陷区内有大量骨小梁生长，股骨头外形基本恢复圆形，关节间隙正常，说明针刀松解髋关节弓弦力学系统的解剖结构，对股骨头坏死的修复和重建疗效显著。远期疗效有待进一步随访。

（三）医案三

患者：刘某某，男，47 岁，工人，于 2018 年 1 月 7 日来我院就诊。

主诉：右侧髋、腿部疼痛 1 年，不能行走 3 个月。

现病史：患者 1 年前无明显诱因突发右髋及腿部疼痛，未经治疗，时作时止，半年前于某医院确诊为股骨头坏死，曾服药治疗，未见疗效，近 3 月来右髋部疼痛加剧，触之痛甚，不能行走。

查体："4"字试验左（+）、托马斯试验（+）、足跟部叩痛（+）、股骨大转子及内收肌止点压痛，右下肢较左下肢短 4cm。髋关节屈 60°、伸 0°、内收 20°、外展 15°。

影像学检查：右髋关节 X 线正位片示股骨头变扁，塌陷，破坏区内见片状致密影，其周围见散在小片状致密影，病变周围见环状硬化带，股骨颈变短，髋臼上缘关节面密度增高。

诊断：股骨头坏死Ⅳ期（Ficat 分期法）。

治疗：第一次针刀松解髋关节前侧关节囊及内收肌起点的粘连、瘢痕组织：在硬膜外麻醉下进行，应用Ⅱ型弧形针刀，分别松解髋关节髂股韧带及关节前面关节囊、耻骨肌、短收肌、股薄肌起点，术后以手法拔伸牵引髋关节，静滴磷霉素 6g，每日 1 次，连续 3 天，预防感染。48 小时后在病床上对患侧下肢皮肤牵引，重量 15kg，时间 1 小时，每天 2 次，连续 3 天。同时予以中药离子导入，每天 1 次，连续 3 天。中药处方：黄芪60g，当归 20g，白芍 20g，甲珠 20g，威灵仙 150g，白芷 10g，盐附片 20g。上方浸泡于 1000ml 水中，煎熬成 250ml 药液装瓶备用。取穴：阿是穴（患）、肝俞（双）、肾俞（双）、腰阳关（双），每次 30 分钟，连续 5 天。

2018 年 1 月 15 日进行第二次针刀治疗：在硬膜外麻醉下应用Ⅱ型弧形针刀，分别松解髋关节外侧、后侧关节囊，股二头肌、半腱肌、大收肌起点。静滴磷霉素 6g，每日1 次，连续 3 天，预防感染，48 小时后在病床上对患侧下肢皮肤牵引，重量 15kg，时间1 小时，每天 2 次，连续 3 天。同时予以中药离子导入，每天 1 次，连续 3 天。

2018 年 1 月 23 日进行第三次针刀松解，在局部麻醉下，以Ⅰ型针刀松解臀大肌前、后部起点，臀中肌起点，缝匠肌起点，术后继续内服生骨灵，口服抗生素常规预防感染3 天，48 小时后恢复患侧下肢皮肤牵引，同时予以中药离子导入，每天 1 次，连续 3 天。

2018 年 2 月 1 日进行第四次针刀治疗：局部麻醉，以Ⅱ型针刀松解臀中肌、臀大肌、缝匠肌止点的挛缩点，术后口服抗生素常规预防感染 3 天，48 小时后恢复患侧下肢皮肤牵引。按股骨头坏死康复操坚持康复锻炼，同时予以中药离子导入，每天 1 次，连续3 天。

2018 年 2 月 9 日进行第五次针刀治疗，局部麻醉下应用Ⅰ型针刀对髋关节及大腿周围软组织的硬节、条索进行全面松解。针刀术后挂拐行走。

2018 年 5 月 27 日第一次随诊，患者诉：平时挂拐行走无疼痛感，髋关节功能活动基本正常。查体："4"字试验（+）、托马斯试验（+）、足跟部叩痛（−）、髋关节屈110°、伸15°、内收20°、外展20°。嘱其继续拄拐行走，内服柔筋散3个月，按股骨头坏死康复操加大锻炼量。

2018年11月5日第二次随诊，患者诉：已可弃拐跛行，久立久行后仍感疼痛，髋关节活动正常。嘱其注意休息，忌劳累，拄拐行走，并予以针刺治疗，取穴：环跳（患）、秩边（患）、髀关（患）、膝阳关（患）、绝骨（患）、阳陵泉（患）、三阴交（患），日1次，连续15天。继续依康复操锻炼。

2019年3月12日第三次随诊，患者诉：可跛行，但仍感右腿无力，久行后有轻微疼痛感，髋关节活动正常。复查X线片，右髋关节正位片示：塌陷区较前减小，破坏区内部分见粗大骨小梁生长。

按语：依据针刀医学关于髋部弓弦力学系统的解剖结构，以及缺血性股骨头坏死的网状立体病理构架，第一、二次对髋关节动静态力学结构——髋关节前侧、外侧、后侧关节囊，以及内收肌群做整体松解，减轻关节压力，故疼痛明显减轻。第三、四次针刀松解，在第一、二次基础上进一步松解髋关节动态力学结构及臀大肌、臀中肌、缝匠肌的起止点，破坏其病理构架，故患者功能活动得到明显改善，但因患者病情严重仍感疼痛故予以第五次针刀钻孔治疗，缓解股骨头内部压力，减轻疼痛。

中药离子导入能够舒筋活血，消肿止痛，并通过皮肤将药物传导至经络、筋骨，激发肌体的调节功能，可迅速消除疼痛，促进伤口愈合，功能恢复，而快速达到缩短疗程目的。

本例患者股骨头已坏死吸收，股骨头已严重塌陷，并累及髋臼，针刀松解以后，病人可恢复部分髋关节的功能，从不能行走到弃拐跛行，说明针刀治疗有一定疗效，但远期疗效还需长期观察。

第十二章

股骨头坏死针刀临床研究进展

一、股骨头坏死基本概述

股骨头坏死最早由 Twynham 于 1888 年报道。股骨头坏死由于病因与发病机制不明，给临床治疗带来极大的难度。病情进展导致股骨头塌陷骨关节炎，严重的股骨头坏死不得不接受全髋关节置换治疗。目前为止，糖皮质激素的应用，酒精摄入，血液系统或血管疾病，凝血功能异常等被认为是诱发股骨头坏死的相关危险因素[1~2]，在我国，股骨头坏死是影响中青年人群主要的疾病之一。

二、股骨头坏死针刀治疗原理

针刀医学认为，慢性软组织损伤的根本原因是动态平衡失调，而造成动态平衡失调有四种基本的病理因素，即粘连、瘢痕、挛缩、堵塞。膝关节是人体的负重关节，运动量大，其周围软组织容易受到损伤，产生局部粘连、挛缩、瘢痕、堵塞等，导致膝关节内应力平衡失调，进而发生骨质增生现象。水针刀疗法集针刺、水针和手术疗法之优势，将药物与针刀结合在一起。采用针刀疗法可松解膝关节病变的软组织，解除膝部软组织粘连，改善和恢复肌腱、韧带的收缩性，增加髌骨活动度，减少关节内压力，恢复膝关节应力平衡，从而达到缓解疼痛、恢复关节功能的作用。关节注射液具有抗炎、镇痛、调节骨代谢及钙、磷代谢作用，同时局麻药除止痛外，还可以扩张血管，促进局部血液循环，促进其他药物的吸收，也可以减少炎症对局部神经末梢的不良刺激，减少疼痛，促进膝关节功能恢复；玻璃酸钠是关节滑液的主要成分，在关节腔内起润滑作用，能改善滑液组织的炎性反应，保护关节软骨，缓解疼痛，增强关节活动度。针刀与药物共同配合，使膝关节的动态平衡失调趋于平衡，从而达到止痛和恢复功能的作用。

三、针刀治疗

治疗方面，成人股骨头坏死治疗趋势在于根据患者病情分期与病因制定个体化治疗方案。股骨头坏死主要分为创伤性股骨头坏死和非创伤性股骨头坏死两大类。早期患者可过非手术方法预防或减缓股骨头坏死继续进展。非手术治疗方法中限制负重并无明显治疗效果；他汀类药物可预防皮质激素相关性股骨头坏死；低分子肝素对高凝状态患者可能有效；前列环素对骨髓水肿疗效显著，用于股骨头发生塌陷前有效；双磷酸盐可预防股骨头塌陷、延缓疾病进展，但需要注意不良反应；体外冲击波疗法对各类股骨头坏死均有效，早期患者疗效佳；高压氧仅对早期者有一定疗效。手术治疗方法则有髓芯减压术（或联合植骨）、截骨矫形术、人工关节置换术等。非手术治疗对早期患者有一定疗效，进展期患者则通常需要接受手术治疗[3]。

总之，非手术治疗有无创伤、方便等优点，但是药物改善症状的疗程较长，且有一定的不良反应，费用较高。手术治疗有疗效好，但费用高昂、创口大等问题。针刀治疗缺血性股骨头坏死具有价格低廉、疗效显著、闭合性手术创口小、恢复迅速等优点。在近年来得到临床检验，且不断得到推广。本文综合近 10 年有关针刀治疗缺血性股骨头坏死报道文献。如下：

1. 针刀为主治疗

张天民[4]等采用针刀整体松解治疗股骨头坏死 4 例。第一次松解髋关节前侧关节囊、内收肌起点。采取连续硬膜外麻醉，麻醉满意后，仰卧位，常规消毒铺无菌巾；标记出股动脉及股神经的体表投影，在腹股沟韧带下约 0.8cm 股动脉和股神经内、外侧定 2～4 点松解髋关节前侧关节囊及髂股韧带的粘连及瘢痕；在耻骨上支、耻骨结节、耻骨结节下外 1cm 处分别定点，松解耻骨肌、长收肌、短收肌起点的粘连及瘢痕。第二次松解髋关节后侧关节囊及股二头肌起点的粘连和瘢痕。采取连续硬膜外麻醉，麻醉满意后，俯卧位，常规消毒铺无菌单；侧身标记出股神经的体表投影，在髋关节外侧、股骨大粗隆平面、股二头肌、半腱肌、坐骨结节处定点，分别松解髋关节外侧关节囊，髋关节后侧关节囊，肱二头肌和半腱肌、大收肌起点。第三次松解臀大肌、臀中肌、缝匠肌起止点粘连和瘢痕。取连续硬膜外麻醉，麻醉满意后，仰卧位，髂骨翼臀后线以后找到臀大肌起点后部、前部，臀中肌、缝匠肌起点；在股骨大转子尖部、股骨的臀肌粗隆部、胫骨上段内侧部定位松解臀大肌、臀中肌、缝匠肌起止点；在上述部位严格按照四步进针刀规程，根据不同的部位分别运用Ⅱ型弧形针刀提插、切割、铲剥等刀法松解粘连、瘢痕和挛缩带。经针刀整体松解治疗，4 例患者，治愈 2 例，好转 2 例，有效率 100%。

瞿群威[5]等运用针刀整体松解治疗股骨头坏死 60 例。针刀组根据不同进针刀点选取既便于医生治疗又使患者感到舒适的体位，严格无菌操作。①关节腔减压。结合压痛点检查，可从下述 4 点进入髋关节腔：第 1 点为前面腹股沟韧带中点下、外各 2cm 处，第 2 点为正外侧方股骨大转子纵行直上 3～4cm 处，第 3 点为侧前方股骨大转子与髂前上棘连线的中点，第 4 点自股骨大转子向后上方 4cm 且与股骨纵轴呈 45°夹角处。上述各点进针刀治疗前用 0.5%利多卡因进行局部麻醉，深度应达关节囊，如果关节腔有积液则应先抽出。然后在原进针处按四步规程进针刀，从前面进针刀时注意用手指保护好股动脉及神经，刀刃平行于神经、血管走行方向垂直刺入达关节腔；其他 3 点刀刃平行于肌纤维走行方向，当刺入皮下后向股骨头方向进针刀，触及骨面后向上下左右各个方向滑动到达关节腔。纵行切开关节囊 2～3 刀，有落空感后继续深入关节腔，刀口沿关节间隙向两侧分离 2～3 次，如有囊性变，则刺入囊腔，将囊壁破坏。Ficat Ⅰ～Ⅱ期治疗 1～2 次即可，Ficat Ⅲ～Ⅳ期需 3～5 次。②骨髓腔减压。取股骨大转子直下 1 cm 处为进针刀点，局麻后取 1 号针刀垂直刺达骨面，朝向股骨头方向钻孔，针刀下有突破感后即说明已进入松质骨内，继续进针刀又出现坚硬抵触感说明已达对侧骨皮质，即可退出针刀，可在同一进针刀点处改换不同角度穿刺 2～3 个孔。该操作在 X 线引导下更安全准确，对于骨皮质特别坚硬、用针刀手动钻孔有困难的患者，也可用克氏针电钻钻孔。

Ficat Ⅰ～Ⅱ期一般减压 1 次，FicatⅢ～Ⅳ期需 2～3 次。③髋关节周围软组织松解。根据髋关节活动受限及压痛点情况决定松解的部位。a. 股内收肌群：即耻骨肌、长收肌、短收肌、股薄肌及大收肌在耻骨上支、耻骨结节、耻骨下支及坐骨结节等处的起点，以及上述肌肉在股骨内侧及股、胫骨内侧髁等处的止点；b. 股外展及旋内肌群：即臀大肌、臀中肌、臀小肌、阔筋膜张肌及缝匠肌在髂骨翼、髂嵴及髂前上棘等处的起点以及上述肌肉在股骨大转子、臀肌粗隆、髂胫束及胫骨上段内侧缘等处的止点。③半腱肌、半膜肌、闭孔外肌起点、髂腰肌及股方肌起止点等。经针刀整体松解治疗后，60 例患者，优 29 例，良 14 例，可 10 例，差 7 例。

黄根胜[6]等用针刀为主治疗股骨头坏死 63 例。根据情况采用侧后方或前路髋关节周围软组织松解术。①侧后方髋关节周围软组织松解术：患者侧卧位，患髋在上，屈髋屈膝；以股骨大转子为中心做弧形触诊，寻找阳性反应点（压痛、条索、硬结），尤其是距股骨大转子 2～3cm 的范围内触诊，每次选 3～8 个点。常规皮肤消毒后，刀口线与股骨长轴平行，针刀垂直刺入皮肤，先松解覆盖于髋部的肌筋膜，再深入关节囊松解，需注意铲剥关节囊与股骨颈、股骨大转子根部及髋臼骨面的粘连，出针后迅速按压针孔 5 分钟以上。②前路髋关节周围软组织松解术：患者仰卧，髋关节外展；在腹股沟韧带以下股动脉至股骨大转子的区域（髋前区）寻找痛性结节 2～3 个（应先摸清股动脉并避开），触摸紧张的长收肌，取耻骨结节起点及稍下方的肌腹激痛点。常规皮肤消毒后，刀口线始终与股骨纵轴平行，根据病变部位选择相应松解术：a. 髂前下棘：先切刺浅层腹股沟韧带，再逐层深入铲切股直肌至骨面；b. 髋前区：先切刺浅层肌肉，再逐层深入至股骨头或髋臼骨面铲剥，靠近股动脉部位时针刀应稍向外倾斜；c. 内收肌群：只切刺紧张肌筋膜，且不到骨面。针刀治疗男性患者需注意勿太靠近耻骨结节内侧，以免损伤精索；神经血管经过的地方，针刀操作宜轻巧、逐层探刺，不做大幅摆动。每周 1 次，3 次为一疗程。经针刀治疗后，63 例患者，治愈 12 例，显效 45 例。未愈 6 例，总有效率达 90.5%。

陈关富[7]等采用针刀治疗股骨头坏死 1162 例。针刀排切关节囊 3 刀，再刺入到股骨头表面，切开 2 刀，根据病情，可选择配合松解以下部位：①内收肌群起止点；②韧带，如髂股韧带、耻股韧带等；③闭孔神经出口；④隐神经髌下支；⑤髂腰肌止点。在针刀治疗 1 周后，由理疗科配合手法治疗，按摩和患肢牵引，每天 1 次，6～8 周。患者一律住院治疗 8 周，前 5 次针刀治疗间隔 15 天做 1 次，2 个月后改为 1 个月 1 次。一般Ⅰ期患者针刀治疗 6～9 次，Ⅱ期患者 9～15 次。Ⅲ期患者 15～20 次，Ⅳ期患者 20～25 次。结果：治愈 244 例，好转 818 例，未愈 100 例，总有效率为 91.4%。结论：以针刀为主治疗缺血性股骨头坏死可明显改善症状、功能、抑制病情发展，促进股骨头的修复，同时在治疗经济学方面有着明显的优势，尤其适宜于早期、儿童及青壮年患者。

吴金玉[8]等采用针刀松解治疗股骨头坏死取得良好效果。治疗方法：患者平卧位，膝下垫薄枕使患肢微微屈膝，患肢外展至最大角度，在超声引导下用龙胆紫标记出股动、静脉的走行位置，再用彩超定位髋关节囊的深度，测定关节内积液量，在股动、静脉内侧，患者股骨大转子后上方或腹股沟韧带内侧阳性压痛点处为治疗点；或在股骨大转子与髂前上棘连线的中点处进针，以龙胆紫做好标记，1%活力碘常规消毒进针点周围 5cm，再铺以无菌巾或薄膜。建立静脉通路，全身麻醉下予异丙酚 1～2mg/kg，用静脉推注。

在 C 型臂 X 光机定位下，先在腹股沟韧带中点外下 2cm 处，用 50ml 注射器进针抽吸关节积液，若有回血应马上退出按压至不再出血，以免伤及动、静脉。抽取时纵行或横行穿刺，直至穿进髋关节内囊再缓慢抽吸关节腔积液，降低囊内压。在抽取完关节积液后再用无菌针刀以股骨大转子后上缘、大转子外侧部和腹股沟韧带内侧压痛点处为穿刺点直刺关节囊松解股骨颈、股骨头、关节囊，针刀与下肢纵轴平行，针刀体与皮肤呈 70º 角刺入，直贴骨面，沿肌纤维及血管走行方向平行进刀，纵行方向分离疏通，由内下前方至外后上方，穿过肌肉组织，关节韧带，到达关节囊（进入关节囊时会有落空感，可能伴有酸胀感并向腿部放射）后再进针刀直达关节腔股骨头下方内侧，紧贴着股骨头内下方，沿股骨头纵轴方向进行密集的切割，后再纵向切割 2～3 刀，刀下明显松动后即顺原路出刀，压迫止血 3 分钟，无出血后敷盖无菌纱布，2 天内保持局部干燥。针刀治疗一般为每周治疗 1 次，每 5 次为 1 个疗程。结果：55 例股骨头坏死患者，治愈 10 例，占 18.18%；好转 32 例，占 58.18%；有效 9 例，占 16.36%；无效 4 例，占 7.27%，总有效率达 92.72%。

赵家胜[9]等用针刀减压治疗股骨头坏死患者取得良好效果。治疗方法是骨髓腔测压后，在严格无菌操作下，取 1 号针刀在测压穿刺针上下 0.5cm 处各进 1 针，垂直到达骨面，朝向股骨头方向钻孔，待针刀下有突破感后即说明已进入松质骨内，继续进针又出现坚硬抵触感说明已到达对侧骨皮质，即可退出针刀，也可在同一进针点处改换不同角度穿刺 2～3 个孔。该操作在 X 线引导下进行更安全准确，对于骨皮质特别坚硬、用针刀手动钻孔有困难的患者，可用克氏针电钻钻孔骨皮质。Ficat Ⅰ 期一般减压 1～2 次，Ficat Ⅱ～Ⅲ 期需减压 2～3 次，2 次之间至少间隔 1 个月。治疗结果：20 例患者中，痊愈 2 例，显效 6 例，有效 10 例，无效 2 例，总有效率 90.0%。

顾晞[10]等用针刀疗法治疗股骨头坏死取得良好效果。治疗方法是结合患者股骨头影像学资料，在患者身上标明前、后、侧三个进针点。前方为腹股沟韧带内侧寻找的阳性压痛点。侧方为患者股骨大转子顶点到髂前上棘连线中点寻找明显压痛点，可触及条索状肿物做进针点。后方为股骨粗隆后上方寻找阳性压痛点。定位后常规消毒，局麻，沿肌纤维及血管走行方向平行进刀，到达关节囊后，再进针刀时可有减压感，患者可能有酸胀麻感并向腿部放射，再纵向切割 2～3 刀。出针后，针眼用无菌敷料包扎，每周 1～2 次，疼痛缓解后 10～15 天 1 次，每个疗程 7～10 次。治疗结果：110 例针刀患者 10 例治愈，好转 88 例，无效 12 例，总有效率为 89%。

葛明富、许漠沙、高曦等[11]运用针刀内收肌松解治疗 120 例早期股骨头坏死。将 120 例股骨头坏死患者采用随机数字方法分为治疗组（68 例）和对照组（52 例）。①治疗组：患者采取仰卧位，患髋处于"4"字试验位置。在股内收肌的起始部位进行消毒等前期准备，准备就绪后用 2%利多卡因局部浸润麻醉，以耻骨结节作为体表标志，在内收肌距耻骨结节 1.5cm 处定两点为进针点。针刀直刺入后，将针柄向内侧倾斜30°、45°、60°，针尖向外上方分别采取连续切割方式，由浅入深，切断部分肌腱，尤其切断腱性部分。将髋关节外展外旋，助手逐渐加大外展外旋角度，使内收肌一直处于紧张状态，以便充分松解紧张肌性、腱性组织。可清楚听到切断腱性部分撕裂声。同时明显感觉到髋部功能改善。术后压迫止血，嘱患者卧床休息半小时后，可自行回家。股内收肌松解治疗，间隔 2 周治疗 1 次，连续治疗 3 个月后统计疗效。②对照组：采用针刺治疗。取穴：髋关节周围阿是穴、三阴交、肾俞、肝俞、血海、足三里、犊鼻、环跳、承山、昆仑、髀关、居髎、大椎、气冲、急脉、太溪、大杼和悬钟。操作方法：先对针刺腧穴部位皮肤进行常规消毒后，选取 0.3mm×40mm 一次性无菌毫针，患者先取仰卧位，患侧髋关节外展。采用常规进针手法，针刺髂前上棘与腹股沟区阿是穴、急脉、梁丘等腧穴，留针 30 分钟后采取侧卧位，患肢在上并屈髋屈膝，针刺坐骨结节和股骨大粗隆之间阿是穴、环跳、肾俞、髀关、承山等穴位；得气后行补泻手法，留针 30 分钟后起针，3 天 1 次，10 次为 1 个疗程，3 个疗程后观察疗效。经治疗后，通过 Harris 髋关节功能评分、1982 年北京标准评分、髋关节功能评定标准等指标评估，结果显示：治疗组共 68 例，治愈 18 例（26.47），显效 24 例（35.30），有效 21 例（30.88），无效 5 例（7.35），总有效率 92.65%；对照组共 52 例，治愈 10 例（19.23），显效 6 例（11.54），有效 16 例（30.77）无效 20 例（38.46），总有效率 61.54%。

付军振、姜益常等[12]运用针刀疗法治疗中早期股骨头坏死 38 例。患者仰卧于治疗床上，在髋关节囊、关节囊周围肌肉、缝匠肌、内收肌的闭孔神经出口处做标记，戴无菌手套，以标记为中心，用碘酒、酒精常规消毒后，铺无菌孔巾，选用 1%利多卡因 10ml 局部封闭。常规操作方法为：术者右手持针刀，在标记处垂直于皮肤快速进针，纵向松解剥离、横向切割 3～4 刀，起到松解粘连、平衡肌力的作用。在松解髋关节囊、关节囊周围肌肉时刀口线与人体纵轴线平行，快速进针直达股骨颈骨面，多点剥离切割 2～3 刀，针刀下有松动感后拔出针刀，缓解髋周软组织的紧张挛缩，给予关节腔减压，改善股骨头血供。术毕用无菌敷料保护切口，每周 1 次，3 次为 1 个疗程。经针刀治疗后，结果显示：临床控制 6 例，占 15.79%；显效 16 例，占 42.11%；有效 13 例，占 34.21%，无效 3 例，占 7.89%。总有效率为 92.11%。

2. 针刀结合 X 线治疗

杜淑芹等[13]用 X 线监视下针刀治疗早期股骨头坏死取得良好效果。治疗方法：①针刀髋关节腔减压。在 X 线监视下进行定位，将 X 线光圈缩小，中心线放置在髋关节处，在髋关节腔的皮肤表面用龙胆紫标记，在龙胆紫标记处，用 5 号球后注射针管垂直穿刺，回抽无血后，推注消炎镇痛液（由 2%利多卡因 5ml、维生素 B_{12} 1mg、维生素 B_6 200mg、生理盐水 5ml 配制而成）。出针后于原穿刺点以 2 号针刀垂直刺入髋关节腔，针刀刀刃平行于神经、血管束，在 X 线监视下，将关节腔的后壁切割 2～3 刀，一般每周 1 次。②针刀骨髓腔减压。在 X 线监视下，于股骨大转子下 3cm 处，用龙胆紫标记，局部麻醉药浸润后水平进 1 号针刀到达骨面，沿股骨颈中轴线向股骨头矢面刺入，使针刀穿透骨皮质到达骨髓腔，为确保减压效果，针刀应到达股骨头关节面下 0.5cm 处，并在同一针刀点，于 X 线监控下，改换位置，向不同方向刺入骨髓腔 2～3 个洞，一般每周 1 次，全身用药。在针刀治疗的同时，静脉点滴一定量的抗生素及复方丹参注射液，同时补充钙剂。治疗结果：在 46 例患者中，治愈 31 例，占 67.4%，显效 12 例，占 26%，好转 2 例，占 4.3%，未愈 1 例，占 2%，总有效率为 97%。

闫汝萍、冯崇元等[14]运用 X 线监视下针刀治疗早期股骨头坏死 46 例。①针刀髋关节腔减压：患者取仰卧位，双下肢伸直，双足并拢，将 X 线光圈缩小，中心线经放置在髋关节皮肤表面的铅号码达髋关节腔，龙胆紫标记，常规消毒铺无菌巾，于标记处先用 5 号球后注射针管垂直穿刺，回抽无血后，注入消炎镇痛液（由 2%利多卡因 5ml、维生素 B$_{12}$ 1mg，维生素 B$_6$ 200mg，生理盐水 5ml 配制而成），出针后于原穿刺点以 2 号针刀垂直刺入达髋关节腔，刀刃平行于神经血管束，在 X 线监视下将关节腔的后壁切 2～3 刀，一般 1 周 1 次。②针刀骨髓腔减压：患者仍取仰卧位，双下肢伸直，双足并拢，于大转子下 3cm 处龙胆紫定点，常规消毒铺无菌巾，在 X 线监视下，于定点处，局麻药浸润后水平进 1 号针刀（也可选用克氏针）达骨面，在电视监视下，沿股骨颈中轴线向股骨头矢面刺入，使针刀穿透骨皮质达骨髓腔，为确保减压效果，针刀应达股骨头关节面下 0.5cm 处，并在同一进刀点于电视监视下，改换位置，取不同方向刺入骨髓腔 2～3 个洞，该治疗亦为 1 周 1 次。③全身用药：在针刀治疗的同时，静脉点滴一定量的抗生素及复方丹参注射液，口服非甾体类消炎止痛药，同时给予钙剂的补充并避免下肢负重，扶拐行走 3～6 个月。经治疗后临床疗效结果显示：46 例患者中，优 31 例，占 67.4%；良 12 例，占 26%；可 2 例，占 4.3%；差 1 例，占 2%。

于明儒、王静、于慧等[15]运用激光针刀为主治疗股骨头坏死 320 例。激光针刀：①闭合性减压术、疏通术。a. 头内、髓内减压术：具体操作，取患者平卧位，在股骨大转子下方 0.5～1cm 处用紫药水做一进刀标记，在腹股沟中线处做一标记。常规皮肤消毒，铺无菌洞巾，戴无菌手套，用利多卡因 5ml 在标记处做皮下及骨膜下麻醉，取 I 型针刀以股骨头轴线 45° 穿入标记处，直达股骨头中心部，在同一个骨孔内上下连穿 3 个股骨头内减压通道，勿穿破股骨头顶部皮质及软骨面，疏通几下后，将激光针刀引进，在每个减压通道均照射 5 分钟。术毕，伤口外敷创可贴，应用抗生素 7 天，1 个月后做第二次，共做三次。此种疗法对早期患者较好，对中后期因股骨头部压力不高，已没有了循环，所以其治疗应改变方法。手术入路同上法，但穿入时要轻柔，勿粗暴，以免造成股骨头软骨下骨折的松散及破裂的软骨移位或骨折，穿入后直达股骨头软骨面下，然后将激光针刀引进，每个减压通道均照射 5 分钟即可。b. 囊内减压术：根据患者情况选择进针刀点，关节囊前侧点：位于腹股沟韧带中点下外 2cm 处。关节外侧点：大转子上缘 2cm 处。关节囊后侧点：大转子外侧突出部与髂后下棘连线中外 1/3 交接处。具体操作：无菌操作、局麻同上，将刀口线 "#" 字切割，尽量与放射线条平行，纵切多，横切少，主要切割关节囊，每个部位激光针刀操作后均照射 5 分钟出针刀，外敷创可贴。②激光针刀闭合性软组织松解术：a. 定位：选择患侧髋关节的前外侧点、外侧点、大转子上 2cm 处，大转子与髂前上棘连线前后，耻骨疏下缘为进针刀点。b. 具体操作：无菌操作、局麻同上，松解髂股韧带、坐骨韧带、耻骨韧带、股四头肌，针刀至骨面，有条索或硬结一并切开剥离，直至病人有酸麻胀痛感后，每个部位激光针刀操作后均照射 5 分钟出针刀，外敷创可贴。每 7 天 1 次，可连续 2～3 次。③氧气药物注射疗法：用 3 号注射针刀在关节囊前侧点外侧点松解术后进入关节腔，回抽无血即可注入氧气 20ml（经无菌处理），而后注入复方丹参注射液 4ml，川芎嗪 6ml（120g）。如疼痛较甚，一般镇痛药物不能缓解可选用亚甲蓝 0.1ml 加 0.9%生理盐水 20ml，每 2 周一次，连续 3 次。④活血化瘀中药内服。⑤牵引、推拿、按摩手法。⑥功能锻炼。经治疗后，临床疗效结果显示：本组 320 例病人治愈 176 例，治愈率为 55%，好转 135 例，好转率 42.2%，无效 9 例，无效率为 2.8%，总有效率 97.2%。

杨敏等[16]以激光针刀微创为主治疗股骨头坏死。仰卧位时在患侧股骨头腹股沟区距股动脉搏动最明显处 2cm 外找敏感压痛点 1～2 个；侧卧位时在大转子和髂嵴最高点连线中点附近找敏感压痛点 2～3 个；俯卧位时在尾骨尖和髂前上棘连线中点附近找敏感压痛点 1～2 个，总压痛点不超过 5 个。常规消毒后铺无菌洞巾，2%利多卡因每痛点垂直注射 2ml。术者戴无菌手套，针刀顺注药方向刺入关节囊，先纵向点刺数刀，再横向点刺数刀，呈"十"字刀口将阻力韧带、筋膜、肌附着点进行松解，以手感无韧性阻力为宜。通过以一次性光纤针为载体将 He-Ne 激光直接导入病变部位，每一个痛点照射 5 分钟，总时间不超过 30 分钟。辅以中药内服、中药外治、西药治疗等于一体的中西医结合综合治疗股骨头坏死法。结果：本组 278 例中，经 1 年半以上随访，治愈 219 例（78.8%），显效 37 例（13.3%），有效 19 例（6.8%），无效 3 例（1.1%）。结论：激光针刀辅以中西医结合综合治疗法是治疗股骨头坏死安全、无痛苦、疗程短、治愈率高的新型绿色疗法。

3. 针刀结合中药治疗

张建福等[17]用水针刀结合中药治疗股骨头坏死 34 例。①水针刀治疗。a. 配制磁化骨钙液。维丁胶钙针 20ml，利多卡因 5mg，6542 注射液 5mg，脉络宁注射液 10ml，混合备用。b. 体位和操作。患者仰卧位，常规消毒铺巾，在腹股沟外三分之一处做标记选为穿刺点，局麻后快速经皮刺入水针刀，然后慢速进入，当刀下有硬韧感时，即达关节囊，进入时手下有阻力感，再深刺入有落空感，即进入关节腔。回抽即可抽出关节积液。然后以水针刀直刺关节囊 4～6 刀进行松解。患者侧卧位，结合 X 线片或 CT 所示，在患侧大转子顶点至髂前上棘连线中点寻找压痛点，有时也可触到硬结及条索状肿物，此为第一治疗点；在腹股沟韧带内侧寻找压痛点，此为第二治疗点；在大转子后上方寻找压痛点，此为第三治疗点。②中药治疗。将股骨头患者辨证分型为：a. 瘀血阻络，气滞血瘀型；b. 湿热浸淫，络脉堵塞型；c. 肾元亏虚，禀赋不足型；d. 先天不足，肾阴亏损型，并分别予中药身痛逐瘀汤、补筋丸、右归丸（左归丸）、六味地黄丸治疗。经水针刀结合中药治疗后，结果显示：34 例病例经 1 年以上随访，优 13 例占 38%；良 18 例，占 53%；差 3 例，占 9%，优良率为 91%。

欧国锋[18]等用针刀结合中药骨复生治疗中早期股骨头坏死 90 例。90 例早中期股骨头坏死患者随机分为观察组和对照组各 45 例，观察组采用针刀结合骨复生治疗，对照组采用局部封闭注射配合阿仑膦酸钠片口服治疗，2 组均连续治疗 6 个月。观察 2 组治疗前后髋关节疼痛 VAS 评分及 Harris 评分，统计 2 组 Harris 评分结果疗效及临床疗效。观察组 1 例、对照组 2 例中途终止治疗剔除。经治疗，对照组 43 例患者，优 13 例（30.23%），良 18 例（41.86%），差 12 例（27.91%），优良率为 72.09%；观察组 44 例患者，优 23 例（52.27%），良 17 例（38.64%），差 4 例（9.09%），优良率为 90.91%。研究结果表明，观察组疗效明显优于对照组，可见，针刀结合中药骨复生对对早期股骨头坏死患者具有良好的治疗作用。

李翔[19]等运用针刀结合桃红四物汤治疗早中期股骨头坏死 30 例。使用随机平行对照方法，将 30 例住院患者按抛硬币法简单随机分为两组。对照组 15 例用桃红四物汤（红花、桃仁各 10g，熟地、当归、白芍各 15g，川芎 6g。肾虚加菟丝子、牛膝各 10g；痰饮甚加白术、半夏各 10g；气滞加香附、延胡索各 10g）1 剂/日，水煎 200ml，早晚温服。治疗组 15 例针刀治疗，取致髋关节活动受限的软组织和周围肌群，仰卧位，局麻，患肢屈髋膝，将患髋外旋，刀口平行人体纵轴进入，病痛部位以十字切割法对前方关节囊 2~3 次切割，向下刺入并直达股骨颈表面，剥离股骨颈骨膜，感觉手下松弛后出针；压迫止血后用无菌敷料对针孔覆盖，术后 2 日严禁沾水，每周 1 次；汤药治疗同对照组。连续治疗 21 日为 1 疗程。观测临床症状、Harris 评分、不良反应。经治疗，对照组 15 例患者，痊愈 4 例，显效 3 例，有效 2 例，无效 6 例，总有效率 60%。治疗组 15 例患者，痊愈 6 例，显效 5 例，有效 3 例，无效 1 例，总有效率 93.33%。研究结果表明，治疗组的治疗效果优于对照组，可见，针刀结合桃红四物汤治疗早中期股骨头坏死具有一定的优势，值得临床推广。

聂伯泉[20]等采用髋关节囊三点式松解减压术配合中药治疗股骨头坏死 81 例。①髋关节囊内减压。先仰卧位，取腹股沟韧带中点下外 2cm 处为治疗点，常规皮肤消毒，刀口线与肢体纵轴平行，刀体与皮垂直刺入，直达骨面，纵行疏通，横行剥离，意在切开髋关节囊放出积液，减低囊内压。再分别取大转子上缘 2cm 处和大转子外侧突出部与髂后下棘的连线中外 1/3 交界处为点，常规消毒，刀口线与肢体纵轴平行，针刀体与皮面外侧呈 70° 角刺入，直达骨面，纵行疏通，横行剥离。②股骨头髓内减压。用Ⅱ型针刀，定点于股骨大转子下 1cm，常规消毒、局部麻醉后切开皮肤、皮下组织，达骨面，再由骨皮质向股骨头方向钻孔到 6cm 深。该术对中早期股骨头坏死可起到髓内减压作用，根据病情轻重程度，疗程安排 3~10 次。③针刀术后配合口服中药活血通络，补益肝肾，对 81 例中早期患者疗效进行评定。结果：治愈 60 例，良好 18 例，无效 3 例，有效率 96%。结论：使用针刀松解减压，能迅速缓解髋关节囊内高压或关节囊积液所引起的疼痛不适，辅以中药用于股骨头缺血性坏死的中、早期。方法简便，费用低廉，值得推广使用。

王杰林、段玉芳、刘秀敏等[21]运用水针刀配合中药康骨汤治疗股骨头坏死 262 例。①水针刀疗法：按水针刀"一明二严三选择"的操作规程，结合股骨头 X 线或 CT 片示，标记侧路、前路、后路三个体表进针刀点，侧路在病侧大转子骨顶点至髂前上棘连线中点寻找明显压痛点，前路在腹股沟韧带内侧寻找第二个阳性压痛点，后路在股骨头后上方寻找第三个阳性压痛点，然后常规消毒，取 4 号扁圆形水针刀按肌纤维及血管走向平行进刀，达到骨膜后，患者有酸胀感，稍回针刀，回抽无血时推注骨钙液 20~40ml，然后行水针刀纵横摇摆松解术，每处松解 3~5 下，术后按压，出水针刀，外贴创可贴，7~10 天 1 次，7 次为 1 个疗程。②康骨汤内服制马钱子（炮制后研细末，装入胶囊，每晚睡觉时服 1 次，首次药量 0.3g，每晚递增 0.1g，最多量不超过 0.6g），鹿角胶 10g、黄芪 15g、当归 10g、穿山甲 10g、土元 10g、制乳香 10g、制没药 10g。肾阳虚加服金匮肾气丸，肾阴虚加服六味地黄丸，寒湿重者加服小活络丹，瘀血重者加服三七胶囊。经水针刀配合中药康骨汤后，结果显示：痊愈者 152 例，占 58.02%，显效 50 例，占 19.08%，有效 44 例，占 16.79%，无效 16 例，占 6.11%，总有效率 93.89%。

牛清波、王培辉等[22]运用针刀松解术结合中药独活寄生汤治疗 110 例股骨头坏死。依据数字表法分为两组各 55 例，两组均内服独活寄生汤加减方治疗。药用独活 9g，肉桂心 6g，牛膝 6g，细辛 6g，当归 6g，人参 6g，防风 6g，杜仲 6g，桑寄生 6g，川芎 6g，防风 6g，干地黄 6g，芍药 6g，秦艽 6g，甘草 6g。风胜加白花蛇舌草，湿甚加木瓜、防己、苍术、黄柏，寒胜加附子、吴茱萸、干姜，痛甚加延胡索、地龙。日 1 剂，水煎分早晚 2 次服，治疗 3 个月。联合组加用针刀松解术治疗。患者仰卧或侧卧，以腹股沟韧带中点外下 2cm 穿刺抽液，松解点在大转子上方 2cm、局部压痛点处。常规消毒铺巾，用 2%利多卡因局部麻醉，针刀垂直进针，刀口平行于肌纤维、血管和神经，在大转子上刺入关节囊，纵切并向两侧分离，减轻关节囊压力。纵行切割髂前上棘和内收肌，若关节腔有积液需抽出并给予臭氧注入，术毕压迫切口。10 天 1 次，治疗 6 次。通过评估治疗前后 HARRIS 功能评分、VAS 评分、屈髋、内收外展活动度，结果显示：对照组共 55 例，显效 20 例，有效 22 例，无效 13 例，总有效率为 76.36%；联合组共 55 例，显效 42 例，有效 11 例，无效 2 例，总有效率为 96.36%。结论：独活寄生汤加减方结合针刀松解术治疗股骨头坏死效果较好。

廖俊杰等[23]运用独活寄生汤方结合针刀松解术治疗 33 例股骨头坏死。治疗方法对照组仅给予内服独活寄生汤加减治疗，组方：独活 9g，肉桂心、细辛、牛膝、人参、当归、防风、杜仲、桑寄生、生地黄、白芍、甘草、秦艽各 6g。风胜者在组方中加入白花蛇舌草；湿甚者组方中加入苍术、木瓜、防己、黄柏；寒胜者加入吴茱萸、附片、干姜；痛症严重者加入地龙、延胡索。每日 1 剂，以水煎，早晚 2 次分服，连续给药 3 个月。观察组采用独活寄生汤加减方结合针刀松解术治疗，独活寄生汤加减方的组方和服药方法与对照组相同，针刀松解术的治疗方法：指导患者采取侧卧位或者仰卧位，以腹股沟韧带为中点外下 2cm 处进行穿刺、抽液，位于大转子上方 2cm 的局部压痛点处作为松解点；常规消毒铺巾后，局部麻醉，麻醉药物选择 2%利多卡因，将针刀垂直进入，刀口与肌纤维、血管、神经等处于平行方向，进入大转子处后直接刺入关节囊，纵切分离关节囊两侧，使压力有效减轻，髂前上棘与内收肌采用纵行切割。若患者关节腔内存有积液，则需将积液抽出后，注入臭氧，术毕后给予切口适当压力，2 次针刀松解术的间隔时间为 10 天，连续治疗 6 次。经治疗后两组结果显示：对照组 33 例，显效 13 例，有效 12 例，无效 8 例，总有效率为 75.76%；观察组 33 例，显效 20 例，有效 11 例，无效 2 例，总有效率为 93.93%。

宋圣阁等[24]运用补肾合剂加减联合针刀疗法治疗 68 例早期股骨头坏死。68 例随机分两组，分别是中药内服+针刀组、中药内服组。中药内服组采用经典方补肾合剂汤加减进行治疗，方剂：黄芪 100g；龟板胶、鹿角胶各 70g，骨碎补、补骨脂、当归各 50g，白术 50g，赤芍 50g，牛膝 50g，血竭、狗脊各 50g；生龙骨 50g，自然铜 20g，枸杞子 30g，全蝎、乌梢蛇各 10g。对于寒湿严重者加威灵仙和苍术；对气血凝滞者加土鳖虫；对体质虚弱者加紫河车。上述方剂每天 1 剂，分两次服用，治疗 1 个月。中药内服+针刀组采用经典方补肾合剂加减联合针刀疗法治疗。其中，经典方补肾合剂加减同上。针刀疗法：侧卧，患侧在上，大转子上缘 2～3cm 处定位，在股骨头投影弧线上定三点，对皮肤常规消毒，铺巾，刀口线和股骨长轴平行，针刀体和局部体表垂直，针刀刺入股骨头表面 1.5～2cm，刺切 2 刀，酌情进行松解，并将针刀退至股骨头表面。1 周治疗 1 次，共治疗 4 周。通过比较两组患者早期股骨头坏死治疗总有效率；治疗前和治疗后患者生存质量的差异；治疗前和治疗后患者髋关节功能评分、疼痛评分、内收加外展活动度、屈髋范围的差异。结果显示：中药内服组 34 例，显效 17 例，有效 8 例，无效 9 例，总有效率为 73.53%；中药内服+针刀组 34 例，显效 22 例，有 11 例，无效 1 例，总有效率为 97.06%。

肖荣等[25]运用针刀配合益气活血中药治疗股骨头坏死。①针刀治疗。以髋关节周围；

股内收肌群耻骨上支附着处；髂前上、下棘处缝匠肌、股直肌起点及前方关节囊；臀大肌、臀中肌、臀小肌、阔筋膜张肌、梨状肌的痛性结节及后外侧关节囊等处为主，在可能受累波及的腰、膝、颈、胸及踝足部位寻找痛性结节。按照针刀四步常规，依次予以松解。每次取穴 2~6 处，5~7 天为 1 个疗程，连续治疗 2~3 次。中医口服益气活血，补阳还五汤加减：黄芪 30g，党参 15g，白术 12g，甘草 8g，桃仁 12g，红花 10g，当归 15g，赤芍 12g，川芎 12g，土元 8g，地龙 10g，木瓜 10g，骨碎补 10g，丹参 15g，续断 12g。每日 1 剂水煎服，半月后和蜜为丸，每丸 9g，1 丸/次，1 日 2 次，连服 2 个月。中药离子导入：主要成分有独活 30g，骨碎补 30g，红花 20g，艾叶 15g，赤芍 30g，伸筋草 20g，路路通 20g，土茯苓 30g，花椒 15g，大黄 20g 等。诸药装入布袋中煮沸 30 分钟后去渣取水，置入无菌棉块并浸透，拧干后通过离子导入电极贴敷患处，调整电震频率，以患者耐受为度。1 次 20 分钟，1 日 2 次，连续 2 个月。②护理方法。术前护理：a. 协助患者做常规检查。以便于医生严格掌握针刀手术适应证，为针刀手术提供定位学诊断依据。b. 术前评估。若患者血压高且情绪紧张者、严重心脏病者、施术部位皮肤有红肿或感染者、患有血友病或其他出血倾向者、体质极度虚弱者，及时反馈医生。c. 心理护理。根据病人家庭背景、病史、病程、曾接受的治疗方法及年龄、性别、文化程度接受能力等差异，用和蔼的态度，通俗的语言与病人交谈，使之产生亲近感和信任感。使其树立信心，接受针刀手术治疗，签针刀手术知情同意书，积极主动地配合治疗。d. 手术器械及药品准备。术前手术室紫外线消毒 1 小时，备齐手术所需相应型号的针刀和利多卡因、生理盐水和抢救药品及器械。术中护理：a. 体位。病人进入手术室后，根据手术的部位协助患者仰卧、侧卧。b. 无菌消毒。充分暴露手术视野，并常规消毒，铺无菌孔巾。c. 术中，根据手术要求，递送相应型号的针刀。手术完毕加压片刻，防止出血，无菌纱块充分覆盖刀口。密切观察患者情况，若出现面色苍白、出冷汗、心慌、头晕、恶心、胸闷等症状，立即停止手术，协助患者取平卧位休息，必要时给予吸氧急救，协助医生进行抢救。术后护理：a. 预防感染。保持伤口处清洁干燥，避免水和汗渍浸湿伤口，观察伤口有无渗血或皮下血肿，并观察贴胶布处皮肤有无过敏现象。b. 生活护理。做好情志调护，饮食营养丰富，适当多食羊肉，海参等温性食物，禁厚味生冷寒凉性食物，禁烟酒。c. 功能锻炼。指导患者掌握 1~2 套有效的髋关节康复保健操，根据动静结合的康复要求，将髋部的体位护理与功能锻炼有机地结合在一起，按照病情轻重指导和鼓励病人积极进行相应的屈髋、外展、抱膝及下肢肌力的锻炼。运动量的大小可根据各人年龄和体质灵活掌握，以病人能够耐受为度。每日锻炼 2 次，一般应安排在早起和晚睡前进行。对症状较轻和恢复期的病人，可在上述锻炼方法的基础上，配合气功、太极拳等较复杂的锻炼项目。经治疗后，结果显示：治疗 2 个月后临床治愈 18 例，显效 33 例，有效 12 例，无效 5 例，有效率达 92.64%。

林华、胡祝良等[26]运用中药合针刀治疗股骨头坏死 38 例。①中药治疗中药基本方以阳和汤加减：熟地 50g，鹿角胶（烊）10g，白芥子 6g，生麻黄、肉桂各 5g，炮姜 3g，酌加川牛膝 15g，木瓜 10g，细辛 3g。阳虚较甚重用肉桂至 9g；疼痛较剧加制川乌 3g；有虚热加生地 15g，去肉桂、炮姜；胃纳欠佳，熟地减至 30g，鹿角胶减至 6g。1 日 1 剂，连服半个月为 1 个疗程，停服 5 天续服第 2 疗程，一般服 4 个疗程。②针刀治疗选用Ⅰ型 2 号针刀，以股骨粗隆后侧为进针点，常规皮肤消毒后，皮下局麻。按针刀四步进刀法切开皮肤，沿股骨颈走向进针深达股骨头及髋臼骨面（约 3 寸），作纵向切割 3～4 刀，切开部分关节囊。此时患者有酸胀麻感并向腿部放射。出针后注入骨宁针 2ml 后贴上创可贴。部分病人即刻感觉疼痛减轻，髋部活动改善。一般每 15 天治疗 1 次，共治疗 5 次。经治疗后髋关节功能评定结果显示：治疗前优 0 例，良 1 例，可 20 例，差 17 例，总体平均分 38.8；治疗后优 0 例，良 24 例，可 8 例，差 6 例，总体平均分 56.1。

方和兴等[27]运用针刀及复方丹参注射液注入治疗 12 例股骨头坏死。①针刀闭合手术，患者侧卧位，自 X 线片显示的钙化影最浓处及关节间隙狭窄或股骨头坏死严重处进针，当针刀达关节囊及骨面后进行松解剥离，每周 1～2 次，5 次为 1 个疗程。操作时应随时询问患者的感觉，有酸胀感为正常；如有触电感及剧痛，要立即移开刀锋。②针刀打孔及注药，患者仰卧位，常规消毒铺巾局部麻醉，电视 X 线监视下自股骨大转子下约 2.5cm 处将所选大 3 号或大 4 号针刀经皮刺入至大转子下骨皮质，然后用骨锤打入，与股骨颈中轴方向约成 10° 角向股骨头上方穿入，至距股骨头关节面约 2cm 为止，然后退针刀至进孔处骨皮质，再沿股骨颈中轴稍斜向下方约 10° 进针刀。退出针刀后，以长空芯针将复方丹参注射液 4～6ml 注入骨孔内。隔日 1 次，连续 3 周。随着骨孔的愈合，注药逐渐困难。经治疗后结果显示：本组 12 例中，行针刀闭合手术治疗 1 个疗程者 7 例 8 髋，2 个疗程 5 例 6 髋；打孔后注药 10～12 次者 4 例 5 髋，7～9 次者 6 例 7 髋，6 次者 2 例 2 髋。全部病例 1 年后随访及复查 X 线片，按马素英分级记分办法判定，其结果为优 8 例 9 髋，良 3 例 4 髋，可 1 例 1 髋。

刘芳、姚洁等[28]运用针刀疗法结合骨复生胶囊治疗 82 例早中期股骨头坏死。基础治疗：中药骨复生胶囊内服，成人每次 4 粒，每日 3 次，15 天为 1 个疗程，持续用药 2 个疗程。骨复生胶囊为陕西中医药大学附属医院院内制剂，由三七粉、鹿角胶、当归、丹参、延胡索、土元等组成。①对照组患侧下肢用牵引制动减压后行皮牵引，牵引重量 30kg，制动 2 周。②行针刀治疗 2 次，两次治疗相隔 7 天：第一次针刀：以松解髋关节前侧关节囊及内收肌起点的粘连和瘢痕为治疗目的。患者取仰位。体表定位为髋关节前侧关节囊，内收肌起点，松解范围均为 0.5cm。具体操作如下：a. 第 1 支针刀松解髋关节髂股韧带及前面关节囊，使用 Ⅱ 型弧形针刀从关节前侧穿刺点进入，针刀到达髂股韧带中部后纵疏横剥 3 刀。后调转刀口线 90° 角，弧形向上进针达关节腔，用提插刀法切割 2～3 刀。b. 第 2 支针刀松解耻骨肌起点，使用 Ⅱ 型直形针刀，从耻骨肌起点进入，针刀到达耻骨上支耻骨肌起点部，在骨面左右上下各铲剥 2～3 刀。c. 第 3 支针刀松解长收肌起点，使用 Ⅱ 型直形针刀，从耻骨结节处进入，针刀向耻骨下支方向行进至长收肌起点，上下铲剥 2～3 刀。d. 第 4 支针刀松解短收肌、股薄肌起点，使用 Ⅱ 型直形针刀，贴骨面上下铲剥 2～3 刀。e. 术毕，创口覆盖创可贴，并局部压迫止血 3 分钟。第二次针刀：以松解髋关节后外侧关节囊及股二头肌起点的粘连和瘢痕为目的。患者取侧俯卧位。体表定位为髋关节前侧关节囊，内收肌起点，松解范围均为 0.5cm。具体操作如下：①第 1 支针刀松解臀中肌止点的粘连和瘢痕，使用 Ⅱ 型直形针刀，沿股骨颈干角方向达股骨大转子尖，提插刀法切割 2～3 刀，切开部分臀中肌止点。②第 2 支针刀松解髋关节外侧关节囊，使用 Ⅱ 型弧形针刀，从髋关节外侧关节穿刺点进入，沿股骨颈干角方向达股骨大转子尖，提插刀法切割 2～3 刀，切开部分臀中肌止点后抬起针刀，以针刀体与股骨干呈 90° 方向再向下进针达关节腔，用提插刀法切割 3 刀。③第 3 支针刀松解股方肌止点的粘连和瘢痕，使用Ⅱ型直形针刀，在股骨大转子尖下后方 3cm 处定点，沿股骨颈干角方向进针刀达股骨大转子后侧骨面，用提插刀法切割 2～3 刀，切开部分股方肌止点。④第 4 支针刀松解髋关节后侧关节囊，使用Ⅱ型弧形针刀，在股骨大粗隆平面贴股骨后缘进针刀达关节腔，用提插刀法切割 2～3 刀。⑤第 5 支针刀松解大收肌起点，使用Ⅱ型直形针刀，患者屈髋关节 90°，针刀达坐骨结节骨面大收肌起点处，上下铲剥 2～3 刀。⑥第 6 支针刀松解股二头肌、半腱肌起点，患者屈髋关节 90°，使用Ⅱ型直形针刀，针刀达坐骨结节骨面、大收肌起点处，上下铲剥 2～3 刀，然后针刀再向上后方达股二头肌及半腱肌起点，上下铲剥 2～3 刀。⑦术毕，创口覆盖创可贴，并局部压迫止血 3 分钟。经治疗后临床疗效结果显示：治疗组 82 例，治愈 29 例，显效 23 例，有效 11 例，无效 19 例，总有效率为 76.83%。对照组 86 例，治愈 17 例，显效 19 例，有效 6 例，无效 44 例，总有效率为 48.84%。

郭胜男、韦标方等[29]运用中药内服联合针刀治疗早期股骨头坏死 30 例。①治疗组。a. 针刀松解：患者取侧卧位，屈膝略屈髋，先进行局部麻醉，在 X 线监视下定位，用龙胆紫标记，在髂前上棘与股骨大粗隆连线中点处，用 2 号或 3 号针刀垂直刺入髋关节囊，纵向切 2～3 刀，在髋关节前方腹股沟韧带下缘中点向外 2.5cm 处，用 3 号针刀刺入关节腔，纵向切 1～2 刀，对可能波及的腰、膝、踝足处寻找痛性结节，依次予以松解。出针后针眼用无菌敷料包扎，被动屈曲活动髋关节。每 7 天治疗 1 次，每 4 次为 1 个疗程，连续治疗 3 个疗程。b. 内服活血生骨止痛汤，每日 1 剂，早晚分服，28 天为 1 个疗程，共治疗 3 个疗程。②对照组。内服活血生骨止痛汤，每日 1 剂，早晚分服，28 天为 1 个疗程，共治疗 3 个疗程。在治疗期间，两组患者均嘱其保护性负重，适度功能锻炼。经治疗后，临床治疗结果显示：治疗组痊愈 9 例，好转 18 例，无效 3 例，治愈率 90%；对照组治愈 3 例，好转 15 例，无效 12 例，治愈率 60%。治疗组明显优于对照组，有统计学意义（$P < 0.05$）。

张教明、代铁柱等[30]运用针刀配合益气活血中药治疗股骨头坏死 68 例。①针刀治疗：髋关节周围以股内收肌群耻骨上支附着处，髂前上、下棘处缝匠肌、股直肌起点及前方关节囊、臀大肌、臀中肌、臀小肌、阔筋膜张肌、梨状肌的痛性结节及后外侧关节囊等处为主，对可能受累波及的腰、膝、颈、胸及踝足部位寻找痛性结节。按照针刀四步常规，依次予以松解。每次取穴 2～6 处，5～7 天为 1 个疗程，连续治疗 2～3 次。②中医口服：益气活血，补阳还五汤加减，黄芪 30g、党参 15g、白术 12g、甘草 8g、桃仁 12g、红花 10g、当归 15g、赤芍 12g、川芎 12g、土元 8g、地龙 10g、木瓜 10g、骨碎补 10g、丹参 15g、续断 12g。每日 1 剂水煎服，半月后和蜜为丸，每丸 9g，每次 1 丸，1 日 2 次，连服 2 个月。③中药离子导入：主要成分为独活 30g、骨碎补 30g、红花 20g、艾叶 15g、赤芍 30g、伸筋草 20g、路路通 30g、土茯苓 30g、花椒 15g、大黄 20g 等。诸药装入布袋中煮沸 30 分钟后去渣取水，置入无菌棉块并浸透，拧干后通过离子导入电极贴敷患处，调整电震频率，以患者耐受为度。1 次 20 分钟，1 日 2 次，连续 2 个月。经治疗后结果显示：治疗 2 个月后临床治愈 18 例，显效 33 例，好转 12 例，无效 5 例。总有效率达 92.64%。

鲍自立、孙宣等[31]运用中药结合针刀治疗股骨头坏死 30 例。针刀治疗：①定位：患者取侧卧位，患侧在上。结合患者影像学检查及压痛点，进针刀点分别为正外侧方股骨大转子上方 2～3cm 处，腹股沟韧带中点外下 2cm 处，股骨大转子后上方 4cm 并且与股骨纵轴成 45°夹角处（约为股骨大转子与髂后下棘连线中外 1/3 处）。②具体操作：局部碘伏消毒，铺无菌单，予 0.5% 利多卡因进行局部麻醉，麻醉应深及关节囊，回抽若有关节液则应先行抽出。然后在麻醉点按四步进针刀法进针刀，进针刀同时应注意保护股动脉及神经。前面进针刀时刀刃平行于神经、血管走行方向刺入达关节腔，侧面和后面进针刀时刀刃平行于肌纤维走行方向并向股骨头方向进针刀直至关节腔，纵行切开关节囊 2～3 次并向两侧分离，若有条索或硬结可一并剥离，病人有酸麻胀痛感后出针刀，压迫止血，外敷创可贴。Ficat 分期中 Ⅱ 期患者同时行髋关节周围软组织松解术，根据髋关节活动受限情况及压痛点情况决定松解部位，如臀中肌和股内收肌起止点等；Ficat 分期中 Ⅲ 期患者在此基础上加用髓腔减压，具体操作为麻醉后在 C 臂机下自大转子下 2cm 处向股骨头方向进针刀，刺破皮质进入髓腔，使针刀尖端达股骨头软骨下 4～5mm。若触及反应性新生骨区，则围绕该区域行多次治疗。每半个月 1 次，共治疗 8～10 次。

中药外用治疗：外敷中药采用靖江市中医院骨伤科自制膏药，全方组成为：丹参、红花、地鳖虫、补骨脂、仙灵脾、刘寄奴、三七、蜈蚣、乌蛇、秦艽、伸筋草各 500g，食盐 250g，打碎成粉，使用时用蜂蜜加水调制成膏状，平摊于 15cm×15cm 的牛皮纸上，上覆棉纸，于针刀治疗结束后敷于患处，注意避开进针刀点。经治疗后，结果显示：Ⅰ 期（优 11 例，良 1 例，可 1 例，差 0 例）优良率为 92.30%；Ⅱ 期（优 10 例，良 4 例，可 2 例，差 0 例）优良率为 87.50%；Ⅲ 期（可 1 例），优良率为 0。

柴锡荣、柴伟光等[32]运用针刀经皮髓内减压配合中药内服治疗股骨头坏死 60 例。①针刀经皮减压术。局部常规消毒，可在 X 线透视下，于股骨大粗隆下 1～2cm 处用 3.5～4.0mm "T" 形减压专用针刀，向股骨头方向钻孔，深度不可透过股骨头骨皮质，每次钻孔 1～2 个，术毕无菌敷料块外敷，创口 5 日内不可着水，每周治疗一次，5 次为 1 个疗程。②中药治疗。早、中期方药：红花、穿山甲、乳香、没药、桃仁、丹参、川芎、元胡、牛膝、土鳖虫、三七、血竭、川断、麝香、冰片为细末，每服 4g，一日服 2 次。中、后期方药：熟地、山萸、茯苓、山药、人参、鹿茸、三七、血竭、黄芪、川断、当归、枸杞、骨碎补、牡蛎、牛膝共为细末，服法同上。经治疗后，疗效评定结果显示：优 12 例（20%），良 21 例（35%），可 18 例（30%），差 9 例（15%）。

付军振等[33]用针刀结合仙灵骨葆胶囊治疗中早期股骨头坏死 60 例。按就诊时间随机分为治疗组和对照组。其中前者 30 例，男 18 例，女 12 例；病程最短 6 个月，最长 5 年。后者 30 例，男 16 例，女 14 例；病程最短 8 个月，最长 5 年。治疗组：选择引起髋关节活动受限的周围肌群及软组织，每次选用 3 个治疗点。患者仰卧于治疗床上，术前分别于髂前上棘至耻骨联合连线中外 1/3 处向下 2～3cm、缝匠肌、内收肌压痛点处用记号笔标记记号，碘伏棉球常规消毒 3 遍，铺无菌孔巾，用 0.75% 利多卡因分别注射于标记处，每处 1～2ml 做局部浸润麻醉，麻醉显效后，术者左手食指和拇指将标记部位的皮肤向两侧撑开，刀口平行人体纵轴，右手持针刀快速透皮，缓慢进入，在痛点处作 "十" 字切割前方关节囊 2～3 次，然后沿此方向向下刺入直达股骨颈表面，多点少量纵向切割、横向剥离股骨颈的骨膜，感手下松弛后出针。松解内收肌时，让患肢屈膝屈髋，患髋处外旋位，术者右手持针刀，刀口垂直于肌纤维方向小心刺入，在痛点处上下纵向切割，刀下有明显松动感后出针。压迫止血后无菌辅料覆盖针孔。术后告知患者 2 日内刀口禁止沾水，防止感染。每周治疗 1 次，做 3 次。治疗同时口服仙灵骨葆胶囊，1 次 2～3 粒，1 日 3 次，2 个月为 1 个疗程。2 个月后观察治疗效果，半年后随访。对照组：患者侧卧位，取环跳、关元、居髎、梁丘、血海，用补法得气后，留针 30 分。每日治疗 1 次，治疗 3 周。口服药物同治疗组。2 个月后观察效果，半年随访。经治疗，治疗组 30 例中，痊愈 11 例，显效 10 例，有效 7 例，无效 2 例，有效率 93.33%。对照组 30 例中，痊愈 6 例，显效 8 例，有效 10 例，无效 6 例，有效率 80.00%。研究结果表明，治疗组的治愈率明显高于对照组，表明针刀结合仙灵骨葆胶囊治疗中早期股骨头坏死具有良好的治疗作用。

孙国辉等[34]用针刀结合中药治疗股骨头坏死 187 例。中药治疗：自拟方药治疗，主要以"三补一活"为立方依据，即补肾、补气、补血和活血化瘀。药用黄芪、当归、细辛、川芎、土鳖虫、川断、山茱萸、骨碎补、姜黄、透骨草、伸筋草、皂角刺、三棱、莪术等。湿盛者加用内金、白术、薏苡仁祛湿；疼痛者加用制乳没、制二乌止痛；阳虚者加鹿角霜、巴戟天以温阳通脉；温燥过甚者或阴虚者加用生地、知母、花粉；女性患者可加用益母草；血瘀甚者可适当选用水蛭。针刀治疗：结合病人股骨头 X 线或 CT 片，在病人身上标注前、后、侧 3 个体表进针点。侧方在病人股骨头大转子顶点至髂前上棘连线中点寻找明显压痛点，可触及条索状肿物为治疗点。前面是在腹股沟韧带内侧寻找的阳性压痛点。后面在股骨头大转子后上方寻找阳性压痛点。然后常规消毒，局麻，按四步进针刀法，沿肌纤维及血管走向平行进刀，达关节囊后，再进针刀时有落空感，患者可能有酸胀麻感并向腿部放射。纵向切 2～3 刀。出针刀后，针眼用无菌敷料包扎。病变中晚期配合臀中肌和股内收肌起止点等髋关节周围软组织松解术。急性期痛重者每周 1 次，疼痛缓解后半月 1 次，共治疗 7～10 次。经治疗，187 例患者，优 109 例，良 40 例，可 17 例，差 21 例。由此可见，针刀结合中药治疗股骨头缺血性坏死效果良好。

4. 针刀综合治疗

翟川江等[35]用针刀为主，结合中药、个体化康复锻炼治疗小儿股骨头坏死 50 例。①针刀治疗：患者体位为侧卧位，患侧在上，针刀定位为大转子上缘 1～2cm 处，常规在股骨头投影弧线上定 3 点，常规皮肤消毒，术者戴帽子口罩，无菌手套，铺无菌巾，针刀定向以刀口线与股骨长轴平行，针刀体与局部体表垂直。针刀操作：针刀刺入股骨头表面，刺切 2 刀，出针后将纯中药"寸元散"植入。并根据病情，酌情使用针刀，松解周围软组织。②中药治疗：术毕，针眼用"复骨膏"覆盖，7 日后拆去膏药。内服"祛蚀复骨胶囊"。③牵引：患髋外展位牵引。针刀治疗后，扶双拐行走，避免患髋负重。④功能锻炼。在针刀治疗 1 周后，由理疗科配合手法治疗，每日按摩 1 次，坚持 6～8 周。患者一律住院治疗 8 周，前 5 次治疗以 15 日为周期，两月后改为 1 个月 1 次，一般 1 期 6～9 次，2 期 9～15 次，3 期 15～20 次，4 期 20～26 次。经治疗，50 例患者中，治愈 14（28%）例，好转 35 例（70%），未愈 1 例（2%），总有效率 98%。

王培辉等[36]用针刀镜联合骨病回生丸保髋治疗股骨头坏死 60 例。①针刀镜操作。硬膜外阻滞麻醉，取仰卧体位，患侧臀部垫高，常规消毒铺巾；选择髋关节前外侧标准入路，插入广州市亿福迪医疗器械有限公司提供 SZ 型针刀镜，镜下施行疏通剥离等，操作以疏通、关节腔内灌洗为主，全程灌洗 500ml 左右生理盐水，拔出针刀镜、缝合切口；关节腔内注入 10ml 松解液（40mg 曲安奈德+2ml 玻璃酸钠注射液+10ml 香丹注射液+2ml 亚甲蓝注射液+100ml 生理盐水），局部按压后，以弹力绷带作包扎处理；②骨病回生丸用法、用量、疗程。以骨病回生丸治疗，每次 6g，温开水送服，每天 3 次，3 个月为 1 个疗程。经治疗，60 例患者，治愈 30 例（50%），好转 27 例（45%），无效 3 例（5.00%），总有效率 95%。

赵国慧等[37]采用"四位一体"综合疗法治疗股骨头坏死 80 例。方法：选择患侧髋关节的前外侧点、外侧点、大转子上 2cm 处、大转子与髂前上棘连线前后、耻骨梳下缘为进针点，松解髂股韧带、坐骨韧带、耻骨韧带、轮匝韧带、圆韧带等。松解股四头肌（股直肌、股中肌、股外肌），针至骨面，有条索或硬结一并切开剥离，病人有酸麻胀痛感后出针，压迫止血，外敷创可贴。每 6 天 1 次，3 个月为 1 个疗程，连续 2～3 个疗程。复方复骨注射液由本院自行组方配制，在患侧髋关节腔内注射，严格消毒，每周 2 次。3 个月为 1 个疗程，连续 2～3 个疗程。口服中药复骨散（自制），主要药物组成（当归、熟地、赤芍、川芎、红花、桃仁、土鳖虫等）焙干共研为末。每次 9g，1 日 2 次。3 个月为 1 疗程。连用 2～3 个疗程。采用股骨头坏死治疗仪，调整反射使能量相对聚焦在治疗部位，工作电压 8～12V，每次治疗数 700～800 次，每次间隔 7 天，连续治疗 8 周。结果：有效率 96.25%。结论：针刀加关节腔注射及中药内服高聚焦股骨头治疗仪可提高股骨头缺血坏死的临床疗效。

王延君等[38]用针刀三联法治疗成人股骨头坏死取得良好效果。针刀治疗部分分常规针刀治疗和针刀骨髓芯减压术。①常规针刀治疗。在髋关节内侧取点，松解股内收肌群耻骨上支附着处肌肉起点；髋关节前面取点，松解髂前上下棘处缝匠肌、股直肌起点、前方关节囊、髋关节后外侧取点，松解臀大肌、臀中肌、臀小肌、阔筋膜张肌、梨状肌痛性结节、后外侧关节囊。第 1 个疗程 5 次，7 天 1 次，15 天后进行第 2 个疗程，每次治疗间隔 15 天，3 次为 1 个疗程。②针刀骨髓芯减压术。术前先拍 1:1 X 线片，测量颈干角和股骨颈长度，以便进行股骨粗隆下的定点、定位、定向。患者仰卧，进行局部麻醉，取患侧股骨粗隆下 1.3～1.5cm 为进针刀点，用 I 型 2 号针刀对准腹股沟韧带中点，侧位前倾 15° 旋转进针到达股骨头下 0.5～1cm 处，进针刀深度为 8～10cm。中药分型论治，瘀证用药（黄芪 30g，断续和茜草各 12g，丹参、当归、白术、赤白芍各 15g，枳壳、木瓜、骨碎朴、莪术各 10g，甘草、土元各 6g）水煎服，每日 1 剂，5 剂后合为蜜丸，每丸 9g，每次 2 丸，1 日 3 次。虚证者用药（狗脊、鹿角胶各 30g，川牛膝、地龙各 12g，丹参 20g，当归 15g，丹皮、黄柏、木香、石菖蒲各 10g，鸡内金 14g，蜈蚣 3 条）为细末，和蜜丸，每丸 9g，每次 2 丸，1 日 3 次，15 天为 1 个疗程，两疗程间隔 3 天。外治法部分，中药洗方将红花、艾叶、花粉、芒硝、赤芍、威灵仙、土茯苓、大黄、花椒、醋等装入布袋中，封口加水，于沸水中煮 30 分钟后取出，待温度适宜后外敷于臀大肌和腹股沟处，至局部热胀为度，1 日 3 次，每剂洗两天。患肢踝套牵引练功，牵拉患肢踝部，重量一般为 3kg，以患者能屈曲膝髋并感到阻力为宜。患者分别取仰卧、俯卧以及患肢在上的侧卧，做对抗牵引力的屈髋屈膝运动，每天 30～60 分钟，以患肢感到酸胀热为度。并配合简单的手法循经推拿。治疗结果：35 例中治愈 9 例，显效 12 例，好转 11 例，无效 3 例，总有效率为 91.5%。

李林雅、周梁等[39]运用针刀联合间断牵引疗法治疗股骨头坏死 51 例。①针刀疗法：入手术室，患者侧卧位，选择患侧数处点记，局部消毒，采用超长针头局麻后，用 2～3

号针刀穿透髋关节囊，松解周边组织及髋关节部前后内外四组二十二块肌肉的数组或数块（以内收肌群为重点）；术后手法松解，贴上创可贴，手术即结束。每 15 天 1 次，连续 3～4 次。每次手术后，用生理盐水 250ml＋青霉素钠注射液 320 万 U 或先锋霉素 V 注射液 3g 静脉点滴，每日 2 次，连用 3 天，防止术后感染。②间断牵引：患者取平卧位，患肢用下肢牵引带固定，外张 30°，接牵引架进行水平牵引，牵引重量 3～5kg，每次 1～2 小时，每日 2 次，连续 3～6 个月。非牵引时可以行走活动，但不可负重，慎疾行、久行。对照组：①中药内服：参考中国中医研究院骨伤研究所邵光湘、杨淮沅等 1978～1995 年间的辨证用药经验：早期以和营止痛汤（伤科补要）或血府逐瘀汤（医林改错）为主方，中、晚期以生血补髓汤（伤科补要）或正骨紫金丹（医宗金鉴）为主方，每日 1 剂，煎汤分 2 次口服。②中药外敷：海桐皮汤研粗末，用纱布包蒸 15 分钟，热敷患处，每 3 天 1 剂，每日 2 次。同样注意不负重，慎疾行、久行。两组疗程均为 6 个月，随访 2～3 年。经治疗后，结果显示：治疗组 51 例，优（80 分）33 例，良（60 分）11 例，可（40 分）4 例，差（<40 分）3 例，总有效率 94%。对照组 25 例，优 8 例，良 6 例，可 5 例，差 6 例，总有效率 76%。

宋萌等[40]用针刀结合牵引治疗股骨头坏死 42 例。针刀切割分离松解股骨颈的骨膜能激活成骨细胞造骨功能，加速新骨生成，恢复关节生理解剖功能，并具有针刺的效应。牵引可拉松髋关节囊，增加髋关节的活动幅度，适宜的锻炼可以增强髋关节周围肌力，改善循环。经针刀结合牵引治疗，42 例患者，好转 31 例，未愈 6 例，总有效率 85.7%。

李瑾琰、石关桐、李登晓等[41]采用髓芯减压、针刀松解加功能锻炼治疗早期股骨头坏死 52 例。①髓芯减压术：行腰麻或者硬膜外麻醉，麻醉成功后患者仰卧位，患侧垫高 15°，常规消毒，铺无菌巾，于患髋大转子下 1.0cm 处向下作 2.0cm 长切口，分离肌肉达骨质。进针点在大转子下 2.0～2.5cm 股骨干侧方中线或稍后，在 C 形臂 X 光机透视下，向股骨颈和头的中心钻 1 枚导引针，且深达股骨头关节面下 5mm 处，并用 DHS 铰刀扩孔减压，务必钻穿硬化区，退出铰刀和导引针后，用小刮勺刮除硬化骨质，彻底冲洗创腔，缝合皮肤 1～2 针。2 周左右拆线后行针刀松解和功能锻炼。②针刀治疗：围绕髋关节范围内的相关软组织，根据解剖学肌肉、韧带的起止点、走向，并结合局部压痛点定位，作为主要治疗点。分别按前、后、外方选择一组进行，每次 3～4 个治疗点。同时根据膝关节肌肉、韧带的起止点、走向，并结合局部压痛点作为辅助治疗点，每次 3～4 个治疗点。常规消毒，铺巾，进行局部麻醉后，选择 I 型 3 号针刀按针刀四步进针法进行切割，分离松解。病人有酸麻胀痛感后出针，压迫止血，外敷创可贴，6 天 1 次，2 个月为 1 个疗程，连续 2～3 个疗程。③功能锻炼：针刀治疗 1 周后，由理疗科配合手法治疗，每天按摩 1 次，坚持 6～8 周，以加大髋关节运动幅度，减少患髋关节运动强度和频率为原则。恢复髋关节前屈、后伸、内收、外展、内旋、外旋的活动范围，治疗期间避免患肢负重或扶拐 4～6 个月。经髓芯减压、针刀松解加功能锻炼治疗后结果显示：52 例 59 髋，治愈 15 髋，占 25.4%；显效 28 髋，占 47.5%；好转 11 髋，占 18.6%；无效 5 髋，占 8.5%。总有效率 91.5%。

郭剑华等[42]对股骨头坏死采用针灸、推拿、针刀、中药、功能锻炼综合治疗五联法取得较好疗效。①针灸治疗。选穴时在患侧髋关节处寻找压痛点和圆形或条索状阳性反应点为主穴，并结合以下两组穴位：患者侧卧位，患肢在上，髋关节和膝关节微屈，取双侧的肾俞和患侧的秩边、环跳、承扶、居髎；患者仰卧位，双下肢伸直，取关元和患侧的髀关、血海、足三里、阳陵泉。每天选用一组，两组穴位交替选用。针刺主穴时针尖指向病处，采用平补平泻手法，配合温针灸。针刺配穴在得气后，配合电针治疗仪用连续波刺激，同时以 TDP 照射患处，每次 20 分钟。②推拿治疗。在完成针灸治疗后进行，先拿揉法，患者俯卧位，医者站于患者患侧，用双手或单手拿揉患髋前后以及下肢肌肉，力量适度，从上至下做 3～5 遍。再用点按法，分单指点按法和叠指点按法。单指点按法是医者用拇指指腹按压在患者髋部的压痛点和圆形或条索状阳性反应点上，在点按的同时左右拨动数次，力量由轻到重，每穴点按 10～20 秒，反复操作 3～5 遍，并配合震颤法。叠指点按法是将两手拇指重叠点按肾俞、秩边、环跳、承扶、居髎、关元、髀关、血海、伏兔、足三里、阳陵泉等穴位，每穴点按 10～20 秒。在点按过程中可适当配合震颤法。要求用力均匀、渗透力强，在点按每一个穴位结束时，可适当用力弹拨肌肉、肌腱。再用牵拉法，分俯卧牵拉法和仰卧牵拉法。俯卧牵拉法是患者俯卧于治疗床上，双手抓紧床头，医者立于患者足端，双手握住患肢踝关节，用力牵拉患肢，持续5～10 秒后，轻轻屈曲膝关节，尽量使足跟向后靠近臀部，如此反复 5～10 次；仰卧牵拉法是患者仰卧于治疗床上，双手抓紧床头，医者立于患者足端，双手握住患肢踝关节，用力牵拉患肢，持续 5～10 秒后，尽量屈膝屈髋，并做顺时针、逆时针旋转髋关节运动，如此反复 5～10 次。③针刀治疗。患者侧卧位，患侧在上，在患侧髋关节处取三点作为进刀点，在股骨大粗隆与髂前上棘连线中点定一点，在股骨大粗隆纵行向上 3～5cm 处定一点，以股骨大粗隆为圆心，股骨大粗隆到髂前上棘距离的 1/2 为半径作圆，在与大粗隆纵轴上侧 30° 夹角处定第三点。在进刀点用记号笔标记，常规消毒后，铺上手术消毒洞巾，选用 3 号一次性针刀，针刀刺入后沿骨面向上、下、左、右各个方向滑动，到达关节间隙后在关节囊切 2～3 刀，然后继续深入关节腔，刀口沿关节间隙拨动几下后出刀，用消毒纱布压住刀口，以防止出血，然后用创可贴敷住刀口，间隔 7 日 1 次。④配合中药内服外敷。内服的中药处方药用当归 10g，全虫、土鳖虫、生水蛭、红花、桃仁、甘草各 50g，川牛膝、熟地、狗脊、枣皮、甲珠、鳖甲、红参各 100g，白芥子 60g，麝香 5g。对肝肾不足者加骨碎补 100g，杜仲 50g；对气滞血瘀者加川芎、丹参各 50g；对痰湿互结者加薏苡仁、茯苓各 100g。上药研细末，蜜炼成丸，每粒 9g，以白开水吞服，早、中、晚各 1 次，每次一粒。外敷中药采用院内制剂活血膏（药用防风、土鳖虫、红花、狗脊、泽兰、三棱、木香），上海合成制药厂生产的止痛消炎膏（药用独活、生草乌、生南星、冰片、北细辛、皂荚、冬绿釉、硫酸钠、甘油、滑石粉）。将两种药膏取等份混合后，在髋部疼痛处贴敷 12～24 小时，每日一换或隔日更换 1 次。上述治疗再配合适度功能锻炼既有助于股骨头坏死修复，又不会因为锻炼不当而出现新的损伤。立位摆腿法，双手扶住固定物，身体立直，摆动患肢作前屈、后伸、外展、内收运动，反复进行 3～5 分钟，每日 3 次。内外旋转法，手扶住固定物，单脚略向前外伸，足跟着地，做外旋和内旋动作，反复进行 3～5 分钟，每日 3 次。扶物下蹲法，双手扶住固定物，身体立直，双脚分开，与双肩等宽，慢慢下蹲后再起立，反复进行 3～5 分钟，每日 3 次。坐位分合法，患者坐在椅子上，髋、膝、踝关节各呈 90°，以足尖、足跟交替为轴旋转外移到最大限度时，以足跟为轴心，双膝做内收、外展运动。反复进行 3～5 分钟，每日 3 次。卧位屈伸法，患者仰卧，双手放于两侧，双下肢交替屈髋屈膝，小腿悬于空中，像蹬自行车一样地踩踏运动，反复进行 3～5 分钟，每日 3 次。蹬车活动法：坐于运动器械上，如蹬自行车一样，每日活动 20～30 分钟。

沈艳等[43]运用针灸和针刀治疗中期股骨头坏死对髋关节功能和治疗有效率的对比分析。针刀组：①体位选择：臀部操作时取俯卧位，股骨外侧时取侧卧位，股骨沟、内收肌操作时取仰卧位。②定点：股骨大转子点，以股骨大转子作为体表的标识，在其后上缘做一平行弧线，将股骨大转子至高点作为中心点，在该点前 1cm 处、后 1cm 处分别定一点；将第一条弧线作为标准，于股骨大转子外上方约 2cm 做 1 条与之保持平行的第二条弧线，在和中心点间隔约 1cm 处分别取 4 个点。臀中肌点：患者取股骨外侧体位，将髂前上棘作为体表的标识，先于其上后方约 1cm 处定点。内收肌群点，将耻骨结节作为标识，在距离耻骨结节约 1.5cm 处的内收肌上定 2 个点。髂胫束、阔筋膜张肌点，于股骨外侧髁约 4cm 处分别定 3 点，同时在髂前上棘下约 5cm 处定 3 点。臀上皮神经点，在髂前、后上棘的中点下约 4 cm 处定 1 点。腘绳肌起点，把坐骨结节作为标识，在其上定 3 点。③操作方法：定点完毕后皮肤常规消毒，先在各点以退出式麻醉方式注射浓度为 2%的利多卡因，每个点注射剂量为 1ml。使用 3 号或 4 号 1mm 针刀对上述定点进行钻孔减压，初期操作时可在 X 线引导下进行。5 天为 1 个疗程，每个疗程结束隔 2 天，连续治疗 6 个疗程。针灸组：①取穴：主穴。阿是穴，在髂前上棘、股骨大粗隆和坐骨结节间有压痛感的点即为阿是穴；配穴，三阴交、复溜、阳陵泉、梁丘、承山、环跳、昆仑、委中、髀关、足三里、风市、太溪等。②操作：选穴后对穴位局部皮肤进行消毒，先针刺阿是穴，在得气后将高约 1cm 的艾炷点燃后插入针柄，每穴三壮；配穴针刺后行补泻手法，操作时患者取仰卧位，将髋关节外展与患侧膝关节微屈约 45°，针刺阿是穴、急脉、气冲、血海、关元等留针约 30 分钟；调整为侧卧位，患侧膝关节、髋关节微屈，健侧则伸直，针刺阿是穴、环跳、阳陵泉、髀关、肾俞、风市和承山等。每次针刺时主穴必选，配穴每次 5 个左右，患侧、健侧交替用针，每天 1 次，14 天为 1 个疗程，连续治疗 3 个疗程。经治疗后，两组的临床疗效结果显示：治疗前两组患者的 Harris 评分差异无统计学意义（$P<0.05$），治疗后针刀组及针灸组均有较好改善，且针刀组改善程度显著优于针灸组；治疗前两组患者 VAS 评分差异无统计学意义，治疗后针刀组 VAS 评分显著低于针灸组，在治疗后 Harris 评价方面针刀组优于针灸组，组间数据对比差异有统计学意义（$P<0.05$）。

金智勇、潘贵超等[44]运用介入疗法联合针刀治疗早期股骨头坏死临床报告 60 例。收治早期股骨头坏死的患者 120 例，平分两组，对照组采用单纯介入疗法治疗股骨头坏死，研究组采用介入疗法配合针刀治疗股骨头坏死。介入疗法联合针刀：在介入疗法中，采用穿刺技术，将导管经动脉置于供应股骨头血液的靶动脉内，将高浓度溶栓剂进行灌注，同时将低分子右旋糖酐、血管扩张剂、解痉剂和复方丹参注射液也通过导管注入，达到溶栓的作用，从而使血管痉挛获得解除，使动脉灌注增加，对静脉回流起到促进作用，最终增加有效循环，重建坏死股骨头的供血。手术结束后，指导患者卧床休息，3 个月内避免患肢负重，观察患者术后疼痛疗效。指导患者服用补益肝肾、强筋健骨的药物和钙剂，联合针刀松解辅助治疗，患者体位取侧卧位，患处定位在大转子上缘 2～3cm 处，常规定 3 点，其位置位于股骨头投影弧线上，进行常规消毒，术者戴帽子、口罩和无菌手套，铺无菌巾，定向刀口线与股骨长轴平行，针刀体则与局部体表垂直，在针刀治疗 1 周后，配合手法、按摩等，同时指导患者功能锻炼。经介入疗法联合针刀治疗后，结果显示：研究组 60 例，治愈 28 例（46.67%），显效 16 例（26.67%），有效 12 例（20%），无效 4 例（6.67%）；对照组 60 例，治愈 20 例（33.33%），显效 12 例（20%），有效 16 例（26.67%），无效 12 例（20%）。结论：介入疗法配合针刀治疗股骨头坏死在临床上的疗效显著，其优良率达 93.33%。

　　王占有、周学龙、谢利双等[45]运用针刀与针灸治疗早中期股骨头坏死。采用随机对照的前瞻性研究方法，由第三方将 60 例 Ficat-Arlet 分期Ⅰ～Ⅱ期的股骨头坏死患者随机分为针刀组（32 例）与针灸组（28 例）。针刀组：①体位：a. 臀部各点操作选取俯卧位；b. 股骨外侧各点操作选取侧卧位，患侧在上、屈髋屈膝位；c. 腹股沟各点操作取仰卧位；d. 内收肌各点操作取仰卧、髋关节外展外旋位。②定点：a. 股骨大转子点：取股骨外侧操作体位，首先以股骨大转子为体表标志，在其后上缘取一平行弧线，以股骨大转子最高点为中心定点，中心点前后 1cm 处各定一点；以第一条弧线为标准，在股骨大转子外上方 2cm 处取与之平行的一条弧线，以中心点间隔 1cm 处取 3～4 点。b. 臀中肌点：取股骨外侧操作体位，以髂前上棘为体表标志，在其后方 1cm 处定一点。c. 内收肌群点：取内收肌点操作体位，以耻骨结节为体表标志，在内收肌距耻骨结节 1.5cm 处定两点。d. 髂胫束与阔筋膜张肌点：取股骨外侧各点操作体位，在股骨外侧髁上 3～5cm 处定 2～3 点，在髂前上棘下 5cm 处定 3 点。e. 腹股沟点：取腹股沟操作点体位，于腹股沟韧带中点下外 2cm 与股动脉外侧交叉点取一点。f. 臀上皮神经点：取臀部各点操作体位，于髂前上棘与髂后上棘连线中点向下 3～4cm 处定一点。g. 腘绳肌起点：以坐骨结节为体表标志，在坐骨结节上定 2～3 点。③操作方法：以上各点按无菌操作，皮肤常规消毒，术者穿无菌手术衣，戴消毒帽、口罩、无菌手套，铺无菌洞巾，各点以 1% 利多卡因注射液退出式麻醉，每点 1ml。针刀选用Ⅰ型 3 号 1mm 或 4 号 1mm 针刀。a. 第一条弧线各点松解髂股韧带、髋关节关节囊外侧和臀中肌止点；第二条弧线行髋关节关节囊松解并行股骨头钻孔减压（初期操作者应在 X 线导引下操作）。b. 臀中肌点：行臀中肌起点松解。c. 内收肌群点：内收肌群有大收肌、长收肌、短收肌、耻骨肌和股薄肌组成，行内收肌松解与闭孔神经触激术。d. 髂胫束与阔筋膜张肌点：行髂胫束与阔筋膜张肌松解。e. 腹股沟点：行髋关节关节囊前侧与髂腰肌松解。f. 臀上皮神经点：行臀上皮神经触激术。g. 腘绳肌起点：行半腱肌、半膜肌和股二头肌腱松解术。术后各点给予无菌纱布覆盖。每 2 周 1 次，3 次为 1 个疗程，1 个疗程后行疗效评价。针灸组：主穴：髋关节周围阿是穴（髂前上棘、坐骨结节和股骨大粗隆之间及腹股沟区的明确压痛点）；配穴：合谷、关元、三阴交、复溜、肾俞、肝俞、至阳、血海、梁丘、足三里、阳陵泉、犊鼻、环跳、承山、昆仑、髀关、居髎、足五里、阴廉、大椎、气冲、急脉、太溪、委中、大杼、冲门、承扶、悬钟。主穴必取，配穴每次取 5～10 个。操作方法：患者采取先仰卧位，患侧髋关节稍外展，患侧膝关节下垫枕微屈 30°～45°，针刺髂前上棘与腹股沟区阿是穴以及气冲、关元、急脉、血海、梁丘等相应配穴，留针 30 分钟后采取侧卧位，患肢在上并屈髋屈膝、膝下垫枕，健侧或轻侧在下、肢体伸直，针刺坐骨结节和股骨大粗隆之间阿是穴，以及环跳、肾俞、髀关、阳陵泉、承山等相关配穴。皮肤常规消毒，选用直径 0.32mm、长 25～75mm 一次性不锈钢毫针，常规针刺主穴，得气后，针柄下用硬纸片衬垫，用直径 0.5cm、高 1cm 的圆柱形艾炷，酒精灯点燃后插入针柄行温针灸，每穴 3 壮；配穴针刺得气后先行补泻手法，而后连接 BT-701 型电针仪，选用疏密交替波，频率 2Hz/40Hz，持续 1.5 秒交替，通电 20～30 分钟。双侧穴位采用健侧与患侧交替针刺，留针后 30 分钟起针。每日 1 次，2 周为 1 个疗程，3 个疗程后行疗效评价。结果显示：针刀组 32 例，治愈 8 例，好转 21 例，无效 3 例，总有效率 90.6%；针灸组 28 例，治愈 4 例，好转 17 例，无效 7 例，总有效率 75.0%。

　　王丽华、夏建平等[46]运用推拿配合水针刀治疗股骨头坏死 160 例。①推拿法：a. 点穴区法：点按揉双下肢血海、足三里、风市、丰隆、三阴交穴，搓揉双腹股沟中点及双下肢前侧、外侧各肌群，点按揉双下肢全息肾穴，下肢全息髋关节区约 5 分钟。b. 提屈旋转法：医者一手握踝关节上，一手扶膝做髋关节（双侧）的前屈、外展、内收及伸，并做正反"4"字活动，松筋理筋，要以患者耐受为度，约 5 分钟。c. 摇法：医者一手扶膝关节上，一手握足 5 趾做双足掌内、外翻摇动，使其活动力度上传至髋关节，约 5 分钟。d. 牵抖摇法：令患者左侧卧，助手固定患者右腋下使其上半身固定，医者将毛巾裹在右髋关节上方，双手牵拉、轻抖轻摇髋关节使其有松弛舒适感，约 3 分钟。然后令患者右侧卧，再牵引，轻抖轻摇右侧髋关节约 3 分钟。e. 搽法：先令患者仰卧，先自上而下，再自下而上的反复搽大腿的前外方，然后再屈膝脚置另腿上，髋外展呈"4"字形，搽髋及大腿的前内侧。再令患者仰卧位，双手搽其双侧臀部后外侧，反复搽揉双下肢后外侧肌群，约 5 分钟。f. 搬摇法：医者一手掌根按住患者臀部后外侧即相当于股骨头后路位置，另一手自膝部拉起下肢做正反向旋转髋关节，并双手同时向相反方向搬动，使患者髋关节作向后运动，双侧均做相同动作约 5 分钟。g. 叩、拍打法：上述手法做完后，自上而下用双掌叩法、虚掌拍打法行双侧臀部及下肢反复施术 3～5 遍，约 3 分钟，结束全部手法。②水针刀法：按水针刀"一明二严三选择"的操作规程，结合股骨头 X 线或 CT 片示，标记侧路、后路、前路三个体表进针刀点，侧路在病侧大转子骨顶点至髂前上棘连线中点寻找明显压痛点；后路在股骨头后上方寻找第二个阳性压痛点，前路在腹股沟韧带内侧寻找第三个阳性压痛点；然后常规消毒，取 3 号扁圆形水针刀按肌纤维及血管走向平行进刀，达到关节囊后再进针刀即有一落空感，患者有酸胀感，稍回针刀回抽无血时推注骨钙液 20～40ml，然后行水针刀纵横摇摆松解术，每处松解 3～5 下，术后按压水针刀孔，外敷创可贴，7～10 天 1 次，8 次为 1 个疗程。经治疗后，结果显示：痊愈者 94 例，占 58.75%；显效 34 例，占 21.25%；有效 24 例，占 15%；无效 8 例，占 5%；总有效率 95%。

　　孙志强、孙飞等[47]运用针刀为主综合疗法治疗股骨头坏死 320 例临床研究。根据施术部位，患者可选择仰卧、侧卧、俯卧等不同位置，充分暴露手术部位。①针刀闭合性软组织松解术。a. 定位：选择患侧髋关节的前外侧点（位于腹股沟韧带中带点下外 2cm）外侧点（大转子上缘 2cm 处）关节囊后侧点（大转子外侧突出部与髂后下棘连线中外 1/3 交接处）。大转子与髂前上棘连线前后、耻骨梳下缘为进针刀点。b. 具体操作：无菌操作，局麻，松解髂股韧带、坐骨韧带、耻骨韧带、股四头肌、针刀至骨面。有条索或硬结一并切开剥离，直至病人有酸麻胀痛感后。c. 药物注射疗法：用 3 号注射针刀在关节囊前侧点、外侧点松解后进入关节腔，回抽无血即可，注入复方镇痛注射液（2%利多卡因+0.75%布比卡因 1:15ml、维生素 B_{12} 1000μg、川芎嗪 120mg、玻璃酸酶 1500U、0.9%生理盐水 7ml），每 2 周 1 次，连续 3 次。②药物治疗。a. 需要 3～5 天抗生素预防感染。b. 根据中医理论"肾主骨生髓""肾主生长"，益髓填精，扶正固本，促进骨的重建和坏死股骨头修复，以达到阴充阳旺，气血通达。股骨头无菌性坏死或因股骨颈骨折创伤后，血供障碍导致局部气滞血瘀，或由于其他病长期服用激素。长期饮酒等因素，导致局部脉络瘀阻，湿邪积聚，酿久化热。积热成痰，最后形成痰瘀互结之症。久病必虚，因肝主筋，肾主骨生髓，故出现本虚肝肾不足。标实——痰瘀巨结之症。由此，治疗应以治本——补益肝肾，益气养血。治标——活血、消瘀、化痰、祛风、生脉之法。给予自拟方健骨汤，药物组成：骨碎补 20g、淫羊藿叶 20g、党参 20g、甘草 5g、山楂 10g、丹参 15g、防风 10g、桂枝 9g、杜仲 18g、桑寄生 30g、细辛 3g、川芎 12g、威灵仙 18g、秦艽 12g、牛膝 15g。本方是防治股骨头缺血性坏死的经验方之一，诸药合用特点是标本兼治，切中股骨头坏死骨蚀，脉痿之病机，共奏补益肝肾，活血益气，生脉成骨，消痰化瘀，祛风止痛之功。③牵引推拿按摩手法。下肢牵引带外展牵引患肢，根据病情选择牵引重量（一般 5～10kg）每日 2 次，每次 1～1.5 小时，贯穿于治疗始终。手法每日 1 次，以按、捺、揉、拿、研髋、行髋膝关节过伸展功能活动，以充分解除肌肉痉挛及关节部位的粘连。④功能锻炼。a. 空中蹬车，患者仰卧、屈髋、屈膝做空中蹬车，每天做 10 余次。b. 左、右摆膝：患者仰卧、屈膝 90°，膝部左右摆动。每天 10 余次，另外医生或家属对患者大腿给予正、反问号武的锻炼。c. 持双拐行走，根据病情行屈曲后仰，旋内旋外，外展内收等功能锻炼。经治疗后结果显示：本组 320 例病人，治愈 176 例，治愈率为 55%；好转 135 例，好转率 42.2%；无效 9 例，无效率为 2.8%；总有效率 97.2%。

涂国卿、徐秀玲等[48]运用针刀为主综合疗法治疗早中期股骨头坏死临床观察 69 例。将 119 例病人随机分为两组，其中针刀为主综合疗法治疗组 69 例（87 髋），针灸推拿对照组 50 例（65 髋）。①针刀疗法。病人侧卧于治疗床上，根据病人主诉病点和压痛点，结合 X 线片及 CT 检查，在髋关节周围以患部股骨大转子为中心，每次选择 4～6 个明显压痛点（用龙胆紫为标志），根据病人的胖瘦选择适宜针刀，严格无菌操作。循肌纤维及血管神经走行方向平行进针刀。操作时注意避开股动脉、股静脉、股神经、坐骨神经和臀上、臀下血管及神经分支，密切观察病人反应，有酸胀感可进针刀松解剥离，如遇有剧痛感或触电感时应立即移开针刀 1～2mm，重新将针刀深刺达硬结区或骨面，施以纵行切割，横向铲剥数下，术后进针点外用创可贴。每周针刀治疗 1 次，每月 4 次，3 个月为一疗程。②推拿治疗。针刀术后即可行推拿手法治疗。a. 先捺患髋关节周围，放松髋部肌肉。b. 弹拨患髋痛点，以进一步解除患髋周围肌肉痉挛。c. 捏揉拿患髋周围肌肉，并配合髋部被动运动手法如摇法等，以松解髋部粘连。d. 击打患髋，并捺患髋痛点。e. 反复旋转、屈伸、内收、外展患髋关节，彻底松解粘连。f. 搓理髋部并结束手法治疗。以上手法每日 1 次，每次 30 分钟左右，连续 1 周后休息 3 天，3 个月为 1 个疗程。内服中药股骨生胶囊（自拟方），药物组成：全当归、丹参、骨碎补、土鳖虫、三七、全蝎、蜂房、鹿角胶、鳖甲、血竭等十余味中药。将上药研磨成粉末，装入胶囊，每次 3 粒，每日 3 次，用白开水或黄酒送服，3 个月为 1 个疗程。②针灸治疗。主穴：居髎、环跳、秩边、阳陵泉等。配穴：环中、殷门、风市、悬钟、三阴交等。方法：采用 30 号不锈钢毫针数根，常规消毒，刺入上述腧穴。根据病情行补泻手法，针后加灸，每日 1 次，每次留针 30 分钟，连续治疗 1 周后休息 3 天，3 个月为 1 个疗程。结果显示：

治疗组 69 例：治愈 38 例（55.07%），好转 29 例（42.03%），无效 2 例（2.90%），总有效率 97.10%。对照组 50 例：治愈 13 例（26.00%），好转 26 例（52.00%），无效 11 例（22%），总有效率 78.00%。

参考文献

［1］ Mont MA，Zywiel MG，DR，et al.The natural history of unrtreated asymptomatic osteonecrosis of the femoral head：a systematic literature review［J］. J Bone Joint Surg Am，2010，92（12）：2165-2170.

［2］ Jones LC，Hungerford DS. The pathogenesis of osteonecrosis［J］. lnstr Course Lect，2007，56：179-196.

［3］ 李祥雨，姜劲挺，张伦广，等.论缺血性股骨头坏死治疗进展［J］. 辽宁中医药大学学报，2018，（1）：1-3.

［4］ 张天民. 针刀治疗股骨头缺血性坏死的临床疗效分析［A］. 中国针灸学会微创针刀专业委员会成立大会暨首届微创针刀学术研讨会学术论文集［C］. 中国针灸学会微创针刀专业委员会，2009：3.

［5］ 瞿群威，吴群. 针刀治疗股骨头缺血性坏死临床观察［J］. 针灸临床杂志，2011，27（1）：45-46.

［6］ 黄根胜，张新斐.针刀为主治疗股骨头无菌性坏死 63 例疗效观察［J］. 按摩与康复医学，2014，（4）：55-57.

［7］ 陈关富. 针刀治疗缺血性股骨头坏死 1162 例临床报告［A］. 全国第六届骨科微创手术与多种针刀手术学术会议论文集［C］. 中国人才研究会骨伤人才分会，2008：4.

［8］ 吴金玉，胡宁，李艳君. 针刀松解治疗股骨头缺血性坏死的临床效果观察［J］. 中国现代医药杂志，2012，14（7）：75-76.

［9］ 赵家胜，瞿群威，胡永均，等. 针刀减压对股骨头缺血性坏死患者骨内压及氧自由基含量的影响［J］. 上海针灸杂志，2012，31（9）：667.

［10］ 顾晞，胡宁，姜蕾. 小针刀疗法治疗股骨头坏死的临床护理［J］. 中外医学研究，2012，10（5）：88.

［11］ 葛明富，许漠沙，高曦，等. 小针刀内收肌松解治疗早期股骨头缺血性坏死的疗效分析［J］. 针灸临床杂志，2018，34（4）：33-36.

［12］ 付军振，姜益常. 针刀疗法治疗中早期股骨头坏死 38 例［J］. 针灸临床杂志，2014，30（1）：34-35.

［13］ 杜淑芹，闫汝萍，程宪凤.X 线监视下针刀治疗早期股骨头缺血坏死的护理配合［J］. 实用医技杂志，2007，14（1）：25.

［14］ 闫汝萍，冯崇元，刘波. X 光监视下针刀治疗早期股骨头缺血坏死［J］. 实用医技杂志，2004，（11）：1478-1479.

［15］ 于明儒，王静，于慧. 激光针刀为主治疗股骨头缺血性坏死 320 例［A］. 世界中医药学会联合会针刀专业委员会成立大会暨首届学术交流大会、中华中医药学会针刀医学分会第六届学术交流大会论文集［C］. 世界中医药学会联合会、中华中医药学会针刀医学分会，2004：5.

［16］ 杨敏，俞凤红. 激光针刀辅以中西医结合综合治疗股骨头坏死的临床观察［N］. 中国医药导报，2008，5（30）：76.

［17］ 张建福，张董喆，孔超，等. 水针刀结合中药内服治疗股骨头无菌性坏死 34 例［J］. 河南中医，2013，33（11）：1978-1979.

[18] 欧国峰, 董博, 姚洁, 等. 小针刀结合骨复生治疗早中期股骨头坏死疗效观察 [J]. 现代中西医结合杂志, 2017, 26 (22): 2395-2397, 2434.

[19] 李翔. 小针刀联合桃红四物汤治疗早中期股骨头坏死随机平行对照研究 [J]. 实用中医内科杂志, 2015, 29 (8): 150-152.

[20] 聂伯泉, 吴娟航, 沈妮娜. 三点式针刀松解减压配合中药治疗股骨头坏死 81 例 [J]. 科学之友, 2007 (4): 197.

[21] 王杰林, 段玉芳, 刘秀敏. 水针刀配合中药康骨汤治疗股骨头坏死 262 例 [J]. 中医外治杂志, 2001, (6): 24.

[22] 牛清波, 王培辉. 独活寄生汤加减方结合小针刀松解术治疗股骨头坏死疗效观察 [J]. 实用中医药杂志, 2018, 34 (2): 167-169.

[23] 廖俊杰. 独活寄生汤方结合小针刀松解术治疗股骨头坏死的临床观察 [J]. 中国中医药现代远程教育, 2018, 16 (21): 107-109.

[24] 宋圣阁. 补肾合剂加减联合针刀疗法治疗早期股骨头坏死的疗效观察 [J]. 医药论坛杂志, 2017, 38 (8): 165-167.

[25] 肖荣. 针刀配合益气活血中药治疗股骨头缺血性坏死的护理 [J]. 中国民族民间医药, 2012, 21 (10): 97, 129.

[26] 林华, 胡祝良. 中药合小针刀治疗股骨头缺血性坏死 [J]. 浙江中西医结合杂志, 2002, (3): 36.

[27] 方和兴. 小针刀及复方丹参注射液注入治疗股骨头缺血性坏死 [J]. 中医正骨, 2001, (1): 40.

[28] 刘芳, 姚洁, 董博. 针刀疗法结合骨复生胶囊治疗早中期股骨头缺血性坏死 82 例 [J]. 现代中医药, 2017, 37 (5): 53-55.

[29] 郭胜男, 韦标方. 中药内服联合针刀治疗早期股骨头坏死 [J]. 光明中医, 2015, 30 (3): 552-553.

[30] 张教明, 代铁柱. 针刀配合益气活血治疗股骨头缺血性坏死的临床观察 [J]. 右江医学, 2012, 40 (2): 256-257.

[31] 鲍自立, 孙宣. 中药结合小针刀治疗股骨头坏死的临床观察 [J]. 中国中医骨伤科杂志, 2013, 21 (3): 45-46.

[32] 柴锡荣, 柴春鸣, 孟宪荣. 针刀经皮髓内减压配合中药内服治疗股骨头缺血性坏死 60 例疗效观察 [A]. 全国第六届骨科微创手术与多种针刀手术学术会议论文集 [C]. 中国人才研究会骨伤人才分会, 2008: 2.

[33] 付军振. 针刀疗法配合仙灵骨葆胶囊治疗中早期股骨头坏死的临床观察 [D]. 黑龙江中医药大学, 2014.

[34] 孙国辉, 董晓俊, 覃剑, 等. 中药配合小针刀治疗股骨头缺血性坏死的临床观察 [J]. 中国中医骨伤科杂志, 2007, (10): 42-43.

[35] 翟川江, 谭顺斌. 针刀为主综合治疗小儿股骨头坏死 50 例 [J]. 科学之友 (B版), 2007, (4): 194-195.

[36] 王培辉. 针刀镜联合骨病回生丸保髋治疗股骨头坏死 60 例临床观察 [J]. 亚太传统医药, 2017, (23): 127-129.

[37] 赵国慧, 侯庆吉, 赵云超. "四位一体" 综合疗法治疗股骨头缺血坏死 80 例 [J]. 科学之友, 2007, (4): 196.

［38］ 王延君，于国辉，罗建伟，等. 针刀三联法治疗成人股骨头缺血坏死［A］. 中华中医药学会针刀医学分会 2009 年度学术会议论文集［C］. 中华中医药学会针刀医学分会，2009：273.

［39］ 李林雅，周梁，刘强，等. 小针刀联合间断牵引疗法治疗股骨头缺血性坏死 51 例［J］. 江西中医药，2006，（6）：50.

［40］ 宋萌，时素华，郑光华. 针刀加牵引治疗无菌性股骨头坏死 42 例［J］. 陕西中医，2009，30（2）：204-205.

［41］ 李瑾琰，石关桐，李登晓. 髓芯减压、针刀松解结合功能锻炼治疗股骨头缺血性坏死［J］. 中医正骨，2011，23（2）：62-63.

［42］ 郭剑华，刘渝松，郭亮，等. 五联法治疗股骨头缺血性坏死［N］. 中国中医药报，2011.

［43］ 沈艳. 针灸和针刀治疗中期股骨头缺血性坏死对髋关节功能和治疗有效率的对比分析［J］. 医学理论与实践，2017，30（24）：3664-3665.

［44］ 金智勇，潘贵超，陈卫衡，等. 介入疗法联合针刀治疗早期股骨头缺血性坏死临床报告 60 例［J］. 中国社区医师，2017，33（19）：98-99.

［45］ 王占有，周学龙，谢利双，等. 针刀与针灸治疗早中期股骨头缺血性坏死：临床随机对照研究［J］. 中国针灸，2016，36（10）：1031-1035.

［46］ 王丽华，夏建平. 推拿配合水针刀治疗股骨头坏死 160 例［J］. 按摩与导引，2004，（1）：27-28.

［47］ 孙志强，孙飞，吕丽. 股骨头坏死针刀为主综合疗法的临床研究［J］. 科学之友（B版），2007，（4）：192-193.

［48］ 涂国卿，徐秀玲. 小针刀为主综合疗法治疗早中期股骨头缺血性坏死临床观察［J］. 中国中医药信息杂志，2003，（3）：75-76.

第十三章
股骨头坏死针刀术后康复保健操

"康复"这个词语来源于中世纪的拉丁语，其意是指"重新获得能力"。

20世纪90年代，国际卫生组织对康复的定义为：康复是指综合协调地应用各种措施，最大限度地恢复和发展病者、伤残者的身体、心理、社会、职业、娱乐、教育和周围环境相适应的方面的潜能。

所以，"康复"一词的含义是强调患者本身的活动能力和发展患者的潜能，说明康复的意义是强调患者的主动能力。针刀疗法发明以来。在其四大基本理论的指导下，治愈了成千上万的慢性软组织损伤和骨质增生患者，对一些局部的软组织损伤及骨质增生性疾病，比如桡骨茎突肌腱炎、跟骨骨刺等，只需使用1～2支针刀进行一次闭合性松解就能治愈，于是，有的医生就片面地认为，针刀治疗疾病就是靠针刀扎几下就行了，不需要其他辅助措施，其结果是普遍存在针刀见效快，复发率高的现象，以至于医生和患者都承认针刀治疗有效，但在短时间内就会复发。造成这种现象的原因一方面是对慢性软组织损伤的病理机制认识不足，只把疼痛点当成针刀的治疗点，不清楚慢性软组织损伤的病理结构是以点成线、以线成面的立体网络状病理构架，另一方面是不重视针刀术后的康复，忽略了人体自身的主观能动性。针刀治疗只是帮助人体进行自我调节的一种手段，是一种扶正的手段，人体弓弦力学系统的修复必须由人体自身发挥调节作用才能恢复正常的动态平衡。随着针刀医学的发展，针刀治疗的适应证不断扩大，已经从骨伤科疾病扩展到内、外、妇、儿、五官等多科疾病的治疗，在长期的股骨头坏死疾病的治疗实践中，发现针刀的治疗次数不再是1～2次，可能达到4～8次，针刀的治疗部位也不再是1～2刀，而是12刀，或者更多。这样，针刀术后人体的自我修复就需要更长的时间，因此，我们根据人体弓弦力学系统和慢性软组织损伤的病理构架理论设计了股骨头坏死疾病针刀术后康复操，帮助人体进行针刀术后的自我调节，这种方法是让患者主动参与，充分发挥人体的自主意识，将动态弓弦力学单元的锻炼和静态弓弦力学单元的锻炼两者有机地结合起来，加快针刀术后组织的修复，尽快恢复人体弓弦力学系统的力平衡。

本套康复操具有如下特点：

（1）每一式都在神情安逸、放松中练习，使患者取得事半功倍的疗效，总在喜、怒、哀、怨、恨中，何来平衡之趣。

（2）在四向式、后伸式和旋股式等中都安排了肌肉作静力收缩练习的时间，持续用力8秒后，然后加大用力作短促的动力收缩一次。这是根据针刀医学整体理论、网眼理论和中医推拿"寸劲"演变而来，这种方法可以将运动练习从动态弓弦力学单元的练习逐渐转变到静态弓弦力学单元的练习，从局部弓弦力学系统的练习逐渐转变到整体弓弦力学系统的练习，体现了以点成线，以线成面的整体康复理念。望习者用心练习。

（3）虽然每一式都明确了练习部位和主要运动肌群，且每式都具有调节机体的整体性和协调性的作用，但其练习量的多少需要患者根据自身的条件，量力而行，不可拘泥。当患者体力增加后，"4"字式可改为俯卧练习。

（4）很多练习者欲速愈，试图整天地练习，却忘记了欲速不达的古训，在完成了适合自身练习量的前提下，应参加非练习的各项动作内容，甚至参加社会活动，在乐趣中培养康复的信心，我们谓之"功课以外，快乐之中"。

一、预备式

身心放松，神态安逸，两脚并拢，周身中正，两手自然下垂，目平视前方，深呼吸3次（图13-1）。

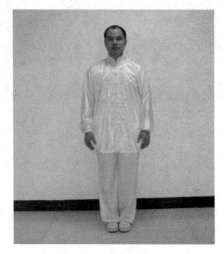

图 13-1　预备式

二、四向式

1. 练习原理

髋关节的动态平衡和力学平衡依赖于髋部各肌群的协调运动能力。本式主动练习了屈髋肌、伸髋肌、外展和内收髋关节等肌群的协调运动能力。

2. 练习方法

仰卧，两脚并拢，双手相叠，覆于肚脐，左膝屈曲上抬，用力接触胸部，坚持8秒，第9秒时用力以膝触胸1次。然后，尽力内收屈曲髋关节到最大位置，坚持8秒，第9秒时再用力收屈髋关节1次，随即用力外展髋关节，坚持8秒，第9秒时，膝关节向外上弹击1次。最后，左膝逐渐伸直，髋关节向前伸到最大位置，坚持8秒，第9秒再用力弹伸1次，放下左腿，还原，深呼吸1次。右侧练习与左侧相同，方向相反。重复3次（图13-2～图13-5）。

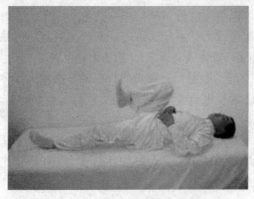

图 13-2　四向式（1）

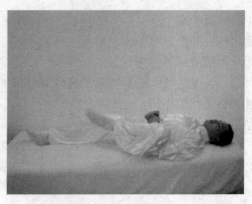

图 13-3　四向式（2）

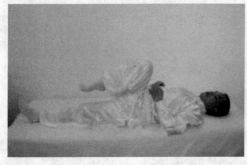

图 13-4　四向式（3）

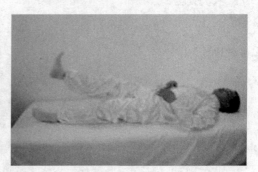

图 13-5　四向式（4）

三、后伸式

1. 练习原理

髋关节的动态平衡和力学平衡依赖于髋部各肌群的协调运动能力。本式主动练习了骶棘肌、伸髋肌、腰背筋膜等肌群的协调运动能力。

2. 练习方法

俯卧，双下肢伸直，右腿伸直上抬，用力向上坚持 8 秒，第 9 秒时用力上抬 1 次。然后，缓缓下落，还原。左侧练习与右侧相同，方向相反。重复 3 次（图 13-6）。

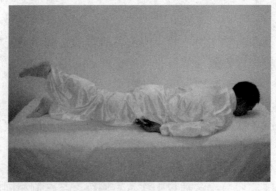

图 13-6　后伸式

四、"4"字式

1. 练习原理

本式练习操锻炼股内收肌群及髋关节的外展功能。

2. 练习方法

双下肢屈髋屈膝，两脚掌相对合，尽力向会阴部收拢，固定双脚掌的位置，两膝关节上各放 500g 盐袋，用力下压，使膝关节尽力去着地，坚持 8 秒，第 9 秒时用力弹压一次，反复 24 次（图 13-7）。

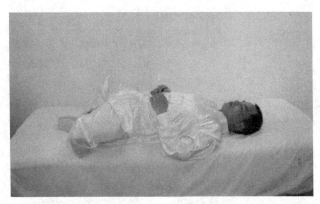

图 13-7 "4"字式

五、旋股式

1. 练习原理

本式练习操锻炼双下肢旋外肌、旋内肌等各肌群协调运动能力。

2. 练习方法

双下肢伸直，两脚跟相接，同力外旋脚掌，使小趾尽力着地，坚持 8 秒，第 9 秒时同力弹压一次，还原放松，自然呼吸 3 次。

两脚跟分开，两脚大趾相接，尽力下压去着地，坚持 8 秒，第 9 秒同时弹压一次，还原放松，自然呼吸，重复 24 次（图 13-8，图 13-9）。

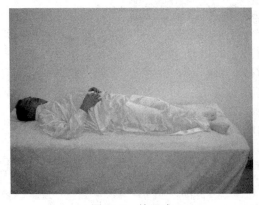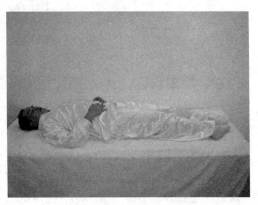

图 13-8　旋股式（1）　　　　　　图 13-9　旋股式（2）

六、蹬车式

1. 练习原理

本式练习操锻炼下肢各肌群的协调运动能力及屈髋屈膝协调运动功能。

2. 练习方法

右下肢屈膝屈髋，以膝关节尽力贴腹，然后尽力蹬天，向前划下，如此回旋，状如车轮，左右各 9 次，还原放松，自然呼吸。双下肢同时作回环蹬车动作 9 次，还原放松，自然呼吸（图 13-10～图 13-12）。

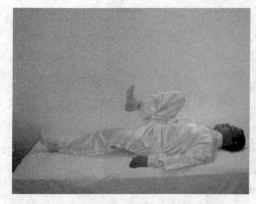 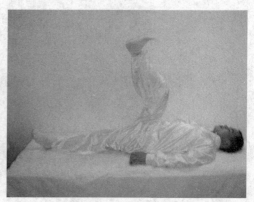

图 13-10　蹬车式（1）　　　　　　　图 13-11　蹬车式（2）

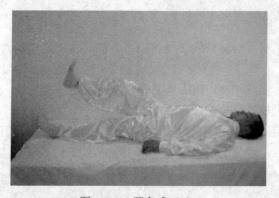

图 13-12　蹬车式（3）

七、划圆式

1. 练习原理

本式练习操锻炼下肢各肌群的协调运动能力及髋关节旋转功能。

2. 练习方法

左下肢屈膝屈髋，尽力贴腹，向右、下、左、上方向划圆，使膝所划圆面尽力贴近床面，左右各 9 次，还原放松，自然呼吸 3 次（图 13-13，图 13-14）。

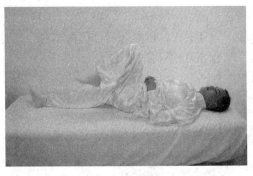
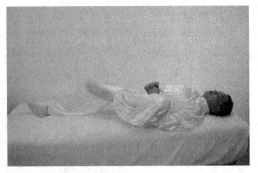

图 13-13　划圆式（1）　　　　　　　图 13-14　划圆式（2）

八、搓脚心

1. 练习原理

本式练习操通过对肾经的及肾经气激发，培补身体元气，提高生原动力以及锻炼全身各肌群的协调能力。

2. 练习方法

左腿屈髋屈膝，左手轻扶左脚掌，右手掌心从左足跟轻轻搓至左足尖，往返九次，还原放松，自然呼吸 3 次，右侧练习 3 次，左右各重复练习 9 次（图 13-15，图 13-16）。

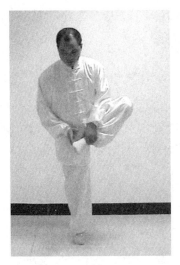
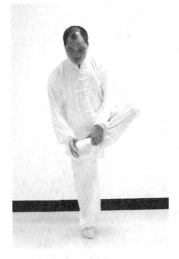

图 13-15　搓脚心（1）　　　　　　图 13-16　搓脚心（2）

九、推掌式

1. 练习原理

本式练习操通过呼吸运动的力量传递，让内脏和脊柱周围的韧带及上下关节突关节产生有序运动，锻炼脊柱静态弓弦力学系统和内脏的协同运动能力。

2. 练习方法

平躺于练习毯上，两手掌心相叠置于腹部，全身放松，自然呼吸，认真体会吸气时腹肌对双手掌的推动和气流对腰部的撑胀感，默数 300 次（图 13-17）。

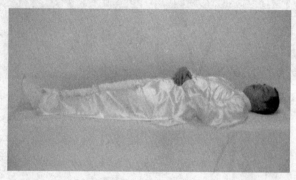

图 13-17　推掌式